Les philosophes, la maladie et la médecine d'Épicure à David Hume

Médecine à travers les siècles

Collection dirigée par le Docteur Xavier Riaud

L'objectif de cette collection est de constituer « une histoire grand public » de la médecine ainsi que de ses acteurs plus ou moins connus, de l'Antiquité à nos jours.
Si elle se veut un hommage à ceux qui ont contribué au progrès de l'humanité, elle ne néglige pas pour autant les zones d'ombre ou les dérives de la science médicale.
C'est en ce sens que – conformément à ce que devrait être l'enseignement de l'histoire –, elle ambitionne une « vision globale » et non partielle ou partiale comme cela est trop souvent le cas.

Dernières parutions

Jacques VASSAULT, *Contribution à l'histoire de l'asile d'aliénés d'Évreux. Tome III : Les comportements*, 2021.
Michel A. GERMAIN, *La reconstruction du nez. Une longue histoire chirurgicale*, 2021.
Lauriane BAUMANN, *Étude de soldats de la Première Guerre mondiale inhumés à Spincourt. Estimation du sexe, de l'âge et état bucco-dentaire*, 2021.
Philippe MARRE (sous la dir. du président), *L'Académie Nationale de Chirurgie au service de l'histoire. Séances solennelles : articles et conférences*, 2021.
Françoise GUILLON-METZ, Mélanie GUERIN-BOYER, *Louis XIV un souverain diabétique, ou De Regis Gallicorum re medica*, 2021.
Xavier RIAUD, *Petit manuel historique de l'odontologie du sport*, 2021.
Michel A. GERMAIN, *Médecines antiques des Romains et des Germains. Confrontation et analyse*, 2021.
Ali HAMDAN, *De la médecine coloniale à la santé communautaire au Sénégal*, 2020.
Geneviève HERY-ARNAUD, Dominique LE NEN, *Pierre Le Damany, grand médecin breton. Souvenirs d'un étudiant en médecine, Rennes (1887-1891)*, 2020.
Xavier RIAUD, *Carnet de voyage académicien d'un historien de la médecine*, 2020.
Xavier RIAUD, *La Greffe générale. Journal satirique des blessés de la face de l'hôpital du Val-de-Grâce (1917-1918)*, 2020.
Pierre AUBRY, avec la collaboration de Bernard-Alex GAÜZERE, *Médecins et expéditions coloniales françaises au XIXe siècle (Afrique Noire et Madagascar)*, 2020.

Patrice Pinet

Les philosophes, la maladie et la médecine d'Épicure à David Hume

L'Harmattan

Du même auteur

Le problème philosophique de la démarcation entre la métaphysique et la science traité à partir de l'histoire de quelques théories et concepts biomédicaux du XIXe siècle, thèse université Sorbonne Paris-IV, département de philosophie, 1993

Pasteur et la philosophie, collection « Acteurs de la science », L'Harmattan, Paris, 2004

Article « Sang », in *Dictionnaire de la pensée médicale*, sous la direction de D. Lecourt, puf, Paris, 2004

La fondation secrète de l'homéopathie ; Réseaux francs-maçons et théories médicales de 1750 à 1810, Éditions Jacques André, Lyon, 2016

Les musiciens, la maladie et la médecine de Guillaume de Machaut à Béla Bartók, Collection « Médecine à travers les siècles », L'Harmattan, Paris, 2017

L'homéopathie après L'Organon. *Hahnemann à la conquête de la France 1811-1850,* Éditions Jacques André, Lyon, 2020

5-7, rue de l'Ecole-Polytechnique, 75005 Paris
http://www.editions-harmattan.fr
ISBN : 978-2-343-23791-6
EAN : 9782343237916

Au professeur Maurice Clavelin,
professeur honoraire de philosophie de l'université Paris IV- Sorbonne,
qui fut mon directeur de thèse de philosophie des sciences ;

Au professeur Claude Debru,
directeur de recherche au CNRS,
ancien professeur de l'École normale supérieure,
membre de l'Académie des sciences,
qui fut membre du jury de ma thèse.

En hommage à leur enseignement
et à leur œuvre de philosophie et d'histoire des sciences

AVANT-PROPOS

Après avoir retracé les biographies pathologiques de grands musiciens, nous exposerons dans ce nouvel ouvrage celles de philosophes. Nous avons choisi quelques grandes figures de la philosophie occidentale représentant bien leurs époques et pouvant avoir un intérêt médical par leur pathologie individuelle ou pour l'histoire de la médecine. Nous les avons choisis aussi pour l'intérêt de leur pensée philosophique dans son rapport avec la science médicale dont le but est, pour nous, d'éviter les maladies, de tenter de les guérir quand elles surviennent, et de reculer la mort dans de bonnes conditions.

De l'Antiquité nous n'avons retenu qu'Épicure, représentant paradigmatique de la culture des plaisirs et de la philosophie atomique, dont la réussite a été flagrante pour la médecine du corps. Nous aurions aimé étudier Aristote, issu d'une famille de médecins, et dont la philosophie a régné pendant des siècles, mais les données biographiques le concernant étaient trop minimes pour une exploitation suffisante.

Nous nous sommes intéressés ensuite, après un saut gigantesque de deux millénaires, aux philosophes du XVIe siècle, c'est-à-dire au siècle de la première révolution biologique selon Mirko Grmek.[1] Ce siècle est en effet très riche en individualités philosophiques diverses et parfois contrastées, tels Descartes, Gassendi et Pascal dont les relations intellectuelles n'ont pas été toujours simples. Spinoza nous a paru intéressant par sa mort précoce, probablement de tuberculose, et par l'influence controversée de ses idées philosophiques.

Nous avons ensuite retracé les parcours médicaux et philosophiques de deux philosophes britanniques. Pour le XVIIe siècle nous avons retenu Locke parce qu'il a étudié et pratiqué la médecine, et qu'il a systématisé l'empirisme comme philosophie de la connaissance. Au XVIIIe siècle Hume nous a semblé important par sa philosophie sceptique, remettant en cause la certitude des données expérimentales par la mise en évidence de l'immixtion de facteurs psychologiques, tels que l'habitude, dans l'affirmation de la constance des résultats de l'observation ou de l'expérience. De plus, la cause de sa mort à 65 ans restait à préciser, bien qu'elle évoque un cancer.

Des maladies infectieuses peu ordinaires ont touché des philosophes à cheval sur les XVIIIe et XIXe siècles. Nous aurions aimé traiter le cas de Fichte, mort du typhus en 1814 au moment des défaites de Napoléon et du retrait de ses armées, mais nous ne disposions pas d'éléments biographiques suffisants. Par contre, celles sur Hegel sont abondantes et l'étude de l'épidémie de choléra de 1830, dont il est mort, nous intéressait particulièrement.

Le XIXe siècle est évidemment fort important pour la science médicale avec l'apparition de la microbiologie, et la seconde révolution biologique que constituent les développements considérables de la physiologie, de la physique et de la chimie du vivant. Outre l'évolution de ces disciplines, qui

[1] Grmek Mirko D., *La première révolution biologique*, Paris, Payot, 1990

concernent plus particulièrement la pathologie corporelle, sont apparues celles liées au psychisme : la psychologie, la psychiatrie et la psychanalyse. Dans ce cadre les pathologies psychiatriques de Comte et de Nietzsche sont passionnantes, et leurs philosophies, assassines féroces de la métaphysique et contemporaines d'un développement majeur des sciences, incontournables. Le cas de Nietzsche nous a donné l'occasion de réétudier la syphilis et de prendre parti sur la réalité ou non de son infection.

Enfin, l'histoire médicale de Foucault nous a permis d'entrer dans l'étude d'une pathologie majeure du XXe siècle, le sida, dont il a été l'une des premières victimes. La libération sexuelle qu'ont apportée les moyens contraceptifs, le contrôle des naissances, et l'évolution des mœurs dont témoigne l'essor de l'homosexualité, ainsi que d'autres facteurs sociaux et économiques comme le développement des transports et la pratique courante des transfusions, ont permis l'émergence et la diffusion mondiale de cette pandémie récente, qui montrent toute l'incertitude de l'avenir de l'humanité. D'autres pathologies émergentes et de nouvelles causes de mortalité, liées notamment à l'environnement, apparaîtront certainement. Nous en avons la preuve dans la pandémie au coronavirus SARS-CoV-2 que nous vivons actuellement et qui a déjà fait près de trois millions de morts dans le monde.

INTRODUCTION

1. Le philosophe et le savant

Étymologiquement « philosophie » signifie « amour du savoir ou amour de la science ». Aujourd'hui, l'on dirait plutôt « amour de l'étude ou amour de la sagesse » car la philosophie n'est plus considérée comme représentant la science, ni même une science particulière, car avec la spécialisation du travail, le scientifique ou le chercheur courant n'est plus un savant, plus ou moins isolé, étudiant plusieurs disciplines et ayant une réflexion philosophique. La philosophie s'est réduite à une discipline ou à une science humaine, avec toute l'incertitude qui concerne l'humain, à la fois intellectuelle, ce dont témoigne la diversité des philosophies et des religions, et historique, par l'indétermination de l'avenir des individus et de l'espèce humaine.

La philosophie, tentative d'explication holistique, comprend normalement une métaphysique car on ne saurait expliquer la totalité par la science, dont l'évolution même en montre l'incomplétude. Seulement, pour le savant, il est fort douteux que la philosophie soit utile à la science car le philosophe, aujourd'hui, n'expérimente pas. La science, si elle n'interdit pas la réflexion, est devenue expérimentale et se sert d'observations. Pas de progrès scientifiques sans effectuer au moins quelques observations ou expériences. Le rôle de la philosophie dans la science semble se réduire comme peau de chagrin. Ce divorce entre la philosophie et la science paraît s'être exprimé le plus fortement au XIXe siècle. En témoignent les réflexions de deux de nos plus grands savants français, Claude Bernard et Louis Pasteur. Pour eux, la philosophie ne peut amener aucune découverte scientifique et donc déterminer un quelconque progrès de la connaissance et de la science.

Ainsi, dans son *Introduction à l'étude de la médecine expérimentale* (1865), ouvrage phare de la démarche qui régit la recherche médicale moderne, C. Bernard assure que le savant apporte des connaissances sans aucune aide du philosophe : *Pour faire des observations, des expériences ou des découvertes scientifiques, les méthodes et procédés philosophiques sont trop vagues et restent impuissants ; il n'y a pour cela que des méthodes et des procédés scientifiques souvent très spéciaux qui ne peuvent être connus que des expérimentateurs, des savants ou des philosophes qui pratiquent une science déterminée.* [...] *si les savants sont utiles aux philosophes, et les philosophes aux savants, le savant n'en reste pas moins libre et maître chez lui et je pense, quant à moi, que les savants font leurs découvertes, leurs théories et leur science sans les philosophes. Si l'on rencontrait des incrédules à cet égard, il serait peut-être facile de leur prouver, comme dit J. de Maistre*[2]*, que ceux qui ont fait le plus de découvertes dans la science sont ceux qui ont le moins connu Bacon, tandis que ceux qui l'ont lu et médité, ainsi que Bacon lui-même, n'y ont guère réussi.*[3] Un simple artisan, affirme-t-il, peut être plus

[2] Joseph de Maistre, auteur du livre *Examen de la philosophie de Bacon* (1836).

[3] Bernard Claude, *Introduction à l'étude de la médecine expérimentale* (1865), rééd. Paris, coll. Champs, Flammarion, 1984, p. 310

utile pour la science qu'un philosophe : *la découverte d'un nouvel instrument d'observation ou d'expérimentation rend beaucoup plus de services que beaucoup de dissertations systématiques ou philosophiques.*[4]

Si C. Bernard loue Francis Bacon (1561-1626) d'avoir voulu restaurer les sciences en vantant l'expérience, en montrant la stérilité de la scolastique moyenâgeuse, et en voulant substituer l'autorité des faits à l'autorité des livres, il juge qu'il n'a pas même compris la méthode expérimentale, ce qui paraît outré. Il est cependant vrai qu'il n'a fait aucune découverte scientifique remarquable. Pour C. Bernard les seuls philosophes utiles sont les philosophes savants et expérimentateurs. Il en nomme plusieurs dans son cahier manuscrit *Philosophie*, rédigé probablement en 1865-1866, seulement publié de façon posthume en 1954, où il cite aussi quelques philosophes systématiques et vains. Parmi les premiers figurent Galilée, Descartes et Newton ; parmi les seconds Kant, Hegel et Schelling.[5]

2. Le métaphysique et la science

Il n'existe pas, comme nous l'avons vu, de vraie philosophie, par essence spéculative et holistique, sans idées métaphysiques. On peut cependant douter de la réalité des entités métaphysiques que les hommes ont inventées, telles que Dieu, la nature, la matière, l'infini, l'âme, l'atome indivisible, le vide, le néant, etc. On sait pourtant, par exemple, le rôle important qu'a joué l'infini dans la cosmologie et la physique modernes des XVIe et XVIIe siècles, malgré les antinomies de la raison pure auxquelles aboutissent les notions d'espace et de temps infinis. On connaît aussi l'importance cruciale en mathématique et en physique du symbole de l'infini, du calcul infinitésimal, des nombres irrationnels puis des nombres imaginaires, nommés tels parce qu'ils sont irrationnels et imaginaires pour nous.

C. Bernard va selon nous trop loin quand il critique, avec Bacon, toute forme de métaphysique, la logique des systèmes philosophiques du fait de l'incertitude de leur point de départ. On connaît au moins l'importance de la logique et de l'axiomatique en mathématique, et donc en physique car celle-ci est étroitement liée aux mathématiques. Sa critique paraît aussi excessive quand il stigmatise des concepts, pourtant couramment utilisés par les scientifiques et la communauté humaine : *le physiologiste ou le médecin ne*

---

[4] Bernard, Ib., p. 238

[5] *La philosophie n'apprend rien et ne peut rien apprendre de nouveau par elle-même puisqu'elle n'expérimente et n'observe pas. Les philosophes n'ont jamais rien appris, ils ont raisonné sur ce qu'ont fait les autres. Excepté Descartes, Leibnitz, Newton, Galilée : voilà les vrais philosophes actifs ; ce sont de grands savants. Mais Kant, Hegel, Schelling, etc., tout cela est creux et ils n'ont pas, à eux tous, introduit la moindre vérité sur la terre. Il n'y a que les savants qui le peuvent. Quant à Bacon c'est une trompette et un crieur public* [...] (Bernard, *Philosophie*, Hatier-Boivin, Paris, 1954, p. 37) *Un homme qui trouve le fait le plus simple fait plus pour la recherche de la vérité que le plus grand philosophe du monde.* (Ib., p. 36)

doivent pas s'imaginer qu'ils ont à rechercher la cause de la vie ou l'essence des maladies. Ce serait perdre complètement son temps à poursuivre un fantôme. Il n'y a aucune réalité objective dans les mots vie, mort, santé, maladie. Ce sont des expressions littéraires dont nous nous servons parce qu'elles représentent à notre esprit l'apparence de certains phénomènes.[6] Il faut imiter Newton, qui nomme « gravitation » le fait réel et objectif que les corps tombent selon une certaine loi. Mais la cause première qui fait tomber les corps est absolument inconnue. C. Bernard a tort car la gravitation ne sera plus une cause première quand l'espace-temps einsteinien en rendra compte. Il se montre ici positiviste en ce qu'il affirme que le savant ne doit rechercher que les lois des phénomènes, le comment et non le pourquoi ils s'effectuent, et en ce qu'il constate que l'homme passe par un état mental métaphysicien avant que de raisonner en scientifique.[7]

D'ailleurs il se contredira et, curieusement, tentera, dans son opposition à la philosophie d'Auguste Comte de nier toute démarcation entre la recherche scientifique et la recherche philosophique, entre l'objet de la science et l'objet de la philosophie, ce pour quoi il prône l'union de la philosophie et de la science : *Je n'admets donc pas la philosophie qui voudrait assigner des bornes à la science, pas plus que la science qui prétendrait supprimer les vérités philosophiques qui sont actuellement hors de son propre domaine. La vraie science ne supprime rien, mais elle cherche toujours et regarde en face et sans se troubler les choses qu'elle ne comprend pas encore. Nier ces choses ne serait pas les supprimer ; ce serait fermer les yeux et croire que la lumière n'existe pas.*[8] On comprend que pour lui il existe des vérités philosophiques qui peuvent devenir scientifiques si elles sont validées par la science expérimentale. Elles anticiperaient en quelque sorte les vérités scientifiques et différeraient donc peu du statut d'hypothèse scientifique.

3. Claude Bernard (1813-1878) critique d'Auguste Comte (1798-1857)

Dans son *Introduction à l'étude de la médecine expérimentale* C. Bernard ne cite pas Comte. On ne sait s'il l'a déjà lu, mais dans ses notes manuscrites de son registre *Philosophie* il commente largement le premier livre du *Cours de philosophie positive* de Comte, dans sa première édition de 1830. Il s'oppose sévèrement à celui-ci : *Comte répète (après Bacon) qu'il faut laisser dans la*

---

[6] Bernard, *Introduction...*, p. 108

[7] *L'homme est naturellement métaphysicien et orgueilleux ; il a pu croire que les créations idéales de son esprit qui correspondent à ses sentiments représentaient aussi la réalité. D'où il suit que la méthode expérimentale n'est point primitive et naturelle à l'homme* [...] (Ib., p. 59) *La nature de notre esprit nous porte à chercher l'essence ou le pourquoi des choses. En cela nous visons plus loin que le but qu'il nous est donné d'atteindre ; car l'expérience nous apprend bientôt que nous ne pouvons pas aller au-delà du comment, c'est-à-dire au-delà de la cause prochaine ou des conditions d'existence des phénomènes.* (Ib., p. 123)

[8] Ib., p. 308

philosophie positive les causes premières et finales ; qu'il faut les supprimer comme il faut supprimer les états théologiques et métaphysiques. Tout cela est du verbiage. Rien ne peut être supprimé, seulement transformé.[9] *On dit que la science chasse la recherche des causes. Pas du tout. Le savant recherche toujours les causes premières et les causes finales. Seulement il sait qu'il faut passer par une infinité de causes prochaines, mais il n'en poursuit pas moins toujours les causes, et, allant de proche en proche, il ne s'arrêtera que quand il aura la cause première.*[10]

Nous sommes entièrement d'accord avec lui sur le fait que le positivisme de Comte est une limitation de la recherche intellectuelle, quand bien même la recherche philosophique serait inutile et stérile. Cependant, n'est-il pas naïf de croire que toutes ces vérités philosophiques seront vérifiables expérimentalement par la science ? C. Bernard en est finalement bien conscient quand il termine son manuscrit en assurant que si l'homme *a le besoin de savoir, il n'a pas moins le besoin d'ignorer pour chercher à savoir. Quand l'homme saura tout, il sera anéanti. Comme le dit Pascal, l'homme est fait pour la recherche de la vérité et non pour sa possession.*[11]

Dans son commentaire de l'ouvrage de Comte il commence par récuser la loi des trois états, loi évolutive fondamentale des connaissances humaines, plus sociologique que philosophique, que Comte croit avoir découverte. Il admet qu'il y a quelque chose de vrai dans cette loi. Mais il l'entend différemment et en restreint beaucoup la portée : *La science n'est pas naturelle à l'esprit de l'homme, en ce sens qu'il est obligé d'apprendre à contraindre les esprits pour renoncer à la recherche des causes premières ou finales. Mais cela amène simplement la séparation de la science et de la religion, comme il y a eu par suite des temps séparation de la philosophie et de la religion. – Mais l'état positif ne détruira pas l'état théologique comme le pense Comte : ils seront séparés, voilà tout. Mais toutes les fois qu'on voudra remonter aux causes premières, il faudra entrer dans l'état théologique. Or je ne pense pas qu'on puisse supprimer cette tendance de la tête de l'homme, par cela seul qu'il y aura toujours de l'inconnu. On n'amènera jamais l'humanité à renoncer à ces idées qui sont celles qui la mènent au fond. Ce n'est pas la tête, c'est le cœur, c'est-à-dire le vague, l'inconnu qui mène le monde.*[12] Il condamne l'état positif tel que le comprend Comte car il est le règne du rationalisme pur, celui de la tête et de la mort du cœur, une monstruosité morale.

En romantique il accorde une place sociale majeure à l'irrationnel, au sentiment et au cœur. Commentant un autre extrait de Comte sur la nature de la philosophie positive[13] il se réfère aux penseurs religieux Joseph de Maistre

---

[9] Bernard, *Philosophie*, Hatier-Boivin, Paris, 1954, p. 38

[10] Ib., p. 42

[11] Ib., p. 43

[12] Ib., p. 25-26

[13] Comte dit : *Le caractère fondamental de la philosophie positive est de regarder tous les phénomènes comme assujettis à des lois naturelles invariables dont la découverte précise et la*

(1753-1821) et Lamennais (1782-1854), dont l'influence fut importante au XIXe siècle : *L'homme est naturellement porté à rechercher les causes premières et finales. Ce n'est que par l'éducation scientifique qu'il arrive au point de vue positif qu'exprime Comte et qui est exactement celui de Newton. Mais de ce qu'on doit exclure de la science la recherche des causes premières et finales, cela ne veut pas dire qu'on en exclura le sentiment et la nature humaine. C'est le côté sentimental qui est le côté fondamental de l'homme : il ne se détruira jamais, heureusement. C'est ce qu'on appelle la foi, le cœur. - Tout doit avoir nécessairement un commencement et une fin. Or nous ne pouvons concevoir ni le commencement, ni la fin. Nous ne pouvons saisir que le milieu des choses, c'est là le domaine scientifique. (Prédicateur de Chambéry.) Mais cela n'empêche pas que le commencement et la fin nous tourmenteront toujours et nous tourmenteront surtout. C'est pourquoi Lamennais dit au début des* Paroles d'un croyant *: Jeune homme, d'où viens-tu ? Jeune homme, où vas-tu ?*[14]

L'état positif pur est donc un mythe. La société n'arrivera jamais à éradiquer les états théologique et métaphysique, comme l'aurait voulu Comte (et Nietzsche) : *Je considère qu'Auguste Comte a raison quand il s'agit de science pure. Mais la grande objection que je lui fais, c'est qu'il s'imagine qu'il va supprimer le côté moral et sentimental de l'homme. Il le faudrait, car la science exclut le sentiment et la liberté humaine ; jamais pareille chose n'arrivera pratiquement.*[15] Pourtant, aujourd'hui, le poids de la science, de la technique et de l'industrie fondées sur elle, parait devenir toujours plus grand, avec ses nombreux avantages, mais aussi des conséquences écologiques délétères inquiétantes.

C. Bernard juge que *la religion de Comte est aussi mystique et plus absurde que les autres*[16]. Elle nous paraît sectaire, mais n'avoir rien de mystique, et nous verrons que sa religion de l'Humanité peut être perçue comme une religion du sentiment et du cœur.

Il est bien difficile d'échapper aux idées métaphysiques. Par exemple, C. Bernard affirme qu'il n'y a pas de science sans déterminisme absolu, aussi bien en science du vivant qu'en science physique. En effet, la science suppose la reproductibilité des phénomènes. Mais quel est l'être qui permet cette invariance des phénomènes ? Est-ce Dieu, la Nature, ou tout autre être. Il n'est pas étonnant que C. Bernard crût à l'existence de Dieu tout en assurant qu'il est indéterminé.[17]

---

réduction au moindre nombre possible sont le but de tous nos efforts en considérant comme absolument inaccessible et vide de sens pour nous la recherche de ce qu'on appelle les causes, soit premières soit finales. (Ib., p. 27-28)

[14] Ib., p. 28

[15] Ib., p. 29

[16] Id.

[17] Bernard, *Cahier de notes* 1850-1860, Gallimard, 1965, p. 200

4. Le savant et la philosophie

Dans son extrême confiance en la science C. Bernard semble négliger la possibilité d'une non-reproductibilité des phénomènes. Pour reproduire une succession de phénomènes on suppose que l'effet résulte nécessairement de l'état initial, avec cette restriction que toutes les autres conditions initiales restent identiques. Or, il suffit qu'une telle condition initiale autre se modifie, indépendamment de l'observateur ou de l'expérimentateur qui peut l'ignorer, pour que le phénomène ne se reproduise plus. Hume a montré que l'attente d'un même effet reproductible est le fruit de l'habitude de le constater et non une nécessité. Dieu et la Nature, s'ils existent, ou l'être humain, n'ont-ils pas un libre-arbitre ? La psychologie est-elle une science suffisamment dure et exacte qu'on puisse faire abstraction de toute indétermination provoquée par ce libre-arbitre ? En mécanique, en physique ou en physiologie, cela paraît plus facile, mais qu'en est-il là où une volonté libre intervient ?

Ces hautes questions philosophiques suffiraient à justifier notre attirance vers les philosophes dont C. Bernard dit lui-même : *J'aime beaucoup la philosophie et beaucoup les philosophes : ce sont des hommes d'esprit et de grande intelligence. Mais je ne crois pas que la philosophie soit une science. C'est une distraction utile pour l'esprit de causer philosophie après avoir travaillé. Comme c'est une distraction d'aller faire une promenade après être resté longtemps à travailler dans son laboratoire.*[18]

Pour notre part nous croyons que les pensées philosophiques sont davantage qu'une simple distraction pour s'aérer l'esprit, ce qui n'est déjà pas si mal. Et si les ouvrages philosophiques ne font pas science ce sont de véritables créations que l'on peut comparer à des oeuvres d'art, et peu diront que celles-ci soient inutiles. Dans notre livre nous abordons les philosophes d'un point de vue biographique et médical, ce qui peut paraître secondaire. C'est le fait de notre métier et parce que, relativement à l'homme, la vie de l'individu précède sa pensée. Nous ne prétendons donc pas ici apporter une contribution à la pensée philosophique. Nous trouvons seulement très intéressant d'étudier le contexte historique et biographique de la formation d'une pensée, outre l'attrait de reconnaître les grandes étapes de l'évolution de la médecine et de la thérapeutique.

5. Louis Pasteur (1822-1895) et les philosophes ; la philosophie entre science et foi religieuse.

Après C. Bernard voyons ce qu'a pensé Pasteur des philosophes et de la philosophie. Comme nous avons traité préalablement de ce sujet dans un livre

[18] Bernard, *Philosophie*, Hatier-Boivin, Paris, 1954, p. 37

et un article[19] nous ne ferons part ici que de quelques éléments suffisamment significatifs.

Pasteur a sans conteste moins fréquenté la philosophie que C. Bernard. Celui-ci a rédigé son registre *Philosophie* en commentant d'abord, assez largement, le *Manuel de l'histoire de la philosophie* de l'allemand W.G. Tennemann (1761-1819), traduit par Victor Cousin (1792-1867) en 1832. Pasteur n'a eu que le *Projet d'écrire un livre sur l'esprit en matière de science*, titre d'un cahier où il a choisi et collecté de 1858 à 1867 des pensées de philosophes et de savants. Ceux-ci sont nettement plus nombreux que ceux-là. Parmi les savants on relève Galilée, Descartes, Newton, Hales, Harvey, Stahl, Ingenhousz, Priestley, Lavoisier, Biot, Gay-Lussac, Chevreul et C. Bernard. Les philosophes qu'il cite sont Montaigne, Bacon, Wolf, Leibniz, et un de ses contemporains, Paul Janet (1823-1899) qu'il a bien connu à Strasbourg, entre 1849 et 1854, où ils étaient alors tous deux professeurs. Pasteur cite aussi un religieux, Dupanloup, évêque d'Orléans, qu'il a connu à l'occasion de cérémonies religieuses familiales. En 1857, dans une lettre à Sainte-Beuve, il se dit incapable de juger les écoles philosophiques, n'ayant lu que quelques passages absurdes, dit-il, de Comte et quelques pages de son correspondant sur Littré (1801-1881).

Nous avons déjà comparé ses idées sur la philosophie et les philosophes avec celles de C. Bernard, dont il ignora sûrement le manuscrit *Philosophie*, mais dont il lut l'*Introduction à l'étude de la médecine expérimentale* qu'il trouva admirable. Avant cette lecture, dès 1857, il était tout à fait dans les mêmes sentiments que ceux qu'exprime C. Bernard. En effet, dans sa lettre à Sainte-Beuve, il déclare que sa philosophie est toute du cœur et du sentiment, et point de l'esprit. Il doute qu'un philosophe puisse produire du savoir : *Je les admire tous nos grands philosophes ! Nous avons, nous autres, l'expérience qui redresse et modifie sans cesse nos idées, et nous voyons constamment, pour ainsi dire, que la nature dans la moindre de ses manifestations est autrement faite que nous ne l'avions pressenti. Et eux qui devinent toujours, placés qu'ils sont derrière ce voile épais du commencement et de la fin de toutes choses, comment donc font-ils pour savoir ?*[20]

Dans son discours de réception à l'Académie française de 1882, où il succéda au positiviste Littré, il conteste la loi des trois états de Comte en invoquant le concept métaphysique (ou supraphysique) d'infini que le positivisme ignore : *mais la grande et visible lacune du système consiste en ce que, dans la conception positive du monde, il ne tient pas compte de la plus importante des notions positives, celle de l'infini* [...] *car la notion de l'infini a ce double caractère de s'imposer et d'être incompréhensible. Quand cette*

---

[19] Pinet Patrice, *Pasteur et la philosophie*, L'Harmattan, Paris, 2004 ; « Pasteur et les philosophes », Revue d'histoire des sciences, 2004, 57/2, 459-473

[20] *Correspondance de Pasteur* réunie et annotée par Pasteur-Vallery-Radot, 4 volumes, Paris, Flammarion, 1940-1951, T. II, p. 214

notion s'empare de l'entendement, il n'y a qu'à se prosterner [...] *Cette notion positive et primordiale, le positivisme l'écarte gratuitement, elle et toutes ses conséquences dans la vie des sociétés.*[21] L'infini, notion supraphysique, mais que la science a intégrée. Pasteur fait toute sa place, plus que C. Bernard, à l'idée de Dieu : *L'idée de Dieu est une forme de l'idée de l'infini. Tant que le mystère de l'infini pèsera sur la pensée humaine, des temples seront élevés au culte de l'infini, que le Dieu s'appelle Brahma, Allah, Jéhova ou Jésus. Et sur la dalle de ces temples vous verrez des hommes agenouillés, prosternés, abîmés dans la pensée de l'infini. La métaphysique ne fait que traduire au-dedans de nous la notion dominatrice de l'infini.*[22] On ne saurait nier aujourd'hui que nous ne sommes pas parvenus à l'état positif, même si la science a un grand rôle dans la vie sociale. L'idée de Dieu est encore si présente qu'elle entraîne des dérives fanatiques. À ce propos Pasteur évoque Pascal[23] qui suscita pendant quelques décennies des controverses philosophiques et religieuses, notamment celle entre Cousin et Sainte-Beuve.

Si Pasteur a mal connu les systèmes philosophiques il a été intime avec au moins deux professeurs de philosophie qui l'ont, à coup sûr, influencé. Il resta toute sa vie ami avec Charles Chappuis (1822-1897), né la même année et son condisciple au collège royal de Besançon puis à l'École normale de Paris. Il a été aussi très ami avec Elme-Marie Caro (1826-1887), professeur à la Sorbonne et auteur en 1864 de *l'Idée de Dieu et ses nouveaux critiques*, le seul ouvrage de Caro que j'ai trouvé dans la bibliothèque de la famille Pasteur à Arbois. Il a aussi bien connu Paul Janet pendant la période de leur professorat commun à Strasbourg, et aussi Jules Simon (1814-1896). Ces quatre philosophes, issus de l'école éclectique, en partie spiritualiste, de Cousin, eurent des contacts parfois étroits. On peut dire que Pasteur est proche de ce courant, adversaire du positivisme, de Renan (1823-1892) et de Taine (1828-1893). En opposition à Renan, Pasteur ne tolère aucune incursion de la science

---

[21] *Oeuvres de Pasteur*, réunies par Pasteur-Vallery-Radot, 7 tomes, Paris, Masson, 1922-1939, T. VII, p. 337-338

[22] Ib., T. VII, p. 338

[23] *Au-delà de cette voûte étoilée, qu'y a-t-il ? De nouveaux cieux étoilés. Soit ! Et au-delà ? L'esprit humain poussé par une force invincible ne cessera jamais de se demander : Qu'y a-t-il au-delà ? Veut-il s'arrêter soit dans le temps, soit dans l'espace ? Comme le point où il s'arrête n'est qu'une grandeur finie, plus grande seulement que toutes celles qui l'ont précédée, à peine commence-t-il à l'envisager, que revient l'implacable question et toujours, sans qu'il puisse faire taire le cri de sa curiosité. Il ne sert de rien de répondre : au-delà sont des espaces, des temps ou des grandeurs sans limites. Nul ne comprend ces paroles. Celui qui proclame l'existence de l'infini, et personne ne peut y échapper, accumule dans cette affirmation plus de surnaturel qu'il n'y en a dans tous les miracles de toutes les religions ; car la notion de l'infini a ce double caractère de s'imposer et d'être incompréhensible. Quand cette notion s'empare de l'entendement, il n'y a qu'à se prosterner. Encore, à ce moment de poignantes angoisses, il faut demander grâce à sa raison : tous les ressorts de la vie intellectuelle menacent de se détendre ; on se sent près d'être saisi par la sublime folie de Pascal.* (Ib., T. VII, p. 337)

dans la religion, leurs domaines devant rester pour lui entièrement séparés.[24] Cependant, il n'accorde pas plus de place dans la religion à la philosophie, outre que celle-ci ne doit aucunement intervenir dans la science. Cousin, par contre, n'oppose pas la raison et la foi et, pour lui, les philosophies rationnelles cartésienne et leibnizienne eurent une grande importance. Descartes a selon lui créé la philosophie moderne, et il admire le cogito et les preuves cartésiennes de l'existence de Dieu.[25]

Revenons au sujet de notre livre, qui n'a la prétention que de décrire, sous leur aspect médical, des vies de philosophes, parmi ceux considérés comme les plus grands, malgré le défaut sans doute de critère et de vérité ultimes pour évaluer cette grandeur. Nous pourrons au moins mieux déterminer les relations qu'ils ont eues avec les médecins, comment ils les ont jugés, et mesurer la pertinence ou l'insuffisance de leurs connaissances médicales et thérapeutiques par référence au savoir médical de leur époque et à celui d'aujourd'hui.

---

[24] *L'homme de foi ne sait pas et ne veut rien savoir. Il croit à une parole surnaturelle. C'est incompatible avec la raison humaine, direz-vous ; je suis de votre avis, mais il est plus incompatible encore avec la raison humaine de croire à la puissance de la raison sur les problèmes de l'origine et de la fin des choses. Et puis la raison n'est pas tout : il y a le sentiment ; et ce qui fera éternellement la force des convictions de l'homme de foi, c'est que les enseignements de sa croyance sont en harmonie avec les élans du cœur, tandis que la croyance du matérialiste impose à la nature humaine des répugnances invincibles.* (Ib., T. VI, p. 57)

[25] Voir l'avant-propos (15 décembre 1842) de la 1ère édition de son ouvrage *Des pensées de Pascal*, éd. revue et augmentée, Didier, Paris, 1844

CHAPITRE I

Les calculs d'Épicure

(341-270 av. J.-C.)

Épicure est né vraisemblablement à Sámos, sur l'île grecque de même nom, le 2 février 341 avant J.-C., soit six ans après la mort de Platon (427-347 av. J.-C.). Son père était un colon athénien servant Athènes dans sa domination des îles ioniennes lointaines. Il eut trois frères qu'il incita à étudier la philosophie avec lui, mais qui moururent prématurément. À dix-huit ans, en 323, l'année de la mort d'Alexandre le Grand il dût se rendre à Athènes pour sa formation civique et militaire. Aristote (384-322 av. J.-C.) mourut l'année suivante. Après sa formation Épicure retourna à Colophon, au nord de Sámos, rejoindre sa famille. Il commença son enseignement à Mytilène, dans l'île de Lesbos, où il aurait enseigné, selon Diogène Laërce, pendant cinq ans. Ses ennemis auraient soulevé la foule, le monarque et le gymnasiarque (le magistrat important de la cité) contre lui, ce qui le fit partir et ouvrir une école à Lampsaque. Plutarque rapporte qu'il faillit être englouti en naviguant vers cette ville. Épicure y constitua un noyau de disciples qui le suivirent en majorité à Athènes quand il s'y installa, probablement vers 306, quand les Athéniens autorisèrent à nouveau les écoles philosophiques. Il y acquit une maison et un « jardin » qui donna le nom à son école, et y demeura trente-cinq ans.

Selon D. Laërce, Épicure, auquel il consacre le dixième et dernier livre de son ouvrage *Vie, doctrines et sentences des philosophes illustres*, rédigé probablement au IIIe siècle ap. J.-C., a beaucoup écrit et a dépassé tous les autres philosophes par le nombre de ses ouvrages qui serait de trois cents environ. Il en cite environ une quarantaine, les meilleurs selon lui, parmi lesquels *Sur les maladies*.

De tous ces ouvrages il ne reste pas grand-chose. Grâce au livre conservé en entier de D. Laërce nous possédons trois célèbres lettres résumant la philosophie d'Épicure que le doxographe a recopiées pour exposer les idées du philosophe atomiste. La *Lettre à Hérodote* concerne la physique, la *Lettre à Ménécée* expose sa morale ou la conduite qu'il faut avoir dans la vie. Ces deux lettres sont considérées comme authentiques, mais la lettre intermédiaire, la *Lettre à Pythoclès*, qui traite des objets célestes, est jugée le plus souvent apocryphe. D. Laërce a aussi reproduit, après ces lettres, quarante maximes d'Épicure, traduites par *Maximes principales* ou *Maximes capitales*. En 1888, a été découvert dans la bibliothèque du Vatican un manuscrit contenant quatre-vingt-une maximes d'Épicure, traduites sous le titre *Sentences vaticanes*. Il existe aussi des fragments de son traité *De la Nature* retrouvés à Herculanum.

D. Laërce retrace la vie d'Épicure à partir d'informations données par d'autres philosophes. Il cite plusieurs biographies d'Épicure, celles des épicuriens Apollodore et Hérodote, celles de Théodore et du stoïcien schismatique Ariston. Il cite aussi d'autres ouvrages : *Des Joies* de Timocrate de Lampsaque, un ancien disciple devenu apostat, *Examen des philosophes* de Dioclès, les *Épigrammes* d'Athenaios, les *Lettres* d'Hermaque de Mytilène, le disciple qui lui succédera à la tête de l'école. Il fournit aussi des renseignements ou anecdotes tirés d'autres auteurs sans citer les références.

Nous allons donc tenter de trier dans tous ces documents les éléments les plus fiables de la vie et de la pensée d'Épicure en rapport avec la médecine. Nous utiliserons aussi les célèbres travaux de Gassendi (1592-1655) sur Épicure, notamment son *De Vita et Moribus Epicuri* (Vie et Mœurs d'Épicure) traduit récemment en français et analysé soigneusement par Sylvie Taussig.[26]

1. L'absurdité de la crainte de la mort

Dans sa *Lettre à Ménécée* Épicure explique la sottise de craindre la mort, car puisque tout le bien et le mal sont dans la sensation, dans le plaisir et dans la douleur, le fait de mourir n'est pas à craindre puisque la mort est absence de sensation : *Habitue-toi à penser que la mort n'est rien par rapport à nous ; car tout bien – et tout mal – est dans la sensation : or la mort est privation de sensation. Par suite la droite connaissance que la mort n'est rien par rapport à nous, rend joyeuse la condition mortelle de la vie, non en ajoutant un temps infini, mais en ôtant le désir de l'immortalité. Car il n'y a rien de redoutable dans la vie pour qui a vraiment compris qu'il n'y a rien de redoutable dans la non-vie. Sot est donc celui qui dit craindre la mort, non parce qu'il souffrira lorsqu'elle sera là, mais parce qu'il souffre de ce qu'elle doit arriver. Car ce dont la présence ne nous cause aucun trouble, à l'attendre fait souffrir pour rien. Ainsi le plus terrifiant des maux, la mort, n'est rien par rapport à nous, puisque, quand nous sommes, la mort, n'est pas là, et, quand la mort est là, nous ne sommes plus. Elle n'est donc en rapport ni avec les vivants ni avec les morts, puisque, pour les uns, elle n'est pas, et que les autres ne sont plus.*[27]

Ce qui compte pour Épicure n'est pas la durée de la vie mais sa qualité, c'est-à-dire une vie heureuse et la plus agréable, qui consiste en une vie de plaisirs, avec le moins de souffrance possible. Il faut donc bannir la crainte de la mort, car elle constitue une souffrance durant la vie. Nous ne devons pas pour autant désirer la mort car, pour le sage, la vie ne pèse pas. Il réprouve ceux qui assurent que la mort est un bien (étant donné que la mort est absence de sensation) même si elle n'est pas un mal : *Mais la foule fuit la mort tantôt comme le plus grand des maux, tantôt comme la cessation des choses de la vie. Le sage, au contraire, ne craint pas de ne pas vivre : car ni vivre ne lui pèse ni il ne considère comme un mal de ne pas vivre. Et comme il ne choisit pas du tout la nature la plus abondante mais la plus agréable, de même ce n'est pas le temps le plus long dont il jouit mais le plus agréable. Celui qui exhorte le jeune à bien vivre et le vieillard à bien mourir est niais, non*

[26] Gassendi Pierre, *Vie et Mœurs d'Épicure*, Traduction, introduction et annotations par Sylvie Taussig, Alive, Paris, 2001

[27] Épicure, *Lettres et Maximes*, Texte établi et traduit avec une introduction et des notes par M. Conche, nouvelle édition augmentée, P.U.F., Paris, 1987, p. 219

seulement à cause de l'agrément de la vie, mais aussi parce que c'est une même étude que celle de bien vivre et celle de bien mourir. Bien pire encore celui qui dit qu'il est beau de « n'être pas né », mais, « si l'on naît, de franchir au plus tôt les portes de l'Hadès ».[28]

On pourrait cependant objecter que si les souffrances de la vie sont supérieures aux plaisirs le désir de mort est compréhensible, ce qui pourrait justifier le suicide ou l'euthanasie.

2. La philosophie, santé de l'âme

Puisque la vie paraît tout à fait supportable à Épicure on ne trouve pas chez lui, dans les textes du moins qui nous restent, de conceptualisation d'état mélancolique ou d'état dépressif car il existe un remède souverain pour la santé de l'âme qui est, comme chez beaucoup de philosophes de l'Antiquité, la philosophie. Il l'affirme haut et fort dès le début de sa *Lettre à Ménécée* : *Épicure à Ménécée, salut. Que nul, étant jeune, ne tarde à philosopher, ni, vieux, ne se lasse de la philosophie. Car il n'est, pour personne, ni trop tôt ni trop tard, pour assurer la santé de l'âme.* Car la philosophie mène, selon lui, au bonheur, le but de la vie : *Celui qui dit que le temps de philosopher n'est pas encore venu ou qu'il est passé, est semblable à celui qui dit que le temps du bonheur n'est pas encore venu ou qu'il n'est plus.*[29] Épicure aurait étudié la philosophie dès l'âge de quatorze ans, ou même de douze ans, et il continua à la pratiquer et à l'enseigner jusqu'à sa mort.

La psychologie ou la psychiatrie ne sont pas encore bien individualisées. L'étude et la connaissance de l'âme sont alors comprises dans la philosophie. D'ailleurs, pour Épicure, l'âme dépend du corps, est liée au corps. Il l'affirme dans sa *Lettre à Hérodote*, qui traite de la physique, le déduisant de nos sensations et de nos affections : *Après cela, il faut considérer, en se référant aux sensations et aux affections – ainsi aura-t-on la confiance la mieux fondée – que l'âme est un corps formé de fines particules, disséminé à travers tout l'agrégat, très semblable à un souffle comportant un certain mélange de chaleur, et en partie semblable à celle-ci, en partie à celui-là ; mais qu'il y a une partie qui, par la subtilité de ses particules, l'emporte de beaucoup sur ces éléments mêmes, et, pour cela, est davantage en connexion avec le reste de l'agrégat. Tout cela, les facultés de l'âme le rendent manifeste, ainsi que les affections, l'aisance des mouvements de l'esprit, les pensées, et tout ce dont, étant privés, nous mourons.*[30]

L'âme, corporelle, est cause de la sensibilité : *En outre, il faut tenir pour certain que la cause principale de la sensibilité réside dans l'âme ; et certes, elle ne la détiendrait pas si elle n'était en quelque sorte abritée par le reste*

[28] Ib., p. 221-222
[29] Ib., p. 217
[30] Ib., p. 113

de l'agrégat. Mais le reste de l'agrégat lui ayant permis, à elle, d'exercer cette causalité, reçoit lui aussi d'elle sa part d'un tel accident, non cependant de tout ce qu'elle possède.[31] L'âme est étroitement liée au corps. Si ses particules disparaissent notre corps perd sa sensibilité : *C'est pourquoi, l'âme en ayant été séparée, il n'a plus la sensibilité. Car il ne possédait pas lui-même en lui cette faculté* [ses particules ne sont pas assez subtiles], *mais il la procurait à une autre réalité née en même temps que lui, qui, grâce à la puissance constituée autour d'elle, par son mouvement accomplissant aussitôt pour elle-même l'accident sensible, le transmettait à lui aussi grâce à leur voisinage et à leur accord, comme j'ai dit.*[32]

L'âme étant partout dans notre corps, si une partie de celui-ci meurt la sensibilité subsiste dans les autres parties, et disparaît dans la partie séparée quand les atomes de l'âme, avec leurs mouvements, disparaissent : *C'est pourquoi aussi, l'âme continuant à être dans le corps, même si quelque autre partie de l'agrégat a été enlevée, il n'y a jamais absence de sensation ; mais si elle meurt en tel endroit, ce qui l'abrite étant détruit en entier ou en partie, n'a pas la sensibilité, si toutefois elle reste, elle sauve la sensibilité. Au contraire, le reste de l'agrégat demeurant, en entier ou en partie, n'a pas la sensibilité, si s'en est allé ce nombre, si petit soit-il, des atomes qui concourent à former la nature de l'âme.*[33] L'âme meurt, et la sensibilité disparaît avec, seulement si notre corps se défait complètement et ne peut plus assurer les mouvements des atomes de l'âme : *Ainsi, quand l'agrégat se défait tout entier, l'âme se disperse, et elle n'a plus les mêmes facultés, ni n'a de mouvements, de sorte qu'elle ne possède plus de sensibilité. Car il n'est pas possible de la concevoir sentant si elle n'est pas dans cette association et n'est pas douée de ces mouvements, quand ce qui l'abrite et l'enveloppe n'est pas tel que, y étant maintenant, elle a ces mouvements.*[34] L'âme est donc corporelle, étroitement unie dès la naissance au corps, plus grossier par ses autres particules, jusqu'à la mort où elle disparaîtra avec le corps.

3. Santé et maladie selon Épicure

A. La vie bienheureuse comme santé de l'âme et du corps

La santé comprend celle du corps (la partie plus grossière de notre corps) et celle de l'âme. Épicure déclare qu'elle constitue la fin de la vie bienheureuse. La santé de l'âme s'acquiert par la philosophie. Mais faut-il adhérer à la philosophie d'Épicure pour avoir cette santé ? Les philosophies des autres écoles sont-elles des philosophies de malades ou de fous ? Pour Épicure, la santé de l'âme consiste à ne pas craindre la mort, ni l'avenir, parce

[31] Ib., p. 113
[32] Ib., p. 113-115
[33] Ib., p. 115
[34] Id.

qu'il est, en partie au moins, indéterminé et aléatoire. Il n'y a pas de destinée. La santé, selon lui, est réglée par le choix de nos désirs car il existe plusieurs sortes de désirs et nous devons, pour ne pas s'écarter de la santé, éliminer les désirs qui font souffrir ou qui troublent l'âme : *Il faut, en outre, considérer que, parmi les désirs, les uns sont naturels, les autres vains, et que, parmi les désirs naturels, les uns sont nécessaires, les autres naturels seulement. Parmi les désirs nécessaires, les uns le sont pour le bonheur, les autres pour l'absence de souffrances du corps, les autres pour la vie même. En effet, une étude de ces désirs qui ne fasse pas fausse route, sait rapporter tout choix et tout refus à la santé du corps et à l'absence de troubles de l'âme, puisque c'est là la fin de la vie bienheureuse. Car c'est pour cela que nous faisons tout : afin de ne pas souffrir et de n'être pas troublés. Une fois cet état réalisé en nous, toute la tempête de l'âme s'apaise, le vivant n'ayant plus à aller comme vers quelque chose qui lui manque, ni à chercher autre chose par quoi rendre complet le bien de l'âme et du corps.*[35]

B. La prudence, vertu principale d'équilibre entre les plaisirs et les souffrances

Pour Épicure, *le plaisir est le principe et la fin de la vie bienheureuse*[36], et donc de la santé. *Car c'est lui que nous avons reconnu comme le bien premier et connaturel, c'est en lui que nous trouvons le principe de tout choix et de tout refus, et c'est à lui que nous aboutissons en jugeant tout bien d'après l'affection comme critère.*[37] Cependant, tout plaisir n'est pas souhaitable. Le plaisir est toujours un bien, mais il peut amener un désagrément ou une douleur. Mais il croit, de façon quelque peu paradoxale, que des douleurs valent parfois mieux que certains plaisirs, parce qu'un plaisir plus grand peut suivre une longue souffrance : [...] *nous ne choisissons pas tout plaisir, mais il y a des cas où nous passons par-dessus de nombreux plaisirs, lorsqu'il en découle pour nous un désagrément plus grand ; et nous regardons beaucoup de douleurs comme valant mieux que des plaisirs quand, pour nous, un plaisir plus grand suit, pour avoir souffert longtemps.*[38] Si l'on adoptait cette idée il ne serait pas utile de combattre la souffrance ou la douleur puisqu'on pourrait toujours avoir l'espoir d'un plaisir plus grand à la cessation de la souffrance, quelle que soit sa durée. Mais on ne peut dire avoir la santé si une douleur persiste et devient chronique malgré l'espérance qu'elle s'arrête et le plaisir intense qu'il peut en résulter. La position d'Épicure est donc moins simple et plus dialectique qu'elle ne pourrait paraître, car ici le mal et le bien ne se distinguent plus très bien du fait qu'ils peuvent s'engendrer ou se suivre mutuellement : *Tout plaisir donc, du fait qu'il a une nature appropriée à la*

[35] Ib., p. 221
[36] Id.
[37] Id.
[38] Ib., p. 223

nôtre, est un bien : tout plaisir, cependant, ne doit pas être choisi ; de même aussi toute douleur est un mal, mais toute douleur n'est pas telle qu'elle doive toujours être évitée. Cependant, c'est par la comparaison et l'examen des avantages et des désavantages qu'il convient de juger de tout cela. Car nous en usons, en certaines circonstances, avec le bien comme s'il était un mal, et avec le mal, inversement, comme s'il était un bien.[39]

Par ce choix des plaisirs Épicure se défend de toute corruption ou de vulgarité morales : *Quand donc nous disons que le plaisir est la fin, nous ne parlons pas des plaisirs des gens dissolus et de ceux qui résident dans la jouissance, comme le croient certains qui ignorent la doctrine, ou ne lui donnent pas leur accord ou l'interprètent mal, mais du fait, pour le corps, de ne pas souffrir, pour l'âme, de n'être pas troublée. Car ni les beuveries et les festins continuels, ni la jouissance des garçons et des femmes, ni celle des poissons et de tous les autres mets que porte une table somptueuse, n'engendrent la vie heureuse, mais le raisonnement sobre cherchant les causes de tout choix et de tout refus, et chassant les opinions par lesquelles le trouble le plus grand s'empare des âmes.*[40] Il existe donc un calcul des plaisirs qui consiste en la prudence, supérieure même (en pratique) à la philosophie, parce que d'elle proviendraient les autres vertus. Outre qu'il se défend de tout « excès » dans les plaisirs il prétend être vertueux parce qu'il possède la prudence, nécessaire, selon lui, au plaisir de vivre : *Le principe de tout cela et le plus grand bien est la prudence. C'est pourquoi, plus précieuse même que la philosophie est la prudence, de laquelle proviennent toutes les autres vertus, car elle nous enseigne que l'on ne peut vivre avec plaisir sans vivre avec prudence, honnêteté et justice, ni vivre avec prudence, honnêteté et justice sans vivre avec plaisir. Les vertus sont, en effet, connaturelles avec le fait de vivre avec plaisir, et le fait de vivre avec plaisir en est inséparable.*[41]

Il se juge supérieur parce qu'il a sur les dieux des opinions pieuses. En effet, il croit, ou veut croire réellement, aux anciens dieux grecs, ce qui apparaît aujourd'hui naïf. Supérieur aussi parce qu'il ne craint pas la mort, est conscient de la fin de la nature, a saisi que la limite des biens est facile à atteindre et que les maux sont brefs ou d'intensité légère.

On ne peut dire qu'il n'a pas réussi à vivre correctement puisqu'il a survécu jusqu'à presque 72 ans malgré des maladies assez sérieuses que nous allons décrire. Avant cela, nous allons expliquer pourquoi il avait besoin de déclarer qu'il était vertueux et respectait les dieux.

C. Les critiques des adversaires d'Épicure

Dans l'Antiquité, les écoles philosophiques étaient très concurrentes et les philosophes n'étaient pas forcément très courtois les uns envers les autres.

---

[39] Id.

[40] Ib., p. 223-225

[41] Ib., p. 225

Nous pouvons en juger par ce que nous rapporte D. Laërce dans sa biographie d'Épicure.

Timon décrit celui-ci comme *le dernier physicien et le plus terrible, venu de Sámos, maître de grammaire, le plus grossier des êtres vivants*[42]. Le stoïcien Diotime qui le haïssait l'a très méchamment calomnié en produisant comme d'Épicure cinquante-quatre lettres scandaleuses. D'autres, comme les stoïciens Posidionus et Sotion, Nicolaos, et Denys d'Halicarnasse, ont publié aussi de fausses lettres. On accusa Épicure de s'être attribué l'ouvrage de Démocrite sur les atomes et celui d'Aristippe sur le plaisir, de ne pas être né citoyen grec. On a dit qu'il écrivit à plusieurs prostituées, surtout Léontia qu'il aima avec Métrodore, mort avant lui à 53 ans. Originaire de Lampsaque celui-ci était sans doute son meilleur ami ou disciple car, dans son testament, il recommande de prendre soin du fils de Métrodore, nommé aussi Épicure, et de marier sa fille à un homme qu'Hermaque, son successeur à la tête du Jardin, choisira parmi un disciple de l'école.

D. Laërce rapporte qu'Épicure écrit dans son livre *Du souverain bien* : *Pour moi, je ne sais pas ce que je pourrai appeler bien, si j'ôte les plaisirs de la table, de l'amour, de la conversation, et des belles choses.*[43] Épictète (~ 50-125/130), célèbre stoïcien, qualifiera Épicure d'immoral et l'injurie. Timocrate, frère de Métrodore, devenu apostat de la secte atomiste, le trouve goinfre et l'accuse de fréquenter, avec Métrodore, bien d'autres prostituées, et donne le nom de quatre d'entre elles. Il l'accuse d'avoir, plus que d'autres, de la jactance sophistique, comme font beaucoup d'affranchis. Il l'injurie de tous les noms : entrailles, ignare, menteur, débauché. On a accusé aussi Épicure d'avoir injurié Platon et les platoniciens, Aristote, Protagoras, Héraclite, Démocrite, Antidore, Pyrrhon, ainsi que les Cyniques et les dialecticiens.

Cependant, D. Laërce ne prend pas au sérieux ces « racontars » et traite tous ces écrivains, qui ont parlé ainsi d'Épicure, de fous. Pour le défendre il argue des témoignages nombreux de sa justice incroyable envers tous, des vingt statues dont sa patrie l'a honoré, des villes entières que pourrait former l'ensemble de ses amis, de la fidélité générale de ses disciples, ainsi que de la pérennité de son école, la seule qui ait subsisté longtemps grâce à la succession de ses nombreux disciples. Il invoque aussi son amour filial, sa bienfaisance pour ses frères, sa douceur pour ses domestiques, que révèle son testament, allant jusqu'à les admettre à son enseignement. Dans son testament en effet Épicure nomme quatre de ses esclaves qu'il veut affranchir. D. Laërce, dans son éloge dithyrambique d'Épicure, assure qu'il était pieux envers les dieux, qu'il aimait sa patrie et n'a pas fait partie du gouvernement par modestie. Il ne fuit pas non plus quand la situation à Athènes fut difficile. Gassendi a repris tous ces arguments dans sa défense de la vie et des mœurs d'Épicure.

---

[42] Laërce Diogène, *Vie, doctrines et sentences des philosophes illustres*, trad., introduction et notes par R. Genaille, 2 volumes, Garnier-Flammarion, Paris, 1965, T. II, p. 215

[43] Ib., T. II, p. 216

D. Galien (129-201) et l'insuffisance de la volupté

Gassendi consacre un chapitre à chacun des trois auteurs qui ont, selon lui, écrit le plus sérieusement contre Épicure : Cicéron, Plutarque et Galien. Il cite les livres que Galien a lui-même recensés contre Épicure. Ils sont perdus, mais il trouve beaucoup de passages contre Épicure dans ceux qui ont survécu. Il croit que Galien était mal disposé envers Épicure parce qu'il avait vu qu'Asclépiade (124-40 av. J.-C.), qui avait complètement ruiné la médecine d'Hippocrate, tenait ses préceptes d'Épicure. Galien critique aussi Épicure pour n'avoir pris en compte qu'une partie de l'âme, la faculté de désirer qui fait rechercher la volupté, oubliant le courage qui fait rechercher la victoire, et la raison qui fait rechercher la moralité. Gassendi argue qu'Épicure n'était pas du tout immoral, et que Galien n'ignorait pas ses mises en garde contre les dommages des plaisirs de l'amour, et son doute sur le profit pour la vie heureuse de la jouissance des jeunes garçons, des femmes, et des mets d'une table somptueuse.[44] Outre que, ajoute Gassendi, Galien dénonçait un usage trop chiche des plaisirs amoureux. Cependant, les avertissements d'Épicure témoignent peut-être qu'il a souffert de maladies vénériennes.

Selon un de ses ennemis il vivait avec la catin Léontia (ou Léontion selon Gassendi) et un de ses frères était un débauché. D. Laërce donne des extraits de lettres d'Épicure où il se montre tendre envers Léontia, courtisane que son ami Métrodore aurait fait venir d'Athènes, et désireux de Thémista, femme de Léontus. Léontia devint pourtant une disciple d'Épicure et écrivit un ouvrage contre Théophraste.

Un autre extrait suggère qu'Épicure aurait eu des rapports homosexuels avec Pythoclès dont il attend le *retour charmant et divin*. Pour Plutarque, Épicure a monstrueusement dépravé Pythoclès, âgé de vingt-deux ans, et avait l'habitude de donner à un jeune garçon nommé Colotès des diminutifs maniérés.[45] Gassendi dément ces soupçons invoquant des lettres d'Épicure à Pythoclès et à Ménécée les exhortant à l'étude de la philosophie et à la continence. Il souligne aussi que Zénon, Xénophon, Socrate, et même Platon et les autres philosophes les plus saints, auraient à se défendre des mêmes calomnies et ragots.[46] Il semble que chez les Grecs il n'était pas très choquant d'avoir un mignon.

4. Les maladies et la mort d'Épicure

A. Urolithiase et troubles digestifs

Nous avons peu d'informations sur les pathologies d'Épicure, mais il en reste quelques échos. D. Laërce nous donne la liste des traités de Métrodore,

---

[44] Gassendi, *op. cit.* p. 225-226

[45] Ib., p. 295

[46] Ib., p. 307

le meilleur ami et disciple d'Épicure. Parmi ceux-ci figure *De la maladie d'Épicure*[47] ce qui prouve qu'Épicure était atteint d'une maladie chronique puisque Métrodore est mort sept ans avant Épicure. Il semble qu'il s'agisse, d'après les témoignages qui nous restent, de problèmes digestifs et, surtout, de problèmes rénaux ou vésicaux car il est mort de la pierre ou de complications dues à cette maladie, à l'âge toutefois respectable de 72 ans. Il est plutôt étrange que Gassendi assure qu'il fut d'une constitution ou d'une complexion peu robuste, et qu'il est mort prématurément.

La prudence, sa sérénité morale, qu'il vante, sa modération dans les plaisirs pour ne pas laisser place à la souffrance, et le hasard en partie, ont certainement favorisé sa relative longévité. Aristote, qui vantait aussi la prudence, n'a vécu que jusqu'à 62 ans tandis que son maître Platon a pu vivre jusqu'à 80 ans.

D. Laërce rapporte, d'après l'épicurien Philodème, qu'Épicure eut trois frères qui, sur ses conseils, s'adonnèrent à la philosophie. Ils seraient morts prématurément, mais on ne sait ni à quelle âge ni de quelles maladies. Gassendi tire de Plutarque qu'Épicure s'est entièrement consacré à soigner Métrodore, Polyainos et Aristobule (un de ses trois frères) quand ils furent malades.[48] D'après Celse, Métrodore souffrit d'hydropisie.

Timocrate, frère de Métrodore, devenu parjure car il quitta l'école après en avoir été un moment l'élève, raconte qu'Épicure vomissait deux fois par jour tant il mangeait. Selon lui, il faisait beaucoup de *fautes dans sa vie,* [...] *était très faible de corps, au point que, pendant de nombreuses années, il ne pouvait se lever seul de son siège, et que, cependant, il dépensait chaque jour une mine pour la table*[49].

Les stoïciens ont rapporté la dernière maladie d'Épicure à sa voracité. Si Épicure mangeait peut-être beaucoup nous n'avons pas d'écho qu'il fut gros. Peut-être avait-il des problèmes gastriques, hépatiques ou vésiculaires, s'il est vrai qu'il vomissait régulièrement ! Ses difficultés à marcher, au point qu'on l'aurait aidé à se lever pendant plusieurs années, témoignent peut-être de problèmes rhumatismaux tels que la goutte ou une autre maladie articulaire, plutôt que de surpoids. Au contraire de Timocrate, Dioclès, dans son *Examen des philosophes*, témoigne plutôt de la sobriété d'Épicure, ce que rapporte D. Laërce : *Dioclès dit qu'il vivait de la façon la plus sobre et la plus simple : « Un verre de vin lui suffisait, et il buvait de préférence de l'eau. »*[50] D. Laërce le confirme car Épicure *dit lui-même dans ses lettres qu'il se contentait de pain rude et d'eau* sans, néanmoins, se refuser un extra car il ordonna dans

---

[47] Gassendi donne un titre différent : *Sur la faible constitution d'Épicure* ou *Sur la santé fâcheuse d'Épicure* (*op. cit.* p. 154 et 176)
[48] Ib., p. 129
[49] Laërce Diogène, *op. cit.* T. II, p. 217
[50] Ib., T. II, p. 218 (Notons que Solovine parle d'un cotyle de vin soit 25 cl, ce qui doit représenter deux unités d'alcool d'aujourd'hui ; voir *Épicure et les épicuriens*, textes choisis par J. Brun, P.U.F., Paris, 1976, p. 20)

une lettre : *Va me chercher un fromage de Cythnos, afin que je puisse faire un meilleur repas, quand il m'en prendra fantaisie.*[51]

Gassendi défend Épicure de toute gourmandise en arguant qu'il arrive fréquemment que des hommes excellents soient morts de ce genre de maladie et avec les mêmes souffrances. Il songe certainement à son ami Peiresc dont nous verrons qu'il mourut en 1637 du même mal : urolithiase et rétention aiguë d'urine. Il juge que cette maladie peut résulter, non de la gourmandise, mais de la complexion naturelle, dont personne n'est pour lui-même responsable (les pathologies dites aujourd'hui héréditaires ou génétiques). Elle ne mérite donc pas la remontrance mais la compassion, comme l'a très bien vu, selon Gassendi, Aristote.

B. La mort d'Épicure (31 janvier 270 av. J.-C.)

D. Laërce raconte la mort d'Épicure d'après les renseignements qu'il tire de différents auteurs. Épicure a abordé la mort avec sérénité et joie morale malgré de grandes douleurs abdomino-pelviennes : *Au moment même de sa mort, il écrivit à Idoménée la lettre suivante : « C'est à l'heureux et dernier jour de ma vie que je t'écris cette lettre. Mes intestins et ma vessie me causent une souffrance inexprimable. Mais pour compenser toutes ces douleurs, je puise une grande joie dans le souvenir qui restera de mes ouvrages et de mes discours. Je vous demande, au nom de votre sympathie pour moi et pour ma philosophie, sympathie que vous m'avez témoignée dès votre jeunesse, de prendre soin des enfants de Métrodore. »*[52]

Selon le récit des *Lettres* d'Hermaque, son successeur à la tête du Jardin, Épicure *mourut de la pierre qui retenait ses urines, après une maladie de quatorze jours*. D. Laërce ajoute : *À ce moment, Hermippe dit qu'il se mit dans une baignoire de bronze remplie d'eau chaude et demanda qu'on lui donnât du vin pur. Il exhorta ses amis présents à ne jamais oublier ses préceptes, et mourut.*[53] Il cite ensuite une épigramme que lui-même a écrite sur cette mort du philosophe.

Épicure est donc probablement décédé d'une rétention aiguë d'urine d'origine rénale ou vésicale due probablement à des calculs ou, moins probablement, à une hypertrophie bénigne ou un cancer de la prostate. Selon Grmek, le climat de la Grèce maritime et certaines habitudes alimentaires y rendent très probable une incidence élevée d'urolithiase, que la richesse de la documentation historique sur la maladie de la pierre confirme, malgré

---

[51] Id.

[52] Ib., T. II, p. 221-222 ; Gassendi cite aussi cette lettre dans la traduction de Cicéron. Il utilise le même terme « vessie », mais « viscères » se substitue ici à « intestins ». (Gassendi, *op. cit.* p. 177)

[53] Ib., T. II, p. 219-220

l'absence de confirmation paléopathologique.[54] Cette rétention d'urine a pu engendrer une insuffisance rénale aiguë ou une infection urinaire aiguë.

Outre de douleurs vésicales Épicure s'est plaint le jour de sa mort de douleurs intestinales également intenses. Avait-il une maladie d'un autre organe abdominal, notamment intestinal ? Ce n'est pas certain car il peut s'agir de douleurs des fosses lombaires d'origine rénale dues aux calculs ou à sa rétention d'urine.

Gassendi a consacré un chapitre à fixer la date de la mort d'Épicure qu'il établit au 31 janvier 270 av. J.-C., soit deux jours avant ses 72 ans.

Dans son apologie du philosophe il affirme que sa mort n'est pas due à la paresse indolente, à l'oisiveté ou à l'intempérance. Il perçoit très bien l'élément héréditaire que peut comporter sa maladie. Le loisir pris pour rechercher la vérité, c'est-à-dire pour philosopher, *n'est pas la cause des maladies d'Épicure, comme on l'estime communément, ni de son trépas prématuré. En outre, si j'aborde ce point, c'est pour affirmer maintenant que si Épicure fut de faible constitution et victime de maladies, s'il est mort sous la torture d'intenses souffrances, ces maux n'ont pas découlé de son inertie, de sa vie dissipée et du désir qui s'ensuit, mais ce fut un vice de constitution qu'il avait reçu dès sa naissance de ses parents et qu'il n'a pu, par aucun exercice, supprimer ou corriger assez.*[55]

5. La médecine au temps d'Épicure

Le traité d'Épicure *Sur les maladies* est perdu. Nous ne savons donc pas ce qu'il pensait de la médecine et des médecins. Le premier traité de Métrodore que D. Laërce cite s'intitule *Contre les médecins* et comprend trois livres. Mais on ne sait pas de quels médecins il s'agit, s'il concernait les siens propres ou ceux qu'a peut-être eus Épicure.

Épicure a vécu à cheval sur les IVe et IIIe siècles avant J.-C. Vegetti dit que la première moitié du IIIe siècle a été une époque exceptionnelle pour la médecine par la rapidité de son développement.[56] Celui-ci est dû surtout aux œuvres de quatre médecins : Praxagore de Cos, dont l'activité majeure se situe au tournant du siècle (300 av. J.-C.) ; Hérophile de Chalcédoine (330/320 – 260/250 av. J.-C.), élève de Praxagore ; Chrysippe de Cnide aux dates incertaines ; et Erasistrate de Céos (entre 330 et 250 av. J.-C.), élève de Chrysippe.

Ces quatre médecins ont fait éclater, selon Vegetti, le cadre médical traditionnel hérité des écoles médicales qui se sont exprimées dans la *Collection Hippocratique*, rédigée entre 435 et 300 av. J.-C. Le seul modèle

---

[54] Grmek Mirko, *Les maladies à l'aube de la civilisation occidentale*, Paris, Payot, 1983, p. 116
[55] Gassendi, *op. cit.* p. 308-309
[56] Vegetti Mario, « Entre le savoir et la pratique » *in : Histoire de la pensée médicale en Occident*, sous la direction de M.D. Grmek, 4 vol. Paris, Seuil, 1997, T. 1, p. 67

médical connu jusque-là dans le monde grec se transforme. Les écoles dites hippocratiques enseignaient essentiellement la clinique, le pronostic et la thérapeutique, et elles privilégiaient l'étude de la maladie. Après ces écoles une nouvelle connaissance apparaît grâce à la dissection et à la vivisection humaines, non plus seulement animales, qui furent autorisées durant cinquante ans à Alexandrie, cité fondée en Égypte par Alexandre le Grand. Au lieu d'expliquer la santé, et surtout les maladies, par la théorie hippocratique des humeurs liquides, les anatomistes s'efforcèrent de les expliquer en faisant intervenir les organes solides observés dans les dissections. Cela entraîna des erreurs et ne fit pas faire beaucoup de progrès à la thérapeutique qui resta en fait hippocratique. Cependant, Chrysippe et Erasistrate, à la différence de Praxagore et d'Hérophile, refusèrent de recourir à la saignée. Au lieu d'enseignements dispersés tels que les fournissaient les différentes écoles hippocratiques, le nouvel enseignement médical devint institutionnel et concentré à Alexandrie, durant la dynastie des Ptolémées, qui domina pendant cette période toute la mer Égée. Le musée et la bibliothèque d'Alexandrie furent créés. Un fossé se creusa entre les savants, chercheurs et plutôt théoriciens, et les simples praticiens.

Les anatomistes modifièrent le paradigme physiologique aristotélicien. Au paradigme thermique et pneumatique d'Aristote, qu'on retrouve même, comme nous l'avons vu, chez Épicure dans sa notion de l'âme comprenant chaleur et souffle, ils fondèrent un paradigme formé par les trois systèmes de « vaisseaux » internes au corps (nerfs, artères et veines) et par les trois fluides respectifs qu'ils conduisent. Ce paradigme joua un rôle central dans la physiologie d'Hérophile et d'Erasistrate. Hérophile attribua la sensibilité au système nerfs-pneuma-cerveau et remit en cause le cardio-centrisme aristotélicien. Il admit un pneuma artériel mais différent du pneuma sensoriel qui, lui, venait du cerveau et non du cœur. Il relia cette physiologie à la clinique en fondant la théorie du pouls dont il analysa les particularités. Il vit le rapport entre le pouls et la fièvre, et mesura celle-ci au moyen d'une clepsydre à eau, l'utilisant pour le pronostic des maladies. Mais il ne changea pas la thérapeutique hippocratique. Les anatomistes réduisirent aussi les explications philosophiques traditionnelles en médecine en abolissant le concept d'éléments dont usaient Aristote, les aristotéliciens et certains médecins du *Corpus Hippocraticum*, ainsi que l'école d'Épicure avec la notion d'atome.

Erasistrate semble avoir été plus clairvoyant qu'Hérophile. Il a décrit les valvules du cœur et compris leur fonction, ainsi que celle de l'épiglotte. Il a distingué le muscle moteur et le nerf sensitif. Il essaya de compléter la physiologie d'Hérophile en se servant de concepts « théoriquement observables » qui décrivent des réalités non observées mais observables, soit théoriquement (peut-être en les postulant potentiellement observables) soit d'après des modèles sensibles réels ou imaginés. Il postula ainsi une intrication des trois systèmes vasculaires associés à leurs fluides, qui formait la structure principale de l'organisme. Il forgea ainsi le concept de « capillaires », anastomoses munies de valvules situées entre les artères et les veines, qui lui servit à expliquer la présence possible de sang dans les artères normalement, selon lui, vides de sang et remplies de pneuma. Il définit la santé comme étanchéité des trois systèmes vasculaires et la maladie comme pléthore de sang veineux dans le corps entraînant deux groupes de maladies, d'un côté les inflammations et les fièvres, de l'autre les paralysies. Pour soigner cette pléthore il préconisait des régimes nutritionnels légers et des évacuants sauf la saignée qui, dans son système, était nocive en altérant, par l'effraction veineuse, l'équilibre des fluides.

6. L'urologie et la néphrologie jusqu'à Épicure

La médecine égyptienne n'a probablement pas connu les calculs rénaux. À l'examen de neuf mille momies on n'a trouvé des calculs que deux fois. Le papyrus d'Ebers, qui date du XVe siècle avant J.-C., montre par contre que les Égyptiens souffraient de douleurs mictionnelles, de pollakiurie, ou d'oligurie. Ce papyrus contient une dizaine de recettes « pour régulariser le cours de l'urine »[57] donc sans doute destinées à traiter les infections urinaires ou prostatiques, les dysuries dues aux hypertrophies ou aux tumeurs prostatiques, les diminutions du jet ou du débit urinaires, et peut-être la pollakiurie d'origine diabétique ou l'oligurie des insuffisances rénales.

Les Hindous utilisaient des plantes diurétiques contre les maladies vésicales. En cas de calculs et d'échec de leur phytothérapie ils avaient recours à la taille, mais en soulignaient les dangers.

En Chine, outre les plantes, les médecins avaient recours à l'acupuncture pour soigner la rétention, la blennorragie, la gravelle, la polyurie et la cystite, en piquant des points proches du nombril.

Passons au *Corpus Hippocraticum* qui précède de peu l'époque d'Épicure.

L'école de Cnide distinguait douze maladies de la vessie. Les médecins cnidiens connaissaient les injections urétrales. Dans le livre I des *Épidémies* Hippocrate énumère tout ce que le médecin doit relever lors d'une consultation. Parmi les signes diagnostiques nombreux qu'il indique figurent l'examen des selles et celui des urines. De fait, des chapitres entiers de la *Collection Hippocratique* sont consacrés au volume, à l'aspect, à l'odeur, au sédiment, et aux différentes altérations des urines, ce qu'on appellera l'uroscopie, laquelle deviendra au Moyen-Âge la base essentielle de l'examen clinique. Elle servait surtout au pronostic des maladies. Hippocrate parle aussi spécialement de la lithogénèse, mais il devait connaître les dangers de l'ablation chirurgicale des calculs appelée lithotomie car, dans son serment, il

---

[57] *Histoire générale de la médecine, de la pharmacie, de l'art dentaire et de l'art vétérinaire*, sous la direction du Pr Laignel-Lavastine, 3 tomes, Paris, Albin Michel, 1936-1949, T. 3, p. 393-394

déclare : *Je ne pratiquerai pas l'opération de la taille, je la laisserai aux gens qui s'en occupent.*[58] Hérophile aurait inventé le terme « prostate », qui signifie « devant la vessie », grâce, sans doute, à ses recherches anatomiques.

C'est apparemment l'école empirique qui améliora la pratique chirurgicale de la taille si redoutée auparavant. Les empiriques, qui succédèrent à Hérophile, réagirent aux spéculations théoriques physiologiques de l'école d'Alexandrie, revinrent à la médecine pratique et au souci premier de soigner le malade sans rechercher les causes des maladies. Cependant l'école, qui regroupa divers médecins sans doctrine fixe, sinon un scepticisme sur l'étiologie des maladies et une opposition aux théories intellectuelles dont certainement celle des atomistes, est postérieure à Épicure, qui n'a donc pas dû être soigné par eux. Nous ignorons de fait comment lui-même ou des médecins ont traité ses calculs et ses troubles urinaires ou abdominaux.

---

[58] Ib., T. 3, p. 394

CHAPITRE II

Les poumons de Descartes (1596-1650)

1. L'enfant fragile

René Descartes est né le 31 mars 1596 en Touraine à La Haye (nommée aujourd'hui Descartes). Un de ses arrières grands-pères, Jean Ferrand, fut médecin de la reine Éléonore d'Autriche (1498-1558), seconde femme de François 1er. Le fils de ce bisaïeul, prénommé aussi Jean, fut médecin ordinaire du Roi, et son gendre, Pierre Descartes, grand-père paternel de René, médecin à Châtellerault.[59] René eut un frère et une sœur aînés. Un second frère, plus jeune d'un an, mourut trois jours après sa naissance, qui fut fatale à leur mère. Son père s'étant remarié il eut aussi plus tard un demi-frère et une demi-sœur.

À sa naissance, Descartes fut élevé par une nourrice, ce qui était ordinaire. On ignore la durée et les conditions de cette mise en nourrice. L'allaitement maternel allait bientôt être prôné, mais sa mère fut de toute façon jugée trop faible. La nourrice, elle, devait avoir une bonne santé car elle survivra à ce poupon, atteignant donc au moins soixante-dix ans.

René aurait eu, enfant, une santé fragile et infirme, qui fit retarder de trois ans son entrée, en 1607, au collège jésuite de La Flèche. En 1645, il écrira à la princesse palatine Elisabeth qu'*étant né d'une mère qui mourut, peu de jours après ma naissance* [en fait treize mois plus tard], *d'un mal de poumon, causé par quelques déplaisirs, j'avais hérité d'elle une toux sèche, et une couleur pâle, que j'ai gardées jusques à l'âge de plus de vingt ans, et qui faisait que tous les médecins qui m'ont vu avant ce temps-là, me condamnaient à mourir jeune*[60]. N'aurait-il pas contracté dans l'enfance une maladie pulmonaire, comme la coqueluche ou une primo-infection tuberculeuse, qui aurait fragilisé ses poumons ? Ce n'est pas impossible car il mourra d'une pneumonie aiguë, signant peut-être une faiblesse de cet organe. L'abbé Baillet (1649-1706), auteur d'une des premières biographies de Descartes (1692)[61], a cru, sans doute à tort, que sa maladie fut d'origine congénitale.[62]

Descartes intégra le collège à Pâques pour éviter le froid hivernal. Il y resta huit ans, jusqu'en septembre 1615. Grâce au père Charlet, jésuite qui y enseignait et parent de la famille, il obtint un régime de faveur : une chambre individuelle, une dispense de se lever à cinq heures et du repos au lit le matin. Ce régime lui aurait fait perdre son teint pâle et sa toux sèche à vingt ans, et il put ainsi s'engager dans l'armée. Le collège, qui comptait 1200 à 1400 élèves, était bien conçu sur le plan de l'hygiène : il existait une infirmerie séparée des dortoirs, une chambre isolée pour les malades contagieux, et un lave-mains à l'entrée du réfectoire. En 1613, il y eut une épidémie de dysenterie au collège.

---

59 Voir Aucante Vincent, *La philosophie médicale de Descartes*, puf, 2006, p. 64-65

60 Descartes, *Œuvres*, éd. de F. Alquié, Paris, 3 vol., Garnier, Paris, 1976, T. III, p. 573

61 Baillet Adrien, *Vie de Monsieur Descartes*, La Table Ronde, Paris, 1946 (Cette édition est une édition abrégée de la biographie originale).

62 *Descartes avait le ton de la voix doux entre le haut et le bas, mais trop faible pour pousser de suite un long discours, à cause d'une altération de poumon qu'il avait apportée en naissant.* (Ib., p. 275)

Le programme d'études comprenait trois années de grammaire, une d'humanités, une de rhétorique et trois de philosophie, la théologie étant réservée aux novices. Descartes fut, durant toutes ces années, très peu malade, malgré sa fragilité reconnue. Il ne subit qu'une maladie, la gratelle, éruption pustuleuse très prurigineuse mal déterminée, pour laquelle on lui aurait fait, selon Baillet, l'inévitable saignée, censée certainement purifier ses humeurs. Il pratiqua régulièrement au collège le jeu de pelote et l'escrime, preuves qu'il n'avait pas trop de gêne respiratoire.

Baillet s'est trompé de dates sur sa scolarité au collège de La Flèche. Il a cru qu'il avait ensuite passé deux ans à Poitiers et qu'il y avait étudié le droit et la médecine. Or, il n'y est resté qu'un an et n'y a étudié que le droit, obtenant sa licence en novembre 1616. Il vécut ensuite en Bretagne près de sa famille et, durant l'année de sa majorité, il s'engagea dans l'armée.

2. Voyages en Europe ; rencontre avec Isaac Beeckman (1588-1637)

Il voyagea en Europe pendant quatre ans avant de retrouver la France. Il arriva avec un serviteur à Breda, en Hollande, au début de l'année 1618, et y demeura quinze mois, jusqu'en avril 1619.[63]

Depuis 1568 les Pays-Bas espagnols menaient une guerre contre l'Espagne avec à leur tête le stadhouder (gouverneur) Guillaume le Taciturne, qui fut assassiné en 1584 par un français à la solde de l'Espagne catholique. Cette guerre entre protestants et catholiques durera quatre-vingts ans. Maurice de Nassau (1567-1625), prince d'Orange et calviniste, avait succédé à son père Guillaume le Taciturne comme stadhouder, et libéré la République des Provinces-Unies (les sept provinces des Pays-Bas du Nord) de la domination espagnole en 1590.

Descartes choisit Maurice de Nassau comme chef d'armée car il fut certainement séduit par sa personnalité et sa réputation. Cependant, quand il arriva en Hollande en 1618, il ne s'engagea que très passivement car la République des Pays-Bas du Nord était en trêve avec l'Espagne depuis 1609 et la guerre ne reprit qu'en 1621.

En novembre 1618, à Breda, il rencontra Beeckman, qui venait d'être reçu docteur en médecine à Caen, et qui le secoua de sa nonchalance. Beeckman lui fit voir qu'on pouvait appliquer les mathématiques à la physique, à une physique différente de celle aristotélicienne de la scolastique, dont son collège de La Flèche l'avait imprégné et à laquelle il s'opposait. Ils n'auraient pas discuté de médecine, seulement de mathématiques et de physique. Dans une lettre qu'il lui adressa le 24 janvier 1619 Descartes s'enquiert de sa santé : *Qu'avez-vous fait, que faites-vous, comment vous portez-vous ? Car je ne me*

[63] Breda appartenait alors aux Hollandais. Elle fut reprise par les Espagnols le 5 juin 1625 puis revint à nouveau aux Hollandais le 6 octobre 1637 grâce au Prince d'Orange et stathouder Frédéric-Henri.

soucie pas seulement de la science, mais de vous-même, croyez-le bien ; et non seulement de votre esprit, bien qu'il soit l'essentiel, mais de l'homme tout entier.[64] Le souci de la santé d'un correspondant est banal et il le manifestera dans chaque lettre à son ami dont il réclame aussi l'affection. Il ne reverra Beeckman que dix ans plus tard, en octobre 1628, peu avant de s'installer en Hollande définitivement.

En juillet 1619, Descartes s'engagea dans l'armée catholique du duc Maximilien de Bavière (1573-1651). Il assista à Francfort aux fêtes du couronnement de Ferdinand de Habsbourg comme empereur du Saint Empire romain germanique. Puis il séjourna à Neuburg, au nord de la Bavière, durant l'hiver 1619-1620, pendant lequel il fit certains songes, déterminants pour sa philosophie.

En novembre 1621, il quitta l'armée et serait retourné en Hollande en passant par Strasbourg. En mars 1622, il revint en France où il séjourna un ou deux ans, probablement durant les années 1622 et 1623, bien que Baillet ait supposé qu'il attendit la fin d'une épidémie de peste pour se rendre à Paris durant l'hiver.

Il retourna en Bretagne pour des affaires de succession familiale, puis voyagea dans la péninsule italienne de l'automne 1623 à mai 1625 en quête, peu active apparemment, d'un poste d'intendant dans l'armée, que sa famille avait convoité pour lui. Il vit Venise, sans doute Rome et Florence où il n'alla pas voir Galilée (1564-1642), dont peut-être il ne connaissait pas encore bien les travaux et que, plus tard, il trouva trop expérimentateur et pas assez philosophe.

3. La médecine à l'époque de Descartes

A. Les débuts de l'enseignement clinique

En 1602, le médecin hollandais O. van Heurne (1577-1652) inaugura un enseignement clinique (au lit du malade) à Leyde. La même année le médecin suisse Felix Platter (1536-1614) exposa, dans ses *Praxeos medicae*, la première nosologie (classification des maladies) à partir des symptômes des malades.

B. L'introduction des mathématiques en médecine

Santorio, dit Sanctorius (1561-1636), inventa en 1604 un appareil à compter le pouls appelé pulsilogue. Il élargira l'usage des mathématiques en médecine dans son traité *De medicina statica* (De la médecine chiffrée) datant de 1614. Il se servit, outre de son pulsilogue, de la balance et du thermomètre, appareils qui ne seront vraiment utilisés en pratique courante qu'au XIXe siècle.

[64] Descartes, *Œuvres*, éd. de F. Alquié, Paris, 3 vol., Garnier, Paris, 1976, T. I, p. 35

C. Les premières académies scientifiques

La première académie scientifique fut l'*Academia dei Lincei* créée en 1603 à Rome. Plusieurs médecins en firent partie. En 1645, un groupe de savants britanniques se réunira à Londres et fondera officiellement la *Royal Society* en 1663 après la Restauration. Elle comprendra beaucoup de médecins britanniques mais aussi étrangers.

D. La théorie de la circulation du sang et la découverte des vaisseaux chylifères

En 1600, l'anglais William Harvey (1578-1657) arriva à Padoue où il fut reçu docteur en 1602. Un de ses professeurs, Fabrice d'Acquapendente (Girolamo Fabrizio ou Hieronymus Fabricius) (1537-1619) publia en 1603 son ouvrage *De venarum ostiolis* (Des valvules veineuses). Il y décrit très bien les valvules des veines, mais se trompe sur leurs fonctions, croyant qu'elles servent à freiner le flux du sang veineux qu'il fait donc mouvoir en sens inverse du sens réel. Ceci montre méthodologiquement qu'il ne suffit pas de voir, d'observer ou de percevoir au moyen des sens, des objets, pour comprendre le réel ou saisir le vrai, mais qu'il faut interpréter les perceptions des sens justement. L'empirisme et la perception sensible sont donc nécessaires en science, mais insuffisants pour saisir la vérité scientifique.

Harvey commencera à imaginer la circulation complète du sang en 1616 et à en parler dans ses leçons du *College of Physicians*, créé en 1518.

Gaspare Aselli (1581-1626) consacra en 1623 un ouvrage *De lactibus sive lacteis venis* (Des vaisseaux laiteux ou des veines lactées) à un nouveau type de vaisseaux, les veines lactées, qui ne véhiculent pas le sang mais le chyle, issu des intestins. Il fut publié de façon posthume en 1627. Il y livre toutes ses observations et expériences sur les vaisseaux chylifères de l'animal. Johann Vesling (1598-1649) les observa le premier en 1634 chez l'homme.

L'an 1628 représente une date essentielle dans l'histoire de la médecine car Harvey publia cette année-là à Francfort son célèbre traité sur la circulation du sang, qui révolutionna la physiologie cardio-vasculaire et par là celle de l'organisme entier. Il s'intitule *Exercitatio anatomica de motu cordis et sanguinis in animalibus* (Exercice anatomique sur le mouvement du cœur et du sang chez les animaux). Harvey trouva un contradicteur immédiat en son compatriote James Primerose (1592-1659) qui l'attaqua dans son pamphlet, paru en 1630, *Exercitationes et animadversiones in librum de motu cordis et circulatione sanguinis adversus Guillelmum Harveum* (Exercices et objections au livre sur le mouvement du cœur et la circulation du sang de William Harvey). Il sera réédité en 1639 conjointement à un traité de 1635 d'un autre adversaire d'Harvey, E. Parisano (1567-1643), au titre similaire *De cordis et sanguinis motu ad Guillelmum Harveum* (Contre Harvey sur le mouvement du cœur et du sang).

Nous verrons que Gassendi adhérera à la circulation du sang avant février 1629, dans son ouvrage sur Fludd publié en 1630. Descartes l'adoptera également dès 1632, mais ne publiera officiellement son ralliement qu'en 1637 dans son *Discours de la méthode* où il la décrit de façon approfondie.

Harvey, participant à une mission diplomatique, effectua en 1636 un périple de dix mois, durant lequel il parcourut la Hollande, l'empire germanique et la péninsule italienne. Pendant son voyage il fit des démonstrations publiques pour diffuser sa théorie et tenter de contrecarrer ses adversaires. H. Conring (1606-1681), médecin hollandais, soutiendra la théorie d'Harvey dans son livre paru en 1646 *De sanguinis generatione et motu naturali* (Sur la formation et le mouvement naturel du sang).

Par contre, Jean Riolan le fils (1577-1657), de la faculté de Paris, qui fut médecin d'Henri IV (1553-1610), de Louis XIII (1601-1643) et de la reine mère Marie de Médicis (1573-1642), dédicacera à Harvey un ouvrage censé réfuter sa théorie. Il s'agit de son *Encheiridium anatomicum et pathologicum* (Encheiridion anatomique et pathologique) paru en 1648 auquel Harvey daignera répondre l'année suivante en s'adressant nommément à lui *Exercitationes duae anatomicae de circulatione sanguinis, ad Johannem Riolanum filium, Parisiensem* (Deux études anatomiques sur la circulation du sang à l'adresse du parisien Jean Riolan le fils). Il y tente de convaincre Riolan, corrige néanmoins sa propre erreur sur la capacité du cœur à fournir la chaleur animale qu'il suppose maintenant provenir du sang. Il émet l'hypothèse que l'expiration pulmonaire sert à ventiler et à purifier le sang.

Notons que la théorie d'Harvey coïncide avec la première tentative de transfusion. Celle-ci fut effectuée par G.D. Colle da Belluno (1558-1630), professeur de médecine à l'université de Padoue et médecin de Cosme II. Il la rapporte en détail en 1628 dans un de ses traités.

E. Les nouvelles thérapeutiques

En 1601, le médecin et botaniste français Charles de L'Escluse dit Clusius (1523-1609), voyageur européen, devenu professeur à Leyde en 1593, publia à Anvers son *Exoticorum libri decem* (Dix livres sur les drogues exotiques). En 1608, le médecin germanique Oswald Croll (1580-1609) vanta, après Paracelse (1493-1541), les drogues minérales dans sa *Basilica chymica.* Il adoptera aussi la doctrine des signatures de celui-ci qui postule que la forme des plantes est une marque divine de leur vertu thérapeutique. Son *Tractatus de signaturis* sera publié à titre posthume à Leipzig en 1634. D'autres médecins ou physiciens adoptèrent avant lui cette doctrine comme le napolitain G. Porta (1537-1615), naturaliste auteur en 1586 du premier ouvrage de physiognomonie *De humana physiognomonia*, le français paracelsien Joseph Duchesne appelé aussi Quercetanus (env. 1544-1609), docteur de Bâle, et le rosicrucien anglais Robert Fludd (1574-1637).

En 1610, le suisse Gaspard Bauhin (1560-1624) fera paraître son formulaire médicamenteux *De compositione medicamentorum* et Jean-Baptiste Van Helmont (1577-1644), en 1616, sa *Pharmacopolium ac Dispensatorium Modernum* (Pharmacie et préparation moderne des médicaments). Deux ans plus tard la *Pharmacopoeia Londinensis* (Pharmacopée londonienne) fut éditée à Londres par le *College of physicians*. Elle faisait une place aux remèdes chimiques. Quant à la pharmacopée de Paris ou *Codex medimentarius seu pharmacopoeia Parisiensis*, elle ne paraîtra qu'en 1639.

Le médecin germanique Daniel Sennert (1572-1637) tenta en 1619 un rapprochement entre les chimistes et leurs adversaires aristotéliciens et galénistes, dans son traité d'esprit iatrochimique *De chymicorun cum Aristotelicis et Galenicis consensu et disensu*. En 1630, un autre médecin germanique, A. Mynsicht (1603-1683), fabriqua du tartrate d'antimoine.

Notons la publication en 1622 du *Discours sur l'origine des mœurs, fraudes et impostures des charlatans* par Jean Duret (1563-1629), médecin de Louis XIII. Sur le même thème A. Carera publia à Milan en 1633 un ouvrage en italien au titre acerbe : *Les tromperies des médecins, où sont dévoilées leurs erreurs et leurs supercheries*. Il vise à dénoncer le pédantisme et le charlatanisme des médecins.

En 1632, un remède essentiel apparut, l'écorce de quinquina, d'abord en Espagne et en Italie, ramené du Pérou par le jésuite portugais B. Cobo (1582-1657). L'année suivante, le moine et chroniqueur bolivien A. de La Calancha (1584-1654) signalera, dans la chronique de l'Ordre de St Augustin du Pérou, ses propriétés fébrifuges, qui seront diffusées à Barcelone en 1639.

À Paris, le Jardin du Roy, futur Jardin des Plantes, fut inauguré en 1640. La même année le médecin français Lazare Rivière (ou Riverius) (1589-1655) inventa sa potion antivomitive qui prendra son nom. J.H. Schröder (1600-1664) publiera en 1641 à Ulm sa *Pharmacopoeia medico-chymica*.

F. Les traitements magnétiques

En 1600, William Gilbert (1544-1603), médecin de la reine d'Angleterre Elisabeth 1ère (1533-1603), de la dynastie des Tudor et qui régna de 1558 à 1603, fit une étude exhaustive de tous les phénomènes électrostatiques et magnétiques dans son traité *De magnete, magnetisque corporis et de magno magnete tellure* (Sur le magnétisme, les corps magnétiques et le grand magnétisme terrestre). En 1621, Van Helmont livra au public son *De magnetica vulnerum naturali et legitima curatione* (Sur le traitement naturel et légitime des blessés par le magnétisme), ce qui lui attira les foudres des Jésuites et de l'Inquisition pour soupçon de magie. Un traitement moins magique fut l'usage de l'aimant par le chirurgien germanique Fabry von Hilden (1560-1634) pour extraire un éclat de fer localisé dans l'œil.

G. Les maladies infectieuses

En 1602, le paludisme fit 40 000 morts à Naples.

Fabry von Hilden, qui avait déjà publié en 1591 un ouvrage sur la gangrène et le sphacèle (*De gangrena et sphacelo*), livra à partir de 1606 un traité chirurgical en six volumes (1606-1640). Un autre de lui sur les brûlures parut en 1607, et un troisième sur la dysenterie en 1616.

En 1611, le médecin espagnol Juan de Villareal (?-1615) rédigea un traité entier sur les signes, les causes, l'origine, le pronostic et le traitement de la maladie suffocante (la diphtérie). Le chirurgien M. A. Severino (1580-1656) fera, à la même époque, ses premières tentatives de traitement de cette maladie par trachéotomie, pour éviter l'asphyxie. Le chirurgien français Habicot (1550-1624) jugera même en 1620 cette intervention absolument indispensable pour guérir le croup. En 1632, Severino publiera le premier livre d'anatomie pathologique chirurgicale *De recondita abcessuum natura* (De la nature mystérieuse des abcès).

Notons qu'une épidémie de fièvre jaune sévit en Guadeloupe en 1635.

En 1642, Van Helmont, dans son traité *Febrium doctrina inaudita*, certainement le meilleur de l'auteur, exposa une nouvelle doctrine des fièvres.

a/ La peste

L'hôpital Saint-Louis, destiné initialement aux pestiférés, fut fondé à Paris en 1606.

Colle da Belluno, dont nous avons déjà parlé ci-dessus, publia en 1617 des recettes prophylactiques et curatives de la peste dans son ouvrage *De Medicina practica* qui traite des affections malignes et épidémiques. Il y conseille des fumigations de résine de pin et de mélèze.

À Lyon furent également rédigées par G. Chevalier en 1628 des directives pour lutter contre la peste, dans un mémoire intitulé *L'ordre public pour la ville de Lyon pendant la maladie contagieuse*. La peste était en effet arrivée en France. Elle toucha Digne, la cité de Gassendi, en juin 1629, de même que Paris la même année. En 1630, elle pénétra Clermont, où vivaient alors Pascal et sa famille.

Notons que Gui Patin (1601-1672), en 1632, commentera l'ouvrage d'un ancien doyen de la faculté de Paris, Nicolas Ellain (1535-1621), *Advis sur la peste*, paru en 1604.

En 1642, le médecin chinois Wou Yeou-K'o envisagea la cause de la peste comme un corps étranger au corps humain, et proposa de l'en chasser grâce au salpêtre.

b/ La phtisie tuberculeuse

En 1650, François de Le Boë (1614-1672), dit Sylvius, installé en Hollande, à Amsterdam de 1643 à 1658 puis à Leyde de 1658 à sa mort, donc tout près des villes où vécurent Descartes et Spinoza, fut le premier, selon Castiglioni, qui ait décrit les tubercules. De façon classique il considéra que la phtisie pouvait venir d'hémorragies, de péripneumonie, ou d'empyème (collection purulente d'une cavité naturelle, notamment la plèvre), mais qu'elle a son origine fréquente dans les tubercules.[65] Il montra que la formation des cavernes est due à la fonte caséeuse. Il reconnut la parenté des nodules avec les scrofules (adénites périphériques tuberculeuses).

c/ L'origine animée de certaines maladies

En 1627, le hongrois de Transylvanie, Czanaki, né en 1595, établit la nature parasitaire de la gale dans un ouvrage qu'il lui consacra.

A. Hauptmann (1607-1674), médecin de Dresde et docteur de Leipzig, fut le premier, en 1650, à attribuer les maladies à des vers ou à des animalcules invisibles. Avec son ami Christian Lange (1619-1662), qui adopta sa théorie animalculaire, il publia une *Pathologia animata* (Pathologie animée). Hauptmann fera un premier dessin sommaire de l'acare de la gale, qu'il avait détecté au microscope, dans une lettre qu'il adressa à Kircher en 1657.[66]

H. Théophraste Renaudot (1586-1653) et le journalisme

Théophraste Renaudot[67], docteur de l'université de Montpellier en 1606, fut nommé en 1612 médecin ordinaire du roi Louis XIII et eut le soutien de Richelieu (1585-1642). En même temps il fut chargé du Règlement général des pauvres du royaume. Deux ans auparavant il avait rédigé un traité sur la condition des pauvres du royaume. Huguenot originaire de Loudun il se convertit au catholicisme en 1628. En 1630, il ouvrit généreusement un Bureau d'adresses et de rencontres, sorte de dispensaire, donnant des avis thérapeutiques et des soins gratuits aux pauvres, et des conférences hebdomadaires favorables aux remèdes chimiques. Il était hostile à la saignée comme remède principal et systématique, et favorable à la chimie naissante. Il créa avec privilège, en mai 1631, le premier périodique (hebdomadaire) officiel en France, surtout politique, mais contenant des nouvelles médicales, nommé *La Gazette de France*. Après les morts de Richelieu en décembre 1642 et du roi en mai 1643, la régente Anne d'Autriche (1602-1666), mère de Louis XIV, lui fut hostile. La faculté de Paris, en conflit avec l'université[68] de

---

65 Castiglioni A., *Histoire de la médecine* (1927), trad. de l'italien par J. Bertrand et F. Gidon, Payot, Paris, 1931, p. 436-437

66 Penso Giuseppe, *La conquête du monde invisible, parasites et microbes à travers les siècles*, trad. de M. M. Rampa, 1ère éd. fr. révisée et augmentée, Paris, R. Dacosta, 1981, *op. cit.* p. 157-158

67 On peut voir sur T. Renaudot : Bailly Christian, *Mémoires de Théophraste Renaudot*, Albatros, Paris, 1981

68 L'École de médecine de Montpellier n'utilisa jamais, de 1289 à la Révolution, le terme « Faculté » mais celui d'« Université ». (*La médecine à Montpellier du XIIe au XXe siècle,*

Montpellier, fit fermer le Bureau d'adresses de Renaudot en décembre 1643 et l'interdit d'exercer à Paris. Par cette interdiction, qui concernait tout médecin étranger à son école, elle faisait la chasse aux « empiriques ».[69] Patin n'était sans doute pas en reste.[70] Renaudot réussit cependant à conquérir les grâces du cardinal de Mazarin (1602-1661) qui se servit aussi de son journal. Mazarin l'entraîna notamment lors de la Fronde en 1649 à Saint-Germain en Laye où il installa son imprimerie.

4. Début des recherches médicales de Descartes ; naissance de sa fille Francine

A. Les recherches pharmaceutiques

Descartes revint à Paris durant l'été 1625 et y resta presque tout le temps jusqu'à l'automne 1627. Il y logea chez des amis, où trop de visiteurs le dérangèrent. Il y rencontra le père Mersenne (1588-1648), qui deviendra son intermédiaire dans toutes ses relations avec les savants et les philosophes. Comme on le pressait d'exposer sa philosophie, qui devait renverser l'ancienne, il chercha la solitude et la trouva, d'abord à la campagne durant l'hiver 1627-1628, puis en Hollande. Il recherchait un pays pacifié et sûr, où il puisse se consacrer à la philosophie.

Rodis-Lewis, spécialiste et biographe de Descartes[71], dit qu'il ne s'intéressa à la médecine, d'abord à l'anatomie, qu'à la fin de l'année 1629, dans le but de compléter son système de la nature. Mais Aucante, qui a traduit du latin et commenté la plupart des *Écrits physiologiques et médicaux* de Descartes[72], et publié *La Philosophie médicale de Descartes* (1998), a noté que son intérêt pour la médecine précéda son départ pour Amsterdam en 1628. En effet, nous possédons quelques courts manuscrits du philosophe, découverts et publiés tardivement après sa mort, qui concernent la médecine. Il en est ainsi d'un

---

sous la direction de L. Dulieu, Hervas, Paris, 1990, p. 475) Cette université était alors exclusivement médicale.

69 Delaunay Paul, *La vie médicale aux XVIe, XVIIe et XVIIIe siècles*, Paris, éditions Hippocrate, 1935, p. 305

70 On lui attribue un petit ouvrage dont le titre montre toute sa méchanceté : *LE NEZ POURRY DE THEOPHRASTE RENAUDOT, GRAND GAZETTIER DE FRANCE ET ESPION DE MAZARIN : AVEC SA VIE INFAME ET BOUQUINE, recompensée d'une Verole Euripienne, ses usures, la decadance de ses Monts- de piété, & la ruine de tous ses fourneaux & alambics (excepté celle de sa Conference, retablie depuis quinze jours) par la perte de son Procez, contre les Docteurs de la Faculté de Medecine de Paris.* Il comprend deux rondeaux : *SUR LE NEZ POURRY DE THEOFRASTE RENAUDOT ALCHYMISTE, CHARLATAN, EMPIRIQUE, USURIER COMME un Iuïf, perfide comme un Turc, meschant comme un Renegat, grand fourbe, grand Usurier, grand Gazetier de France,* et un autre sur le même sujet. Patin y ajoute un quatrain extrait de la 22e Centurie de Nostradamus prédisant la perte du procès du gazetier contre les médecins de Paris prononcé le 1er mars 1644.

71 Rodis-Lewis Geneviève, *Descartes*, coll. Biographie, Calmann-Lévy, 1995

72 Descartes, *Écrits physiologiques et médicaux*, tr. du latin et annotées par V. Aucante, puf, Épiméthée, Paris, 2000

manuscrit de thérapeutique intitulé *Remedia et vires medicamentorum* (Remèdes et forces des médicaments) dont Leibniz fit deux copies, non complètement littérales, qu'Aucante a traduites en français et arrangées. La date de fin de cet opuscule indique qu'il a été rédigé par Descartes entre 1626 et juillet 1628, donc probablement à Paris. Il y examine de façon parcellaire aussi bien les remèdes simples, que les remèdes galéniques, composés, et les remèdes chimiques.

B. Les recherches anatomiques

Il revit Beeckman le 8 octobre 1628 en Hollande où il chercha un lieu de résidence. Il serait peut-être revenu à Paris durant l'hiver. À Amsterdam il rencontra en mars 1629 le wallon Reneri (1593-1639), d'abord précepteur, qui étudia la médecine à Leyde et devint professeur de philosophie. Ils devinrent très amis et partageront plus tard leur résidence.

Il s'inscrivit en avril à l'université de Franeker en Frise, célèbre université fondée en 1585, qui sera supprimée en 1811 par Napoléon. Il revint en octobre à Amsterdam pour élaborer sa physique. Il y étudia tous les domaines de la science et fréquenta plusieurs savants. Outre Reneri il y fit connaissance d'un médecin originaire de Silésie, Elichmann (vers 1601-1639), qu'il écrit Heylichman, qui exerça à Leyde. Celui-ci lui présenta son confrère V.-F. Plemp ou Plempius (1601-1671), qui a noté le travail solitaire et réflexif de Descartes, et a vu ses essais de dissection des animaux.

Descartes ne s'intéressa à l'anatomie qu'après la thérapeutique, à partir seulement de 1628 lorsqu'il partit pour la Hollande, comme l'atteste une lettre ultérieure à Mersenne du 20 février 1639 : *La multitude et l'ordre des nerfs, des veines, des os et des autres parties d'un animal, ne montre point que la nature n'est pas suffisante pour les former, pourvu qu'on suppose que cette nature agit en tout suivant les lois exactes des mécaniques, et que c'est Dieu qui lui a imposé ces lois. En effet, j'ai considéré non seulement ce que Vezalius* [Andreas Vésale (1514-1564)] *et les autres écrivent de l'anatomie, mais aussi plusieurs choses plus particulières que celles qu'ils écrivent, lesquelles j'ai remarquées en faisant moi-même la dissection de divers animaux. C'est un exercice où je me suis souvent occupé depuis onze ans, et je crois qu'il n'y a guère de médecin qui y ait regardé de si près que moi.*[73]

Dans une autre lettre à Mersenne du 13 novembre 1639, où il se défend de l'accusation d'observer l'abattage des porcs, il donne quelques détails sur sa pratique de l'anatomie animale : *Et celui dont vous m'écrivez doit avoir l'esprit bien faible, de m'accuser d'aller par les villages, pour voir tuer des pourceaux ; car il s'en tue bien plus dans les villes que dans les villages, où je n'ai jamais été pour ce sujet. Mais, comme vous m'écrivez, ce n'est pas un crime d'être curieux de l'anatomie ; et j'ai été un hiver à Amsterdam, que*

[73] Descartes, *Œuvres*, éd. de F. Alquié, 1976, T. II, p. 127

j'allai quasi tous les jours en la maison d'un boucher, pour lui voir tuer des bêtes, et faisait apporter de là dans mon logis les parties que je voulais anatomiser plus à loisir ; ce que j'ai encore fait plusieurs fois en tous lieux où j'ai été, et je ne crois pas qu'aucun homme d'esprit m'en puisse blâmer.[74]

En juin 1630, il s'inscrivit à l'université de Leyde, puis revint à Amsterdam où il passa toute l'année 1631.

De juin 1632 jusque décembre 1633 il rejoignit son ami Reneri, passionné comme lui par la science et qui avait été nommé professeur de philosophie à Deventer en octobre 1631. Dans une lettre de novembre ou décembre 1632 il informa Mersenne qu'il entreprend d'expliquer toutes les principales fonctions de l'homme, qu'il anatomise maintenant les têtes de divers animaux, et qu'il a lu le livre *De Motu Cordis* (d'Harvey). Il lui dit qu'il l'a lu après avoir achevé d'écrire sur cette matière et s'y trouve un peu différent de son opinion.[75]

Descartes a-t-il effectué des dissections humaines ? Ceci paraît peu probable car elles étaient plutôt réservées aux médecins et leur nombre était restreint. Cependant, il y a assisté car, le 1er avril 1640, il raconte à Mersenne, à propos de la glande pinéale ou glande *conarium*, selon lui, *le principal siège de l'âme, et le lieu où se font toutes nos pensées*[76], que *la voulant voir à Leyde, il y a trois ans* [donc en 1637], *en une femme qu'on anatomisait, quoique je la cherchasse fort curieusement, et susse fort bien où elle devait être, comme ayant accoutumé de la trouver, dans les animaux tout fraîchement tués, sans aucune difficulté, il me fut toutefois impossible de la reconnaître. Et un vieux professeur qui faisait cette anatomie, nommé Valcher, me confessa qu'il ne l'avait jamais pu voir en aucun corps humain* [...][77]

Plempius sera nommé en 1633 professeur à l'université de Louvain et Descartes lui enverra son *Discours de la méthode* (1637) où, dans la cinquième partie, il admet la circulation du sang, tout en en donnant une explication mécanique partiellement fausse, différente de celle d'Harvey. Il observa le jaillissement du sang de l'aorte en pratiquant une vivisection chez un lapin, mais il crut que le pouls était corrélé à la diastole du cœur, à sa dilatation et non à sa contraction. Plempius fit des objections à sa théorie et fut d'abord un adversaire de la circulation du sang, à laquelle, cependant, il se rallia par la suite.

---

[74] Ib., T. II, p. 150

[75] *Ie parleray de l'homme en mon Monde vn peu plus que ie ne pensois, car i'entreprens d'expliquer toutes ses principales fonctions. I'ay desia écrit celles qui appartiennent à la vie, comme la digestion des viandes, le battement du pouls, la distribution de l'aliment &c., & les cinq sens. I'anatomise maintenant les testes de diuers animaux, pour expliquer en quoy consistent l'imagination, la mémoire &c. I'ay vu le liure* de motu cordis *dont vous m'auiez autrefois parlé, & me suis troué vn peu different de son opinion, quoy que ie ne l'aye vû qu'après auoir acheué d'écrire de cette matiere.* (*Œuvres de Descartes*, publiées par C. Adam & P. Tannery, nouvelle présentation, 11 tomes, Correspondance T. I, Vrin, Paris, 1987, p. 263)

[76] Descartes, *Œuvres*, éd. de F. Alquié, 1976, T. II, p. 156

[77] Ib., T. II, p. 166

C. La quête d'une médecine scientifique

En janvier 1630, il écrivit à Mersenne qui lui a parlé de son érysipèle. Il lui annonça qu'il cherchait en ce moment une médecine certaine et infaillible ; rien moins que cela ! Il veut jouer au thérapeute : *Je suis marri de votre érésipèle, et du mal de M. M.* [Montais] *; je vous prie de vous conserver, au moins jusqu'à ce que je sache s'il y a moyen de trouver une médecine qui soit fondée en démonstrations infaillibles, qui est ce que je cherche maintenant.*[78]

Le 15 avril, à nouveau, il l'informa qu'il *étudie maintenant en chimie et en anatomie tout ensemble, et apprends tous les jours quelque chose que je ne trouve pas dedans les livres. Je voudrais bien être déjà parvenu jusques à la recherche des maladies et des remèdes, afin d'en trouver quelqu'un pour votre érésipèle, duquel je suis marri que vous êtes si longtemps affligé.*[79] Il lui redit encore le 25 novembre qu'il cherche quelque chose d'utile à la médecine.

Toute sa vie il recherchera à faire de la médecine une science tout en admettant sincèrement, en 1645, cinq ans avant sa mort, qu'il est loin d'y être parvenu. Il insiste là, à juste titre, sur l'intérêt d'une médecine préventive, qui préserve la santé et évite la survenue des maladies, mais se fait, à notre avis, en partie illusion sur la capacité de l'individu à se connaître soi-même et par là, à se préserver seul des maladies, sans l'aide d'êtres plus savants en ce domaine : *La conservation de la santé a été de tout temps le principal but de mes études, et je ne doute point qu'il n'y ait moyen d'acquérir beaucoup de connaissances touchant la médecine, qui ont été ignorées jusqu'à présent. Mais le traité des animaux que je médite, et que je n'ai encore su achever, n'étant qu'une entrée pour parvenir à ces connaissances, je n'ai garde de me vanter de les avoir ; et tout ce que j'en puis dire à présent est que je suis de l'opinion de Tibère, qui voulait que ceux qui ont atteint l'âge de trente ans, eussent assez d'expériences des choses qui leur peuvent nuire ou profiter, pour être eux-mêmes leurs médecins. En effet, il me semble qu'il n'y a personne, qui ait un peu d'esprit, qui ne puisse mieux remarquer ce qui est utile à sa santé, pourvu qu'il y veuille un peu prendre garde, que les plus savants docteurs ne lui sauraient enseigner.*[80] Trois ans plus tard, dans son *Entretien avec Burman* (1648), il croit que l'opinion de Tibère est plutôt celle de Caton.

Aziza-Schuster a analysé cette idée du médecin de soi-même et étudié sa genèse chez Descartes.[81] Elle relève qu'avant lui, Tacite, Suétone, Plutarque, Pline et Montaigne, ont noté que Tibère (42 av. J.C.-37 ap. J.C.), second empereur romain (14-37), affichait sa volonté de se passer de médecins après trente ans, et qu'il méprisa ceux-ci. Selon Pline, les romains vécurent pendant six cents ans sans médecins ni écoles de médecine. Il voulait dire sans

[78] Ib., T. I, p. 235
[79] Ib., T. I, p. 255
[80] Ib., T. III, p. 624
[81] Aziza-Schuster Évelyne, *Le médecin de soi-même*, P.U.F., Paris, 1972, p. 7-30

médecine grecque.[82] Leur médecine était alors uniquement empirique. Ils furent dégoûtés de la médecine que le premier médecin grec de Rome, Archagathos, originaire du Péloponnèse, introduit à Rome en 219 av. J.-C.[83] Pline rapporte que pour Caton (234-149 av. J.-C.) les médecins grecs ne soignaient alors que leurs profits et nullement leur nation, qu'ils considéraient comme barbare. La médecine empirique grecque exploita la richesse de la plèbe romaine ignare et devint une véritable industrie. Les compositions médicinales pullulèrent, profitèrent aux pharmacopoles. Caton l'Ancien, en 170 av. J.-C., s'attaqua aux médecins étrangers et prôna une médecine locale traditionnelle en défendant les moyens plus simples de l'hygiène. Il prôna le naturisme des premiers Romains selon lequel on pouvait se guérir en obéissant à son instinct. Selon Aziza-Schuster, Caton visait la médecine des grecs de son époque et non l'art médical en général, et Descartes s'y réfère parce que les auteurs précédents pensaient implicitement à sa critique des médecins grecs en citant Tibère. Montaigne (1533-1592), dont s'est sans doute inspiré Descartes, vante, à la suite de Pline, un naturisme thérapeutique basé sur l'instinct, et exprime un large mépris envers les médecins. Pour Aziza-Schuster la reprise de ce thème chez Descartes témoigne de la reconnaissance par celui-ci de l'échec de sa philosophie mécanique en médecine.

D. La bonne santé de Descartes

Dans une longue lettre à Beeckman du 17 octobre 1630 Descartes lui reprocha sa vanité, qu'il jugea une maladie par excès de bile, et lui proposa des remèdes pour l'en guérir. Cependant, il se réconcilia avec lui et passa quelques jours avec lui à Dordrecht en octobre 1631. Entre-temps il fit un voyage au Danemark. Il revint à Amsterdam en bonne santé, dit-il, étant donc sans doute tombé malade pendant ce voyage, ce dont témoigne Beeckman qui, après l'avoir vu en octobre, écrivit à Mersenne le 7 octobre que Descartes *relève d'une maladie assez sérieuse*[84]. Le propos de Descartes à Mersenne en janvier 1639, qu'il n'a pas été sérieusement malade depuis trente ans[85], ce qui

---

[82] Penso Giuseppe, *La médecine romaine*, Roger Dacosta, Paris, 1984, p. 76

[83] Ib, p. 82-84

[84] Rodis-Lewis, *op. cit.* p. 128 ; le texte latin dit précisément : *D. des Cartes cum quo ante aliquot dies Amstelrodami pransus sum, ex satis difficili morbo convaluit.* (*Œuvres de Descartes*, publiées par C. Adam & P. Tannery, nouvelle présentation, 11 tomes, Correspondance, T. I, Vrin, Paris, 1987, p. 231)

[85] Dans sa lettre du 9 janvier 1639 il écrit : *Il faudrait que je fusse fort las de vivre si je négligeais de me conserver après avoir lu vos dernières, où vous me mandez que vous, et quelques autres personnes de très grand mérite, avez tel soin de moi que vous craignez que je ne sois malade, lorsque vous êtes plus de quinze jours sans recevoir de mes lettres. Mais il y a trente ans que je n'ai eu, grâces à Dieu, aucun mal qui méritât d'être appelé mal. Et parce que l'âge m'a ôté cette chaleur de foie qui me faisait autrefois aimer les armes, et que je ne fais plus profession que de poltronnerie, et aussi que j'ai acquis quelque peu de connaissance de la médecine, et que je me sens vivre, et me tâte avec autant de soin qu'un riche goutteux, il me semble quasi*

ferait remonter sa dernière maladie à 1609, n'apparaît donc pas tout à fait juste.

En août 1634, il revit encore Beeckman, qui lui prêtera durant un jour et six heures un livre de Galilée, condamné par le Saint Office. Après la condamnation de celui-ci en juin 1633 il avait renoncé à publier son *Monde* et changé de projet.

E. La naissance de sa fille Francine (juillet 1635)

Après un séjour à Amsterdam il rejoindra à nouveau Reneri au printemps 1835, celui-ci ayant été nommé durant l'été 1634 à Utrecht, qui deviendra université deux ans plus tard et la première université cartésienne du monde. Il vécut dans une maison isolée à la limite d'Utrecht, pour rédiger la préface à ses essais de physique, qui constituera son *Discours de la méthode*. Ce sera son premier ouvrage imprimé, publié anonymement en juin 1637 avec sa *Dioptrique*, ses *Météores* et sa *Géométrie*. Il resta à Utrecht jusqu'à la fin de l'année 1635 où il partit, cette fois, à Leyde.

Ce fut durant son séjour à Utrecht qu'il se passa à Deventer un évènement sentimental pour lui, la naissance de sa fille Francine le 19 juillet 1635. Rodis-Lewis a analysé cet évènement et ses suites.[86] Descartes a noté la date et le lieu de la relation qui amena la grossesse : le 15 octobre 1634 à Amsterdam. Les deux dates indiquent un accouchement à presque neuf mois de grossesse. La mère était une servante de son hôte. Il arrivera la même aventure à Hegel. Descartes et Hegel reconnaitront tous deux leurs enfants naturels et seront également soucieux de leur éducation. Francine fut baptisée peu après sa naissance.

Descartes, deux ans plus tard, le 30 août 1637, dans sa seule lettre qui nous reste au sujet de sa fille, a le projet de la faire venir avec sa mère chez son hôtesse du moment. Il envisagea aussi d'emmener sa fille durant l'été 1640 en France, chez une parente, afin de l'éduquer, mais elle mourut cet été-là, le 7 septembre, à l'âge de 5 ans, au troisième jour d'une maladie purpurique selon Baillet, donc probablement de la scarlatine ou d'une infection streptococcique.

5. La vision de la mort par Descartes

A. La raison maîtresse du cœur

En avril 1635 il avait fait la connaissance de Constantijn Huygens (1596-1687), secrétaire du prince d'Orange et conseiller d'État, dont il admira l'esprit, et qui fut son plus grand ami néerlandais. Il lui lut sa *Dioptrique* que Huygens voulut faire imprimer. Il correspondit dès lors beaucoup avec lui.

---

que je suis maintenant plus loin de la mort que je n'étais en ma jeunesse. (Descartes, *Œuvres*, éd. de F. Alquié, 1976, T. II, p. 115)

[86] Rodis-Lewis, *op. cit.* p. 194-200

La femme de Huygens tomba malade au printemps 1637 et mourut le 10 mai. Descartes adressa le 20 mai une lettre de condoléances à Huygens qui se veut consolatrice, mais qui paraîtrait bien maladroite pour un esprit romantique. En effet, il suppose que Huygens, à la différence des esprits vulgaires, se consolera facilement de la mort de sa femme, par la prédominance de la raison (sur le sentiment ou le cœur) dans les esprits d'élite : [...] *mais ne doutant point que vous ne vous gouverniez entièrement selon la raison, je me persuade qu'il vous est beaucoup plus aisé de vous consoler et de reprendre votre tranquillité d'esprit accoutumé, maintenant qu'il n'y a plus du tout de remède, que lorsque vous aviez encore occasion de craindre et d'espérer. Car il est certain que, l'espérance étant ôtée, le désir cesse ou du moins s'affaiblit et se relâche* [...][87] Propos de célibataire endurci, car Huygens ne sembla pas d'accord avec cette perte de désir et de regret qu'un deuil, selon Descartes, devrait avec le temps entraîner. En effet, Huygens rapporta, en marge de la lettre, le mot de Pétrarque (1304-1374), exprimant certainement son amour passionnel pour Laure de Noves, morte de la peste : « Le désir vit, si l'espérance est morte. »

B. La mort, anéantissement de l'individu, fatalité avec ou sans grâce divine

Descartes semble réaliste quand il semble croire que l'individu n'existe plus après la mort, lui qui se dit croyant et affirme constamment l'immortalité de l'âme, équivalente au pur intellect et à la raison divine universelle : *Il est vrai que les esprits vulgaires n'ont point coutume de goûter cette raison, et que sans savoir eux-mêmes ce qu'ils imaginent, ils imaginent que ce qui a autrefois été peut encore être et que Dieu est comme obligé de faire pour l'amour d'eux tout ce qu'ils veulent. Mais une âme forte et généreuse, comme la vôtre, sait trop bien à quelle condition Dieu nous a fait naître, pour vouloir par des souhaits inefficaces résister à la nécessité de sa loi.*[88] Il se montre ici stoïcien en ce que le philosophe, ou l'individu rationnel, doit accepter cette fatalité de la mort, déterminée par la loi divine. Les chrétiens, pourtant, se consolent de la mort de leurs proches dans l'espérance de les revoir après leur propre mort, jugeant que les âmes immortelles se retrouveront. Descartes croit que la personne endeuillée peut se consoler par la conduite vertueuse qu'elle eut envers la personne défunte et qu'il ne sert à rien à un être dont la raison est forte d'être diverti : *Et pendant que vous perdiez le manger et le repos pour servir vous-même votre malade, quoique j'appréhendasse pour votre santé, j'eusse pensé commettre un sacrilège, si j'eusse tâché à vous divertir d'un office si pieux et si doux. Mais maintenant que votre deuil, ne lui pouvant plus être utile, ne saurait aussi être si juste, ni par conséquent si accompagné de cette joie et satisfaction intérieure qui suit les actions vertueuses et fait que*

[87] Descartes, *Œuvres*, éd. de F. Alquié, 1976, T. I, p. 529
[88] Id.

les sages se trouvent heureux entre toutes les rencontres de la fortune, si je pensais que votre raison ne le pût vaincre, j'irais importunément vous trouver et tâcherais par tous les moyens de vous divertir, d'autant que je ne sais point d'autre remède pour un tel mal.[89] Pour lui, il est lâche de s'apitoyer sur son sort et, au contraire, une vertu, de s'émouvoir du sort de ses amis ou d'autres personnes.

Malgré la dignité de sa lettre nous pouvons nous demander si elle pouvait consoler un tant soit peu Huygens. D'ailleurs, nous allons voir qu'à la mort de sa fille sa réaction ne sera pas aussi tranchée, comprenant sans doute mieux l'effet d'un deuil, surtout d'un enfant. Et dans une autre lettre à Huygens du 10 octobre 1642, où il compatit à son deuil après la perte de son frère, il admet une seconde vie après la mort, où les humains se retrouvent avec le souvenir de leur passé grâce à leur mémoire intellectuelle indépendante du corps. Il reconnaît cependant son infirmité, commune à la plupart des hommes, d'être davantage touché par la persuasion causée par des raisons naturelles fort évidentes que par la croyance très ferme à tout ce que la religion nous apprend.[90]

En juin 1637, il apprit par Colvius, un ministre protestant très ami avec Beeckman, la mort de celui-ci, le mois précédent, à seulement 49 ans. Sa réaction est encore assez étonnante, lui qui venait tout juste de publier le *Discours de la méthode*, où il déclare que sa principale préoccupation est alors la science médicale, ayant pour but de guérir les maladies et de prévenir le vieillissement. En effet, dans sa réponse à Colvius, il a l'air de ne pas considérer la mort comme quelque chose d'important : *Monsieur, vous savez beaucoup mieux que moi que le temps que nous vivons en ce monde est si peu de chose en comparaison de l'éternité, que nous ne nous devons pas fort soucier si nous sommes pris quelques années plus tôt ou plus tard. Et M. Beeckman ayant été extrêmement philosophe, comme il a été, je ne doute point qu'il ne se fût résolu dès longtemps à ce qui lui est arrivé. Je souhaite que Dieu l'ait illuminé en sorte qu'il soit mort en sa grâce* [...][91]

Dans sa lettre à Mersenne du 9 janvier 1639 il assure ne pas craindre la mort, soumise pour lui à la Providence, mais il lui déclare aimer la vie et chercher à combattre le vieillissement, quand bien même il souffrirait : *Et si Dieu ne me donne assez de science pour éviter les incommodités que l'âge apporte, j'espère qu'il me laissera au moins assez longtemps en cette vie pour me donner le loisir de les souffrir. Toutefois, le tout dépend de sa providence, à laquelle, raillerie à part, je me soumets d'aussi bon cœur que puisse avoir fait le Père Joseph ; et l'un des points de ma morale est d'aimer la vie sans craindre la mort.*[92]

---

[89] Ib., T. I, p. 530
[90] Ib., T. II, p. 937
[91] Ib., T. I, p. 775
[92] Ib., T. II, p. 115 ; le Père Joseph (1577-1638) était un capucin, confesseur et confident du cardinal de Richelieu, dont il lança la carrière auprès de Louis XIII.

Reneri, son ami et disciple en philosophie, tomba malade en mars 1639. Descartes se précipita à Utrecht pour le voir, mais il avait déjà perdu connaissance et mourra mi-mars.

C. La puissance morbide de l'imagination et la condamnation de l'astrologie

Le 27 août 1639, Descartes annonça à Mersenne, de manière fataliste, la mort du médecin Heylichman, d'Hortensius, un savant hollandais, et de son ami Reneri, le premier qui ait exposé et défendu la philosophie cartésienne.

Le 29 janvier 1640, dans une autre lettre à Mersenne, il revient sur la mort d'Hortensius, et constate la force de l'imagination morbide, qu'on appelle aujourd'hui l'effet *nocebo* : *Hortensius, étant en Italie il y a quelques années, se voulut mêler de faire son horoscope, et dit à deux jeunes hommes de ce pays, qui étaient avec lui, qu'il mourrait en l'an 1639, et que, pour eux, ils ne vivraient pas longtemps après. Or, lui étant mort cet été, comme vous savez, ces deux jeunes hommes en ont eu telle appréhension que l'un deux est déjà mort ; et l'autre qui est le fils de Heinsius, est si languissant et si triste, qu'il semble faire tout son possible afin que l'Astrologie n'ait pas menti. Voilà une belle science, qui sert à faire mourir des personnes qui n'eussent pas peut-être été malades sans elle.*[93]

D. Le cœur contre la raison

Nous n'avons pas de lettre témoignant de la réaction de Descartes à la mort de sa fille en septembre 1640. Il fut appelé pour elle à Amersfoort, près d'Utrecht, car elle était gravement malade d'une maladie purpurique, sans doute la scarlatine, et en mourut. Apparemment, ses sentiments furent moins stoïques et gouvernés par la raison que lors des décès de la femme de Huygens et de Beeckman car, selon Baillet, cette mort lui laissa *le plus grand regret qu'il eût jamais senti de sa vie*[94]. Descartes *la pleura avec une tendresse qui lui fit éprouver que la vraie philosophie n'étouffe point le naturel*[95]. Il sera moins touché, semble-t-il, par la mort le mois suivant de son père, certes âgé de 78 ans.

Son jugement sur l'attitude compatissante des autres à un deuil, en l'occurrence à son chagrin causé par la mort de sa fille, contraste quelque peu avec celui qu'il eût envers Huygens endeuillé. En janvier 1641, il écrivit à Alphonse Pollot, un de ses amis et défenseurs, d'abord militaire puis gentilhomme de la chambre du prince d'Orange Frédéric-Henri, et qui venait

---

[93] Ib., T. II, p. 155 ; sur l'effet *nocebo* on peut lire *Nocebo, la toxicité symbolique*, coll. *Theriaka, remèdes & rationalités*, sous la direction de P. Maire et R. Boussageon, Jacques André, Lyon, 2010

[94] Rodis-Lewis, *op. cit.* p. 199

[95] Id. et Baillet, p. 163

de perdre son frère : *Je viens d'apprendre la triste nouvelle de votre affliction, et bien que je ne me promette pas de rien mettre, en cette lettre, qui ait grande force pour adoucir votre douleur, je ne puis toutefois m'abstenir d'y tâcher, pour vous témoigner au moins que j'y participe. Je ne suis pas de ceux qui estiment que les larmes et la tristesse n'appartiennent qu'aux femmes, et que, pour paraître homme de cœur, on se doive contraindre à montrer toujours un visage tranquille. J'ai senti depuis peu la perte de deux personnes*[96] *qui m'étaient très proches, et j'ai éprouvé que ceux qui me voulaient défendre la tristesse, l'irritaient, au lieu que j'étais soulagé par la complaisance de ceux que je voyais touchés de mon déplaisir. Ainsi je m'assure que vous me souffrirez mieux, si je ne m'oppose point à vos larmes, que si j'entreprenais de vous détourner d'un ressentiment que je crois juste. Mais il doit néanmoins y avoir quelque mesure ; et comme ce serait être barbare que de ne se point affliger du tout, lorsqu'on en a du sujet, aussi serait-ce être trop lâche de s'abandonner entièrement au déplaisir ; et ce serait faire fort mal son compte, que de ne tâcher pas, de tout son pouvoir, à se délivrer d'une passion si incommode. La profession des armes, en laquelle vous êtes nourri, accoutume les hommes à voir mourir inopinément leurs meilleurs amis ; et il n'y a rien au monde de si fâcheux, que l'accoutumance ne le rende supportable.*[97] On peut se demander néanmoins si l'habitude doit faire perdre toute sensibilité.

Les réactions de Descartes révèlent bien en tout cas la différence d'émotion qu'un être humain peut ressentir quand un deuil le frappe personnellement.

6. Le Discours de la méthode (juin 1637)

A. L'Homme essentiellement distinct de l'animal et maître futur de la Nature

Durant les années 1636 et 1637 Descartes vécut en partie à Leyde, où il s'était inscrit à son université dès 1630, pour suivre l'impression progressive de ses essais scientifiques et de leur préface qu'il intitulera finalement *Discours de la méthode pour bien conduire sa raison & chercher la vérité dans les sciences*.

Dans la cinquième partie de ce *Discours* il assure que les animaux n'ont aucune raison, que l'âme humaine, toute rationnelle et indépendante de toute matière, n'a rien de commun avec les âmes des animaux, entièrement mécaniques. Il admet l'immortalité de l'âme humaine et condamne implicitement la doctrine des épicuriens : [...] *il n'y en a point qui éloigne plutôt les esprits faibles du droit chemin de la vertu, que d'imaginer que l'âme des bêtes soit de même nature que la nôtre, et que, par conséquent, nous*

[96] Il s'agit probablement de sa fille, morte en septembre 1640, et de son père décédé le mois suivant à 78 ans ou de sa sœur aînée morte à la fin de la même année.
[97] Descartes, *Œuvres*, éd. de F. Alquié, 1976, T. II, p. 309

n'avons rien à craindre, ni à espérer, après cette vie, non plus que les mouches et les fourmis ; au lieu que, lorsqu'on sait combien elles diffèrent, on comprend beaucoup mieux les raisons, qui prouvent que la nôtre est d'une nature entièrement indépendante du corps et, par conséquent, qu'elle n'est point sujette à mourir avec lui ; puis, d'autant qu'on ne voit point d'autres causes qui la détruisent, on est naturellement porté à juger de là qu'elle est immortelle.[98]

Dans la sixième et dernière partie il pressent bien les potentialités des sciences et des techniques, mais il semble les croire infinies : *Car elles* [les notions générales de sa nouvelle physique] *m'ont fait voir qu'il est possible de parvenir à des connaissances qui soient fort utiles à la vie, et qu'au lieu de cette philosophie spéculative, qu'on enseigne dans les écoles, on en peut trouver une pratique, par laquelle, connaissant la force et les actions du feu, de l'eau, de l'air, des astres, des cieux et de tous les autres corps qui nous environnent, aussi distinctement que nous connaissons les divers métiers de nos artisans, nous les pourrions employer en même façon à tous les usages auxquels ils sont propres, et ainsi nous rendre comme maîtres et possesseurs de la nature.*[99]

Ceci anticipe la mentalité moderne, mais cela nous semble une illusion allant contre une science écologique. Car, quels que soient les produits de l'industrie humaine, ils sont les résultats de phénomènes et d'actions naturels, même s'ils ne sont pas apparus spontanément dans la nature, étant une création partielle de l'homme. Bacon nous semble plus lucide que Descartes quand il juge que l'homme n'est que le ministre de la nature. Descartes reste indemne de l'accusation de panthéisme, quand bien même l'homme serait capable de dominer la nature, car il ne saurait dominer Dieu, qui est pour lui un Dieu créateur. Mais il est évident que beaucoup de phénomènes naturels demeurent indépendants des activités humaines, même si certains, nouveaux et plus fréquents, sont provoqués par elles.

B. Le projet de Descartes de fonder une nouvelle science médicale, science physique majeure

Le plus grand bienfait de sa nouvelle physique serait, croit-il, son usage en médecine, car il juge très pertinemment que la santé est le plus grand bien tandis que la médecine de son époque a peu d'utilité :

Ce qui n'est pas seulement à désirer pour l'invention d'une infinité d'artifices, qui feraient qu'on jouirait, sans aucune peine, des fruits de la terre et de toutes les commodités qui s'y trouvent, mais principalement aussi pour la conservation de la santé, laquelle est sans doute le premier bien et le fondement de tous les autres biens de cette vie ; car même l'esprit dépend si fort du tempérament, et de la disposition des organes du corps que, s'il est

[98] Ib., T. I, p. 632
[99] Ib., T. I, p. 634

possible de trouver quelque moyen qui rende communément les hommes plus sages et plus habiles qu'ils n'ont été jusques ici, je crois que c'est dans la médecine qu'on doit le chercher. Il est vrai que celle qui est maintenant en usage contient peu de choses dont l'utilité soit si remarquable ; mais, sans que j'aie aucun dessein de la mépriser, je m'assure qu'il n'y a personne, même de ceux qui en font profession, qui n'avoue que tout ce qu'on y sait n'est presque rien, à comparaison de ce qui reste à y savoir, et qu'on se pourrait exempter d'une infinité de maladies, tant du corps que de l'esprit, et même aussi peut-être de l'affaiblissement de la vieillesse, si on avait assez connaissance de leurs causes, et de tous les remèdes dont la nature nous a pourvus.[100]

Il déclare ensuite avoir dessein d'employer toute sa vie à la recherche d'une science si nécessaire. À la fin de son *Discours* il répète que son principal dessein présent consiste à acquérir une connaissance de la nature telle qu'on puisse en tirer de nouvelles règles de médecine, plus sûres que les précédentes, parce que son bienfait est universel, à la différence d'autres connaissances qui ne sont utiles qu'à certains au détriment des autres. Il songe là sans doute à la science des armes ou de l'architecture militaire.

Ses lettres à Huygens des 5 octobre et 4 décembre 1637 confirment qu'à cette époque il est tout orienté vers la préservation de la santé et la prolongation de la vie, et qu'il envisage même de composer un abrégé de médecine : *Je n'ai jamais eu plus de soin de me conserver que maintenant, et au lieu que je pensais autrefois que la mort ne me pût ôter que trente ou quarante ans tout au plus, elle ne saurait désormais me surprendre qu'elle ne m'ôte l'espérance de plus d'un siècle. Car il me semble voir très évidemment que, si nous nous gardions seulement de certaines fautes que nous avons coutume de commettre au régime de notre vie, nous pourrions sans autre invention parvenir à une vieillesse beaucoup plus longue et plus heureuse que nous ne faisons ; mais pour ce que j'ai besoin de beaucoup de temps et d'expériences pour examiner tout ce qui sert à ce sujet, je travaille maintenant à composer un Abrégé de Médecine, que je tire en partie des livres et en partie de mes raisonnements, et que j'espère me pouvoir servir par provision à obtenir quelque délai de la Nature, et à poursuivre mieux ci-après en mon dessein.*[101]

Au total, Descartes est fort lucide sur les progrès potentiels de la médecine, mais assez peu sur les limites de l'apport que sa nouvelle physique fera faire à la médecine. Par contre, nous pouvons apprécier sa conception de la médecine comme action d'abord préventive, privilégiant l'hygiène pour le maintien de la santé et pour freiner le vieillissement, ce qui n'est somme toute pas très différent de la vision hippocratique, trop oubliée aujourd'hui par les progrès de la chirurgie, de la pharmaceutique, et des soins paramédicaux.

---

[100] Id.

[101] Ib., T. I, p. 818 ; *Œuvres de Descartes*, éd. Adam et Tannery, 1987, Corr. T. I, p. 649

C. La circulation du sang

Dans son manuscrit *L'Homme* de 1632, paru en traduction latine seulement en 1662 et dans l'original français en 1664, Descartes admit, sans doute après avoir lu Harvey, une circulation perpétuelle du sang, en invoquant des jonctions entre les artères et les veines, que Malpighi découvrira dans les poumons en 1661. Cependant, il supposait alors que le sang de quelques veines nourrissait certaines parties sans retourner au cœur.[102]

Dans la cinquième partie du *Discours* il traite longuement de sa vision de la circulation du sang, en faisant allusion à Harvey. Aucante a étudié spécifiquement, dans un des appendices de son analyse des écrits physiologiques et médicaux de Descartes, son explication du mouvement cardiaque. Il étudie successivement « la thèse cartésienne », « l'explication traditionnelle du mouvement du cœur », « l'influence de Realdus Colombus », « la thèse harvéenne » et enfin « l'indépendance de la thèse cartésienne ». L'exposé est clair et permet de bien se rendre compte de l'apport d'Harvey par rapport à ses devanciers, et de l'originalité de Descartes. Nous nous contenterons ici de résumer les idées qu'exprime Descartes dans le *Discours de la méthode*, en citant les textes les plus significatifs à partir de l'édition en français moderne d'Alquié.

Pour décrire la physiologie humaine identique, selon lui, à la physiologie animale, et la matière humaine ou animale ne se distinguant pas de celle des corps inanimés, il veut d'abord expliquer le mouvement du cœur et des artères, comme modèle premier et le plus général de tous les autres mouvements (automatiques). Il décrit alors très bien, à partir de ses études d'anatomie comparée, l'anatomie des vaisseaux qui mènent au cœur ou partent de lui, et du cœur lui-même ; de même que le rôle des valves du cœur et de ces vaisseaux (*les onze petites peaux qui, comme autant de petites portes…*). Il note la dureté et la fermeté beaucoup plus grande de la grande artère [aorte] et de la veine artérieuse [l'artère pulmonaire] par rapport à la veine cave et l'artère veineuse [la veine pulmonaire] et l'explique par la plus grande force du battement du sang dans les artères que dans les veines. Pour rendre compte de la persistance du sang dans les veines il adopte, sans le citer, la circulation d'Harvey et valide sa conjecture qu'il existe des jonctions entre les artères et les veines.[103] Il déclare que celui-ci la prouve fort bien par l'expérience

---

[102] *La plupart* [des parties du sang] *retournent dans les veines par les extrémités des artères, qui se trouvent en plusieurs endroits jointes à celles des veines. Et des veines il en passe peut-être aussi quelques parties en la nourriture de quelques membres ; mais la plupart retournent dans le cœur, puis de là vont derechef dans les artères : en sorte que le mouvement du sang dans le corps n'est qu'une circulation perpétuelle.* (Descartes, *Œuvres*, éd. de F. Alquié, 1976, T. I, p. 385 ; cité aussi par Gorny Philippe, *Histoire illustrée de la cardiologie*, Éd. Dacosta, Paris, 1985, p. 172)

[103] *Mais si on demande comment le sang des veines ne s'épuise point, en coulant ainsi continuellement dans le cœur, et comment les artères n'en sont point trop remplies, puisque toute celui qui passe par le cœur s'y va rendre, je n'ai pas besoin d'y répondre autre chose que*

ordinaire des chirurgiens (les saignées), par sa description du rôle des valvules veineuses, et par l'expérience montrant que tout le sang s'échappe si l'on sectionne une artère proche du cœur que l'on a liée au-delà de cette section.

Sur le plan anatomique Descartes est tout à fait pertinent. Il l'est beaucoup moins sur le plan du mécanisme physiologique de la circulation. Il adopte la conception traditionnelle que le cœur est la partie la plus chaude du corps, ce qu'il dit percevoir avec les doigts.[104] Aussi, conçoit-il qu'une goutte de sang fort grosse coule de la veine cave pleine de sang dans le ventricule droit (par l'oreillette droite) moins plein et, de la même façon, qu'une autre coule simultanément de la veine pulmonaire dans le ventricule gauche (par l'oreillette droite). Ses gouttes se raréfient et se dilatent de plus en plus, faisant enfler le cœur et, quasi instantanément, l'aorte et l'artère pulmonaire et leurs branches. Cœur et artères se désenflent ensuite par le refroidissement du sang, le cœur laissant alors passer deux nouvelles gouttes de sang. Systole et diastole du cœur et des artères sont donc ici contemporaines alors qu'elles sont en réalité inverses.

Dans des notes d'observations anatomiques faites sur des veaux durant l'hiver 1631-1632, retranscrites fragmentairement par Leibniz, Descartes rapporte que le septum est la paroi la plus épaisse de toutes les parois du cœur et se compose des deux parois des ventricules.[105] Il rejette explicitement l'idée qu'il existe des pores dans le septum, ce qui le distingue des anatomistes galéniques et de Gassendi. Aucante pense qu'il doit cette thèse à un ouvrage de référence au début du XVIIe siècle, le *De re anatomica* (1559) de Colombus, même s'il ne le cite pas.[106]

Au début du XVIIe siècle, les médecins galénistes croyaient que la diastole, ou dilatation du cœur, était due à la contraction de ses fibres longitudinales, et la systole à leur relâchement. Le cœur et les artères ont, comme chez Descartes mais par une cause différente, des systoles et des diastoles synchrones. Pour Harvey, le mouvement du cœur est le même que celui d'un muscle dont la contraction se produit selon la direction de toutes ses fibres et des parties nerveuses. Le principal mouvement du cœur est ici la systole, et les phases de systole et de diastole du cœur sont inverses de celles des artères. À la différence d'Harvey, le muscle cardiaque chez Descartes ne joue aucun rôle

---

ce qui a déjà été écrit par un médecin d'Angleterre, auquel il faut donner la louange d'avoir rompu la glace en cet endroit, et d'être le premier qui a enseigné qu'il y a plusieurs petits passages aux extrémités des artères, par où le sang qu'elles reçoivent du cœur entre dans les petites branches des veines, d'où il se va rendre derechef vers le cœur, en sorte que son cours n'est autre chose qu'une circulation perpétuelle. (Descartes, *Œuvres*, éd. de F. Alquié, 1976, T. I, p. 623)

[104] *il y a toujours plus de chaleur dans le cœur qu'en aucun autre endroit du corps, et, enfin, que cette chaleur est capable de faire que, s'il entre quelque goutte de sang en ses concavités, elle s'enfle promptement et se dilate, ainsi que font généralement toutes les liqueurs, lorsqu'on les laisse tomber goutte à goutte en quelque vaisseau qui est fort chaud.* (Ib., T. I, p. 621)

[105] Ib., T. I, p. 210

[106] Aucante, *op. cit.* p. 250-251

de pompe, pas plus que n'interviennent les nerfs. Descartes conçoit le mouvement du cœur comme l'effet de la dilatation du sang par la chaleur, par le « feu sans lumière » du cœur.[107] Riolan jugeait avec mépris cette théorie, nouvelle selon lui. Aucante y voit une position propre à Descartes, dépendante de la tradition, tout en s'en démarquant.

En février 1639, Descartes fâcha Mersenne d'avoir invoqué Parisano, un des adversaires d'Harvey, pour critiquer son adhésion à la circulation du sang. Il confirme celle-ci, mais assure se démarquer d'Harvey par une explication du mouvement du cœur entièrement contraire.[108]

D. La réception du *Discours de la méthode* par les médecins

Le *Discours de la méthode*, inévitablement, suscita des controverses, plus ou moins amicales. En février 1638, Descartes discuta par correspondance avec son ami Plempius de la circulation du sang. Ce dernier n'y croyait pas encore, et fournit des arguments justes contre la théorie en partie fausse de Descartes, qui refusa de la modifier.

En 1638, Regius (1598-1679), élu, grâce à Reneri, à une chaire de médecine à Utrecht, se proclama le disciple de Descartes après la lecture des *Essais* qui suivent le *Discours de la méthode*. Mais Descartes rompra avec lui en 1647 parce que Regius fit peu de cas de sa métaphysique et ne fit, selon lui, que plagier et déformer sa physique.

Nous ne savons pas quand Harvey lut l'ouvrage de Descartes, mais il l'évoque, en 1649, dans sa seconde lettre à Riolan pour répondre aux critiques de celui-ci contre la circulation du sang : *Un homme remarquable par son brillant génie, René Descartes, que je remercie de la mention élogieuse qu'il a faite de moi, ayant, avec d'autres expérimentateurs, enlevé le cœur d'un poisson, l'a mis sur une table et a observé ses pulsations. Il pense que le cœur, en se contractant, se relevant, se redressant et devenant plus rigide, ouvre, développe et agrandit ses ventricules. Selon moi, cela n'est pas exact, car il est certain que, quand le cœur est contracté, les ventricules doivent être plus resserrés et être en systole, non en diastole. Alors que le cœur, comme épuisé, retombe et se relâche, il est en dilatation et en diastole, et la cavité des ventricules est plus grande.*[109]

---

[107] Ib., p. 251

[108] *Bien que ceux qui ne regardent que l'ecorse iugent que i'ay escrit le mesme qu'Herueus, a cause de la circulation du sang, qui leur donne seule dans la veue, i'explique toutefois tout ce qui appartient au mouuement du cœur d'vne façon entierement contraire a la siene.* (*Œuvres de Descartes*, éd. Adam et Tannery, Corr. T. II, p. 501)

[109] Harvey William, *De Motu cordis. La circulation du sang, des mouvements du cœur chez l'homme et chez les animaux. Deux réponses à Riolan.*, Trad. par C. Richet, préface de J. Hamburger et postface de M. Grmek, Christian Bourgeois, 1990, p. 242

7. La nature mystérieuse de la fièvre et l'impuissance de Descartes à la guérir

De juillet 1638 à avril 1640, Descartes vécut surtout à Santpoort (Zandvoort), près d'Harlem en Hollande du Nord, et se déplaça peu. Sa fille Francine et Helena, la mère de celle-ci, le rejoignirent. On apprend par sa lettre à Mersenne du 12 septembre 1638 qu'il est *environné de fièvres de tous côtés ; tout le monde en est malade en ces quartiers et il n'y a que moi seul en ce logis qui en ait été exempt jusqu'à présent*[110].

À Santpoort il continua des dissections, répondant aux arguments et aux doutes de Plempius sur la circulation du sang. Il y élabora ses *Méditations métaphysiques* car il fut toujours désireux de donner un fondement métaphysique et logique à la science, à la différence de Galilée, dont il trouve la science sans aucune base solide. Cette méthode, qui vise un système général largement déductif et *a priori*, s'oppose ainsi à la méthode surtout expérimentale et *a posteriori* de F. Bacon.

Si Descartes a cru pouvoir expliquer la formation du fœtus et de l'anatomie corporelle de manière naturelle, par des lois mécaniques, il admit qu'il ignorait la nature de la fièvre, qu'il crut propre à l'espèce humaine, et avoua son impuissance à la guérir. Il en fit état à Mersenne, en même temps que ses recherches anatomiques, en février 1639 :

La multitude et l'ordre des nerfs, des veines, des os et des autres parties d'un animal, ne montre point que la nature n'est pas suffisante pour les former, pourvu qu'on suppose que cette nature agit en tout suivant les lois exactes des mécaniques, et que c'est Dieu qui lui a imposé ces lois. [...] *Mais je n'y ai trouvé aucune chose dont je ne pense pouvoir expliquer en particulier la formation par les causes naturelles, tout de même que j'ai expliqué, en mes* Météores, *celle d'un grain de sel, ou d'une petite étoile de neige. Et si j'étais à recommencer mon* Monde, *où j'ai supposé le corps d'un animal tout formé, et me suis contenté d'en montrer les fonctions, j'entreprendrais d'y mettre aussi les causes de sa formation et de sa naissance. Mais je n'en sais pas encore tant pour cela, que je pusse seulement guérir une fièvre. Car je pense connaître l'animal en général, lequel n'y est nullement sujet, et non pas encore l'homme en particulier, lequel y est sujet.*[111]

Nous avons vu qu'il était peu probable que Descartes ait disséqué des humains, mais qu'il a assisté à des dissections humaines par des médecins anatomistes. De toute façon, la dissection humaine ne lui aurait pas permis, de découvrir de façon sensible les causes de la fièvre, ne bénéficiant pas de microscopes dont les verres fussent suffisamment puissants.

Cependant, dans une lettre d'avril ou mai 1645 au Marquis de Newcastle (*dixit* Guillaume Cavendish), un gentilhomme anglais épris de poésie et de philosophie, il donne une explication physique de la fièvre et du frisson qui

---

[110] *Œuvres de Descartes*, éd. Adam et Tannery, 1987, Corr. T. II, p. 361

[111] Descartes, *Œuvres*, éd. de F. Alquié, 1976, T. II, p. 127

souvent la précède, et émet une hypothèse intéressante sur son étiologie. Il conçoit la fièvre comme un excès de chaleur au niveau du cœur et du sang et sa cause comme une humeur corrompue qui n'existe plus quand la fièvre disparaît :

La troisième question est touchant le froid de la fièvre, lequel je crois ne venir d'autre chose, sinon que la fièvre est causée de ce qu'il s'amasse une humeur corrompue dans le mésentère, ou en quelqu'autre partie du corps, laquelle humeur, au bout d'un, ou deux, ou trois jours (qui est un temps dont elle a besoin pour la mûrir et la rendre fluide, à raison de quoi la fièvre est ou quotidienne, ou tierce, ou quarte), coule dans les veines, et ainsi se mêlant parmi le sang, et allant avec lui dans le cœur, elle empêche qu'il ne s'y puisse tant échauffer et dilater que de coutume, ni, par conséquent, porter tant de chaleur au reste du corps ; ce qui est cause du tremblement qu'on sent pour lors. Mais cela n'arrive qu'au commencement de l'accès : car, comme le bois vert qui éteint le feu, lorsque d'abord il y est mis, rend une flamme plus ardente que l'autre bois, après qu'il est bien embrasé ; ainsi, après que cette humeur corrompue a été mêlée quelque temps parmi le sang, elle s'échauffe et se dilate davantage que lui dans le cœur ; ce qui fait la chaleur de l'accès, lequel dure jusqu'à ce que toute cette humeur corrompue soit évaporée, ou réduite à la constitution naturelle du sang.[112] Pour anéantir la fièvre il faudrait empêcher qu'une autre humeur revienne à l'endroit où la première s'est corrompue, ce qui peut se faire par une multitude de moyens qui peuvent échouer, admet Descartes : *Or la fièvre cesserait toujours à la fin de l'accès, si on pouvait empêcher qu'il ne revînt d'autre humeur, en la place où s'est corrompue la première ; et parce qu'il peut y avoir une infinité de divers moyens pour empêcher cela, mais qui ne réussissent pas toujours, cela fait que la fièvre peut être guérie par une infinité de divers remèdes, et que néanmoins tous les remèdes sont incertains.*[113]

Il est difficile de dire si cette humeur corrompue est originellement corrompue et exogène, ou s'il s'agit d'une humeur qui se corrompt par une action endogène du corps en devenant alors pathogène. En tout cas Descartes n'exprime aucune idée d'organismes vivants à l'origine des fièvres, idée qui se développa surtout, dans la décennie suivant sa mort.

8. Les dernières résidences de Descartes en Hollande et ses voyages en France (1640-1649)

En avril 1640 Descartes quitta Santpoort pour Leyde où il habita chez son ami médecin, qu'on soupçonna être rose-croix[114], V. van Hoghelande (1590-

---

[112] Ib., T. III, p. 561

[113] Id.

[114] C.L. Thijssen-Schoute dément qu'Hoghelande fut rose-croix. (« Le cartésianisme aux Pays-Bas » *in : Descartes et le cartésianisme hollandais*, P.U.F. et les Éditions françaises d'Amsterdam, 1950 et 1951, Paris et Amsterdam, p. 221)

1662), dont il suivra quelques visites de malades, et qui lui dédiera un ouvrage paru en 1646. C'est à lui qu'il confiera un coffre rempli de papiers et d'affaires personnels avant de partir en Suède. Il fera connaissance à Leyde avec le professeur de médecine Adolphe Vorstius (1597-1663), qui fut trois fois recteur de l'université.

En janvier 1641, ayant hérité grâce à la succession de son père, il s'installa dans le château d'Endegeest, situé dans les environs de Leyde, et y demeura jusqu'en avril 1643. Il y termina ses *Méditations métaphysiques* qui parurent d'abord à Paris en août 1641.

Enfin, il vécut ses dernières années hollandaises à Egmond aan den Hoef puis Egmond-Binnen, toujours au bord de la mer du Nord près d'Alkmaar, de mai 1643 à 1649. Il y poursuivit ses dissections. Il y reçut la visite du Chevalier Digby, célèbre pour son remède magique, la poudre de sympathie, et de Sorbière.

En juin 1643 il répondit à Vorstius qui lui demandait son opinion sur les esprits contenus dans le corps humain. Il le remercia d'avoir pris parti contre ses détracteurs. Il lui renvoya un livre dont l'auteur considérait la rage comme une sorte d'angine, ce qu'il ne trouvait pas vraisemblable. Théodoridès pense qu'il s'agit du livre d'Aromatori (1586-1660) sur la rage.[115]

A. Descartes médecin de la princesse palatine Elisabeth (1618-1680)

La princesse palatine Elisabeth de Bohême était le troisième enfant et la fille aînée de Frédéric V et de sa femme, Elisabeth Stuart, fille de Jacques 1er d'Angleterre. Ceux-ci s'étaient mariés en 1613. En mai 1618 des protestants de Prague s'en prirent aux gouverneurs catholiques du Saint Empire romain germanique en les défenestrant. Ce fut l'évènement déclencheur de la guerre de Trente Ans, qui commença l'année suivante, par le jeu des différentes puissances d'Europe. La princesse Elisabeth naquit à Heidelberg le 26 décembre 1618. Le 26 août 1619 son père, protestant, fut élu roi de Bohême par la diète de Bohême et sera couronné le 4 novembre sous le nom de Frédéric V. Le 28 août, Ferdinand de Habsbourg devint empereur du Saint Empire romain germanique sous le nom de Ferdinand II, ce que ne reconnut pas la diète de Bohême. Mais l'armée de Frédéric V fut défaite, lors de la bataille de la Montagne Blanche du 8 novembre 1620, par les troupes impériales qui s'emparèrent de Prague. La famille royale de Bohême fuit aux Pays-Bas, à Leyde. Elle s'installera ensuite à La Haye. Frédéric V mourut en 1632, après la mort du roi de Suède, Gustave II Adolph, avec lequel il espérait reconquérir la Bohême.

Le 6 octobre 1642, Descartes écrivit à Pollot qu'il est heureux d'apprendre que la princesse de Bohême, qui vivait à La Haye, ne désapprouve pas son ouvrage de métaphysique. Il espère que par son entremise il aura l'honneur de

[115] Théodoridès J., *Histoire de la rage*, Paris, Masson, 1986, p. 82

lui faire la révérence et recevoir ses commandements.[116] Une rencontre peu après eut lieu mais on n'en connaît pas la date exacte. Une correspondance s'engagea ensuite. La première lettre d'Elisabeth à Descartes date du 6 mai 1643. Elle lui demande comment l'âme, substance seulement pensante, peut déterminer les esprits du corps pour faire les actions volontaires. Elle espère qu'il observera le serment d'Hippocrate (respecter le secret médical), en tant que meilleur médecin de son âme, et lui demande d'apporter des remèdes à la faiblesse de ses spéculations.[117] Il lui répondit le 21 mai puis, à une nouvelle sollicitation, le 28 juin. Après trois lettres échangées en novembre sur un sujet mathématique leur correspondance s'interrompit.

L'année suivante, de juin à novembre 1644, Descartes fit un premier voyage en France espérant y emmener ses *Principes de philosophie*, synthèse philosophique et scientifique destinée à répondre à ses opposants. Mais cet ouvrage en latin, qu'il dédicaça à Elisabeth, ne fut imprimé à Amsterdam qu'en juillet 1644.

a/ Les maladies psychosomatiques d'Elisabeth

De Paris, Descartes écrivit en juillet 1644 à Elisabeth pour compatir aux quelques restes d'indispositions gastriques qui subsistaient de la maladie dont elle souffrait avant qu'il ne quitte La Haye. Il la félicite d'avoir choisi la diète et l'exercice comme remèdes. Il les juge *les meilleurs de tous, après toutefois ceux de l'âme, qui a sans doute beaucoup de force sur le corps, ainsi que montrent les grands changements que la colère, la crainte et les autres passions excitent en lui.* [...] *Et je ne sache point de pensée plus propre pour la conservation de la santé, que celle qui consiste en une forte persuasion et ferme créance, que l'architecture de nos corps est si bonne que, lorsqu'on est une fois sain, on ne peut pas aisément tomber malade, si ce n'est qu'on fasse quelque excès notable, ou bien que l'air ou les autres causes extérieures nous nuisent ; et qu'ayant une maladie, on peut aisément se remettre par la seule force de la nature, principalement lorsqu'on est encore jeune.*[118]

Cela est en partie juste si l'on ne tient pas compte de la grande mortalité infantile de son époque, dont sa fille morte à cinq ans fut un exemple. Cette conception est controuvée aussi par la mort infectieuse brutale de Descartes, il est vrai dans un contexte de changement environnemental violent, en l'occurrence une exposition dans un pays du Nord, à un climat hivernal glacial et à une heure très matinale.

Dans ses *Principes de la philosophie* Descartes renonça à expliquer la nature des vivants, sans doute par manque de temps et par la complexité du sujet. Cet ouvrage deviendra le manuel principal des universités néerlandaises à partir de 1650. Il n'est donc pas étonnant que Spinoza subira l'influence du

---

[116] *Œuvres de Descartes*, éd. Adam et Tannery, Corr. T. III, 1975, p. 577-578
[117] Ib., T. III, p. 661-662
[118] Descartes, *Œuvres*, éd. de F. Alquié, 1976, T. III, p. 79

cartésianisme, qu'il transformera profondément pour fonder sa propre philosophie.

Revenu en Hollande en novembre 1644, Descartes assuma à nouveau le rôle d'un médecin envers la princesse Elisabeth dans sa lettre du 18 mai 1645. Il avait été surpris d'apprendre par Pollot qu'elle avait été longtemps malade. Elle avait souffert pendant trois à quatre semaines d'une fièvre lente accompagnée d'une toux sèche, qui avait cédé durant cinq à six jours puis était revenue. Bien qu'à la fin de sa lettre Pollot lui indiquait qu'elle commençait à mieux se porter, Descartes la soupçonna d'être atteinte d'un mal considérable auquel il prit la liberté, bien que non-médecin, de remédier parce qu'elle lui avait demandé, l'été précédent, son opinion sur une autre indisposition, probablement ses troubles gastriques antérieurs.

Pour lui, *la cause la plus ordinaire de la fièvre lente est la tristesse*, et la mauvaise fortune des évènements de sa vie [son exil forcé, la mort de son père et de trois de ses frères] la principale cause de son indisposition. Comme remède il lui proposa de rendre son *âme contente malgré les disgrâces de la fortune*[119]. Si les grandes âmes peuvent avoir des passions violentes *leur raison demeure néanmoins toujours la maîtresse, et fait que les afflictions même leur servent, et contribuent à la parfaite félicité dont elles jouissent dès cette vie*[120]. Il prônait simplement d'accepter son sort, même douloureux, parce que nous ne sommes rien au regard de l'éternité. La vertu consiste à s'affliger davantage du sort malheureux des autres que du sien et de faire tout son possible pour les en délivrer. Ces âmes-là ne peuvent tomber malades quelle que soit leur fortune de vie. Autrement dit, la maladie de la princesse est initialement psychologique et il faut surtout que la raison la domine davantage.

Dans sa réponse du 24 mai Elisabeth reconnaît que Descartes a bien deviné l'influence des afflictions de son âme sur son mal physique et le remercie de ses remèdes (moraux et philosophiques) très salutaires.[121]

---

[119] Ib., T. III, p. 565

[120] Ib., T. III, p. 566

[121] *Et je vous assure que les médecins, qui me virent tous les jours et examinèrent tous les symptômes de mon mal, n'en ont pas trouvé la cause, ni ordonné de remèdes si salutaires que vous avez fait de loin. Quand ils auraient été assez savants pour se douter de la part que mon esprit avait au désordre du corps, je n'aurais point eu la franchise de le leur avouer. Mais à vous, Monsieur, je le fais sans scrupule* [...] *Sachez donc que j'ai le corps imbu d'une grande partie des faiblesses de mon sexe, qu'il se ressent très facilement des afflictions de l'âme, et n'a point la force de se remettre avec elle, étant d'un tempérament sujet aux obstructions et demeurant en un air qui y contribue fort ; aux personnes qui ne peuvent point faire beaucoup d'exercice, il ne faut point une longue oppression de cœur par la tristesse pour opiler la rate et infecter le reste du corps par ses vapeurs. Je m'imagine que la fièvre lente et la toux sèche, qui ne me quitte*[nt] *pas encore, quoique la chaleur de la saison et les promenades que je fais rappellent un peu mes forces, vien*[nen]*t de là. C'est ce qui me fait consentir à l'avis des médecins, de boire d'ici en un mois les eaux de Spa (qu'on fait venir jusqu'ici sans qu'elles se gâtent), ayant trouvé, par expérience, qu'elles chassent les obstructions. Mais je ne les prendrai point, avant que j'en sache votre opinion, puisque vous avez la bonté de me vouloir guérir le*

Environ un mois plus tard, Descartes expliqua à Elisabeth le mécanisme qui a amené sa toux. Il la croit due à la prédominance de l'imagination sur l'entendement, au fait de voir les choses tragiquement, ce qui (mécaniquement) retentit sur le sang et opile la rate. Pour faire face à cette sorte de mélancolie il lui recommanda ce qu'on appellerait aujourd'hui une « pensée positive permanente » (sorte de méthode Coué) dont il ne douta qu'elle doive rétablir sa santé. Il lui conseilla aussi des remèdes capables de résoudre les obstructions du sang, dont il confirma les eaux de Spa très propres. Il répète qu'une parfaite santé est le fondement de tous les autres biens de cette vie, et suppose que la princesse sait déjà cela. Il sait que la théorie en est plus facile que la pratique, mais il lui donne son exemple personnel, celui de sa toux et de sa pâleur, héritées, croit-il, de sa mère, qu'il a gardées jusque l'âge de plus de vingt ans et dont il s'est finalement débarrassé. Il lui donne l'explication de sa guérison : *je crois que l'inclination que j'ai toujours eue à regarder les choses qui se présentaient du biais qui me les pouvait rendre le plus agréables, et à faire que mon principal contentement ne dépendît que de moi seul, est cause que cette indisposition, qui m'était comme naturelle, s'est peu à peu entièrement passée.*[122] Allez dire ceci à un phtisique pulmonaire infecté par le bacille de Koch !

Une réponse à une autre lettre de la princesse de juin 1645 montre que Descartes a du mal à croire à une maladie corporelle de celle-ci, étant donné la capacité de son esprit, lequel suffit d'ailleurs à la guérir par la connaissance qu'elle a de son mal et des remèdes qui lui conviennent : *Je supplie très humblement Votre Altesse de me pardonner, si je ne puis plaindre son indisposition, lorsque j'ai l'honneur de recevoir de ses lettres. Car j'y remarque toujours des pensées si nettes et des raisonnements si fermes, qu'il ne m'est pas possible de me persuader qu'un esprit capable de les concevoir soit logé dans un corps faible et malade. Quoi qu'il en soit, la connaissance que Votre Altesse témoigne avoir du mal et des remèdes qui le peuvent surmonter, m'assure qu'elle ne manquera pas d'avoir aussi l'adresse qui est requise pour les employer.*[123] Il sait pourtant qu'il est des maladies corporelles dont on ne peut se prémunir, car il termina sa lettre à la princesse de septembre 1646, qui porte sur *Le Prince* de Machiavel qu'elle lui a demandé de lire, par ce constat réaliste : *Tout ce que j'estime le plus inévitable sont les maladies du corps, desquelles je prie Dieu qu'il vous préserve.*[124]

À près de cinquante ans, Descartes semble avoir commencé à ressentir les effets de l'âge car, dans une lettre antérieure à Pollot du 20 mai 1645, il évoque un état de faiblesse : *Et il faut que je vous avoue que, depuis mon voyage de France, je suis devenu plus vieux de 20 ans que je n'étais l'année*

---

corps avec l'âme. (*Œuvres de Descartes*, éd. Adam et Tannery, Corr. T. IV, 1989, p. 207-208) (Nous transcrivons ces lettres en français moderne.)

[122] Descartes, *Œuvres*, éd. de F. Alquié, 1976, T. III, p. 573

[123] Ib., T. III, p. 578

[124] Ib., T. III, p. 671

passée, en sorte que ce m'est maintenant un plus grand voyage d'aller d'ici à la Haye, que ce n'eut été auparavant d'aller jusques à Rome. Ce n'est pas pourtant que j'aie aucune indisposition, grâce à Dieu ; mais je me sens plus faible, et pense avoir davantage besoin de rechercher mes commodités et mon repos.[125]

b/ Descartes, incrédule envers la panacée, le mercure et l'antimoine, et croyant en la bonne fortune que procure la joie intérieure (automne 1646)

La princesse Elisabeth dut s'exiler quelques mois à Berlin à cause d'un meurtre commis par son frère Philippe dans lequel on la soupçonnait d'être impliquée. Arrivée à Berlin elle rendit compte à Descartes, le 10 octobre 1646, de son voyage sans incommodité et lui raconta sa visite à la fontaine miraculeuse dont Descartes lui avait parlé avant son départ pour Berlin. Elle est allée la voir à l'incitation de l'Électeur, son cousin, mais n'a fait qu'en boire et goûter l'eau. Celle-ci sort de différentes sources, mais on ne s'en sert principalement que de deux. Elle ne croit pas à la quantité de guérisons miraculeuses rapportées car elle n'a pu en apprendre de personnes dignes de foi et parce que les pauvres qui publient leur guérison sont des gens mercenaires d'une nation (la Prusse) assez crédule. Elle ne croit pas que cela doive persuader des personnes raisonnables. De toute la cour de l'Électeur seul son grand Écuyer s'en est bien trouvé. Blessé sous l'œil droit, une petite peau s'était formée qui l'empêcha de voir de ce côté. L'eau salée de la fontaine appliquée sur l'œil avait dissipé cette peau, si bien qu'il pouvait à présent discerner des personnes avec ce seul œil.

Dans sa réponse d'octobre ou de novembre Descartes lui rappela comment les passions peuvent influer sur la santé : *Mais, comme la santé du corps et la présence des objets agréables aident beaucoup à l'esprit, pour chasser hors de soi toutes les passions qui participent de la tristesse, et donner entrée à celles qui participent de la joie, ainsi, réciproquement, lorsque l'esprit est plein de joie, cela sert beaucoup à faire que le corps se porte mieux, et que les objets présents paraissent plus agréables.*[126]

Il poursuit en discutant de l'idée, semblant superstitieuse, que la joie intérieure a un effet favorable sur les évènements de la vie : *Et même aussi j'ose croire que la joie intérieure a quelque secrète force pour se rendre la fortune plus favorable. Je ne voudrais pas écrire ceci à des personnes qui auraient l'esprit faible, de peur de les induire à quelque superstition ; mais au regard de Votre Altesse, j'ai seulement peur qu'elle se moque de me voir devenir trop crédule. Toutefois j'ai une infinité d'expériences, et avec cela l'autorité de Socrate, pour confirmer mon opinion.*[127] Il évoque le génie (ou le

[125] *Œuvres de Descartes*, éd. Adam et Tannery, Corr. T. IV, 1989, p. 204
[126] Descartes, *Œuvres*, éd. de F. Alquié, 1976, T. III, p. 678
[127] Ib., T. III, p. 679

démon) de Socrate. Nous ne sommes pas loin aussi de ce qui a été appelé l'« amulette » de Pascal. À ce compte ceux qui auraient la joie intérieure que procure la foi devraient avoir une bonne fortune. Et pourtant Pascal, à la foi intense, est mort à 39 ans. Le pasteur Lavater (1741-1801), qui vivait illuminé par Jésus, mourut après avoir été poignardé par un soldat. Socrate, comme le fait remarquer Elisabeth dans sa lettre du 29 novembre, n'a guère bénéficié de son « génie » puisqu'il a été emprisonné et condamné à mort.

Alquié commente ici Descartes en remarquant que, selon R. Nelli, l'idée que la joie intérieure a quelque force secrète pour se rendre favorable la fortune est d'origine rosicrucienne.

Si Descartes croit qu'on peut tirer bénéfice de la joie intérieure il doute, par contre, de l'existence d'un remède universel, par exemple des vertus universelles de la fontaine miraculeuse. Il doute aussi des vertus du mercure et de l'antimoine, métaux vantés et utilisés par les alchimistes ou les chimistes : *Votre Altesse a aussi fort bien remarqué le secret de la fontaine miraculeuse, en ce qu'il y a plusieurs pauvres qui en publient les vertus, et qui sont peut-être gagés par ceux qui en espèrent du profit. Car il est certain qu'il n'y a point de remède qui puisse servir à tous les maux ; mais, plusieurs ayant usé de celui-là, ceux qui s'en sont bien trouvés, en disent du bien, et on ne parle point des autres. Quoi qu'il en soit, la qualité de purger, qui est en l'une de ces fontaines, et la couleur blanche avec la douceur et la qualité rafraîchissante de l'autre, donnent occasion de juger qu'elles passent par des mines d'antimoine ou de mercure, qui sont deux mauvaises drogues, principalement le mercure. C'est pourquoi je ne voudrais pas conseiller à personne d'en boire. Le vitriol et le fer des eaux de Spa sont bien moins à craindre ; et parce que*[128] *l'un et l'autre diminue la rate et fait évacuer la mélancolie, je les estime.*[129]

La réponse d'Elisabeth du 29 novembre, où elle parle du faible génie de Socrate, nous fait voir sa méfiance envers certains médecins et, comme Descartes, les remèdes chimiques : *J'ai eu toutes les peines du monde à m'exempter les mains des médecins, pour ne pâtir de leur ignorance, sans avoir été malade, seulement que le changement d'air et de diète m'a donné, au lieu de la galle, quelques apostèmes* [abcès ou tumeur contre-nature produite par quelque humeur[130]] *aux doigts. D'où ces messieurs jugèrent, qu'il y avait encore de la mauvaise matière cachée, qui était trop grossière pour s'évacuer par là, à laquelle il fallait opposer des purges et la saignée ; mais, me sentant, autrement, si bien disposée, que j'engraisse à vue d'œil, j'ai fait valoir l'opiniâtreté, où la raison m'était inutile, et n'ai rien pris jusqu'à cette heure. J'appréhende d'autant plus les médecines d'ici, parce que tout le*

[128] L'édition Alquié substitue ici « parce que » à « pource que » de l'édition Adam et Tannery.
[129] Ib., T. III, p. 681
[130] Il s'agit probablement ici de verrues, comme le croit Aucante, ou peut-être de dyshidrose, qui est une forme d'eczéma siégeant aux mains ou aux pieds.

monde s'y sert d'extraits par la chimie, dont les effets sont prompts et dangereux.[131] Elle ajoute qu'elle renonce, en suivant son avis, à l'usage des eaux de la fontaine miraculeuse, du fait qu'on ignore leurs compositions exactes, et que les luthériens croient leur effet davantage dû à un miracle qu'à leur composition.

c/ Les moyens médicinaux de Descartes

En décembre, Descartes répondit à Elisabeth en lui donnant de nouveaux conseils médicaux qui nous donnent une idée de ses vues médicales, notamment sur la saignée et les remèdes chimiques. Pour lui, ses petites lésions digitales ne sont qu'un petit mal, qu'il considère plutôt comme une marque de santé et un préservatif contre les autres maladies, parce que beaucoup de jeunes de son pays en ont et se portent fort bien, même si elles sont quelquefois un peu incommodes. Cette dernière remarque plaide en faveur du diagnostic de verrues bénignes, qui touchent en général les mains des jeunes et sont contagieuses. Il juge que les médecins, par leur pratique, connaissent des remèdes certains pour les guérir, mais qu'ils conseillent de ne s'en défaire qu'au printemps *parce qu'alors, les pores étant plus ouverts, on peut mieux en ôter la cause*. Il approuve donc Elisabeth de s'être abstenue de les traiter en ce début d'hiver qui est l'époque la plus dangereuse. Voici comment il conseille de les traiter : *et si cette incommodité dure jusqu'au printemps, alors il sera aisé de la chasser avec quelques légers purgatifs, ou bouillons rafraîchissants, où il n'entre rien que des herbes qui soient connues en la cuisine, et en s'abstenant de manger des viandes où il y ait trop de sels ou d'épiceries. La saignée y pourrait aussi beaucoup servir ; mais, parce que c'est un remède où il y a quelque danger, et dont l'usage fréquent abrège la vie, je ne lui conseille pas de s'en servir, si ce n'est qu'elle y soit accoutumée ; car lorsqu'on s'est fait saigner en même saison trois ou quatre années de suite, on est presque obligé, par après, de faire tous les ans de même. Votre Altesse fait aussi fort bien de ne vouloir point user des remèdes de la Chimie ; on a beau avoir une longue expérience de leur vertu, le moindre petit changement qu'on fait en leur préparation, lors même qu'on pense mieux faire, peut entièrement changer leurs qualités, et faire qu'au lieu de médecines ce soient des poisons.*[132]

Le 21 février 1647, Elisabeth lui répondit, lui apprenant qu'elle a guéri de ses apostèmes et qu'elle n'aura pas besoin de prendre des médicaments au printemps pour purger son sang. Elle lui raconte aussi qu'elle a rencontré un médecin nommé Weis, qui lui paraît le plus raisonnable des doctes du lieu, qui lui a dit que Bacon lui a rendu suspecte la philosophie d'Aristote et que sa méthode (le *Discours de la méthode* de Descartes) l'a convaincu de la

[131] *Œuvres de Descartes*, éd. Adam et Tannery, Corr. T. IV, 1989, p. 579-580
[132] Descartes, *Œuvres*, éd. de F. Alquié, 1976, T. III, p. 704

circulation du sang, bien qu'il l'ait consenti à regret parce qu'elle détruisait tous les anciens principes de la médecine.

d/ Descartes partisan de la purge des humeurs

Dans sa lettre de mars 1647 Descartes contredit Elisabeth dans sa conviction qu'elle n'a plus besoin de remèdes au printemps. Il réprouve les drogues mais prône une diète : *Je loue Dieu de ce que vous avez maintenant une parfaite santé ; mais je vous supplie de me pardonner, si j'ose contredire à votre opinion, touchant ce qui est de ne point user de remèdes, parce que le mal que vous aviez aux mains est passé ; car il est à craindre, aussi bien pour votre Altesse que pour Madame votre sœur, que les humeurs qui se purgeaient en cette façon aient été arrêtées par le froid de la saison, et qu'au printemps elles ne ramènent le même mal, ou vous mettent en danger de quelque autre maladie, si vous n'y remédiez par une bonne diète, n'usant que de viandes et de breuvages qui rafraîchissent le sang, et qui purgent sans aucun effort. Car, pour les drogues, soit des Apothicaires, soit des Empiriques, je les ai en si mauvaise estime que je n'oserais jamais conseiller à personne de s'en servir.*[133]

Le 17 avril, Elisabeth lui répondit qu'elle entendait par remèdes dont elle voulait se dispenser pour ses apostèmes ceux de l'apothicaire, et non les herbes rafraîchissantes qui servent à purger le sang qu'elle a coutume de prendre au printemps comme aliment. Elle lui annonce aussi qu'elle va se faire saigner dans quelques jours car elle en a pris une mauvaise coutume qu'elle ne saurait changer sans être incommodée d'un mal de tête.

Descartes continua à correspondre avec Elisabeth jusqu'à sa mort, mais il n'y est quasiment plus question de médecine et des maladies de la princesse.

B. Début des relations de Descartes avec la reine Christine de Suède (1626-1689)

En 1644, Descartes avait fait connaissance avec H.-P. Chanut, beau-frère de son ami Clerselier. Celui-ci était avocat au parlement de Paris et devint, plus tard, son principal éditeur. Descartes devint rapidement l'ami de Chanut, qui fut nommé par Mazarin et Brienne résident de France en Suède et prit ses fonctions le 1er janvier 1646. Chanut parla de Descartes à la reine Christine de Suède, lui fit lire certaines réponses du philosophe à ses lettres. Il voulait aussi présenter à celle-ci les *Méditations métaphysiques*, attendant que soit éditée par Clerselier la traduction française (que devait faire le duc de Luynes, avec celle des *Réponses aux Objections*). Il eut des échos des grandes qualités de la reine dès octobre 1646. Le 6 juin 1647, après avoir reçu des lettres de Chanut juste avant de partir pour la France, il lui répondit qu'il admire maintenant la reine Christine, après ce qu'il a appris d'elle, par la force des

[133] Ib., T. III, p. 726

objections qu'elle a faites à l'une de ses lettres, à propos de la grandeur de l'univers. Le même jour il incita Elisabeth à nouer une forte amitié avec la reine, ce qui pourrait contenter leurs esprits supérieurs, et se proposa de favoriser cette amitié en parlant d'elle dans les lettres qu'il enverrait à Chanut, qui ne manquerait pas de les montrer à la reine.

Le 20 novembre 1647 il écrivit pour la première fois à Christine qui voulait connaître son opinion sur le Souverain Bien, après avoir entendu, le 17 septembre à Upsal, une harangue sur ce thème de Johann Freinsheim (ou Freinshemius) (1608-1660), philologue, professeur de politique et d'éloquence à l'Université, et qui était son bibliothécaire.

C. Les deux derniers séjours de Descartes en France en 1647 et en 1648.

Descartes fit un premier séjour en France de juin à octobre 1647. Il séjourna d'abord chez son ami l'abbé Picot qui traduisait ses *Principes de philosophie* en français. À cette édition il ajouta une lettre-préface à son traducteur[134] où il confirme l'importance qu'il attache à la médecine qui appartient à la sagesse : *que ce mot* philosophie *signifie l'étude de la sagesse, et que par la sagesse on n'entend pas seulement la prudence dans les affaires, mais une parfaite connaissance de toutes les choses que l'homme peut savoir, tant pour la conduite de sa vie que pour la conservation de sa santé et l'invention de tous les arts.*[135] La médecine est donc, avec la mécanique, source des sciences mécaniques, et la morale, une des trois branches principales de la physique, elle-même issue de la métaphysique : *Ainsi toute la philosophie est comme un arbre, dont les racines sont la métaphysique, le tronc est la physique, et les branches qui sortent de ce tronc sont toutes les autres sciences, qui se réduisent à trois principales, à savoir la médecine, la mécanique et la morale ; j'entends la plus haute et la plus parfaite morale, qui présupposant une entière connaissance des autres sciences, est le dernier degré de la sagesse.*[136] Pour Descartes donc, la métaphysique participe à toutes les sciences physiques, dont la médecine, qui est cependant, maintenant, distincte de la mécanique.

Le tirage terminé, Descartes et Picot partirent ensemble à Rennes pour régler certaines affaires avec la famille de Descartes. Ils séjournèrent ensuite dans le Poitou puis en Touraine. Ils revinrent à Paris en septembre.

Descartes y revit Mersenne, tombé malade à la fin du mois d'août, mais dont l'état s'était aggravé par la maladresse d'un chirurgien qui lui avait pratiqué une saignée. Le chirurgien avait sectionné une artère et un œdème aigu volumineux du bras droit en résulta. Mersenne craignit la gangrène, qu'il put heureusement éviter.

---

[134] Cette préface est reproduite intégralement en annexe par Françoise Hildesheimer dans sa biographie : *Monsieur Descartes, la fable de la raison*, Flammarion, Paris, 2010, p. 437-449

[135] Descartes, *Œuvres*, éd. de F. Alquié, 1976, T. III, p. 769-770

[136] Ib., T. III, p. 779-780

À Paris, Descartes rencontra Gassendi, qui allait repartir en septembre en Provence, et Hobbes (1588-1679), réfugié à Paris. Il rencontra surtout Blaise Pascal, en train de publier un abrégé sur le vide. Il eut deux entrevues avec lui, les 23 et 24 septembre, que Jacqueline Pascal a relatées le 25 dans une lettre à sa sœur Gilberte Périer.

Descartes se déplaça pour le voir car Pascal était malade et venu de Rouen pour consulter des médecins. Il s'enquit d'abord, par l'intermédiaire d'un de ses amis qui se déplaça chez Pascal le dimanche 22 septembre, s'il ne l'incommoderait pas, le sachant malade. Pascal absent, étant à l'église, un rendez-vous fut fixé le lendemain matin à dix heures trente. Le mathématicien Roberval (1602-1675), que Descartes détestait pour ses critiques mordantes, averti par Pascal, s'y trouva. Cette première entrevue ne dura qu'une heure trente car Descartes devait partir à midi pour dîner. Il promit de revenir le lendemain 24 dès huit heures. Jacqueline, qui n'assista pas à cette seconde entrevue, rapporte à Gilberte : *Mr Descartes venoit icy en partie pour consulter le mal de mon frere, sur quoy il ne lui dit pourtant pas grand chose ; seulement il lui conseilla de se tenir tout le jour au lit, jusqu'à ce qu'il fût las d'y être, et de prendre force bouillons. Ils parlerent de bien d'autres choses, car il y fut jusqu'à 11 heures.*[137] Mais on n'a pas la teneur exacte de cette seconde discussion.

Descartes rentra en octobre 1647 en Hollande où il avait des amis mais aussi des ennemis virulents parmi les théologiens de l'Université qui le calomniaient. Selon Hildesheimer, ces polémiques acerbes suscitèrent en lui une dépression qu'il exprima dès novembre 1646 à Chanut sous forme de sentiments paranoïdes et de renoncement à publier.[138] Selon elle, *ce séjour parisien n'a donc en rien amélioré l'état dépressif d'un Descartes miné par les ennuis hollandais*, car il y a été *surtout confronté sans ménagement à une science expérimentale conquérante qui n'a que faire de son système pour la fonder*[139]. Parmi les traits de caractère qu'on a attribués à Descartes elle retient celui de figurer *à coup sûr, un mélancolique, avec des épisodes dépressifs, quand il ne parvient pas à obtenir la satisfaction que son* ego *réclame au nom de la vérité dont il s'est investi*[140]. Le trait mélancolique des grands philosophes a déjà été souligné, notamment par Aristote.

Descartes revint en mai 1648 à Paris et s'y réconcilia avec Gassendi. Il repartit précipitamment le 27 août à cause des évènements de la Fronde, le lendemain de la journée des barricades. Avant de quitter Paris il revit son ami Mersenne qui, malade, mourut dès le 1er septembre. Lenoble déplore qu'en partant cinq jours seulement avant la mort de Mersenne, il n'ait pas eu la belle

---

137 *Œuvres de Descartes*, éd. Adam et Tannery, Corr. T. V, 1989, p. 73

138 Hildesheimer, *op. cit.* p. 280-281

139 Ib., p. 321

140 Ib., p. 348

attitude de Gassendi qui fut aux côtés de Mersenne lors des derniers jours de sa maladie et à sa mort d'un abcès du poumon.[141]

Les *Passions de l'âme* de Descartes, inspiré par son amitié avec la princesse Elisabeth, commencé en 1646 et achevé pour la reine Christine de Suède, fut publié en novembre 1649. Hildesheimer voit, dans sa correspondance avec Christine et dans cet ouvrage, la reconnaissance par Descartes d'une thérapeutique psychosomatique s'ajoutant à une vision médicale purement mécanique et corporelle, et en souligne la modernité.[142]

D. L'invitation fatale de la reine Christine de Suède (mars 1649)

La reine Christine écrivit à Descartes en février 1649 qu'elle désirait lire son livre *Les Principes de la philosophie.* Le 26 février il fit part à Chanut qu'il serait ravi d'apprendre qu'elle le choisisse, lui et Freinshemius, pour la soulager de cette étude. Il envisageait alors de passer le reste de ses jours en Hollande à cause des *orages de France* (la Fronde) et de sa paresse à affronter l'incommodité d'un voyage.

Courant mars il apprit par Chanut qu'il plairait à la reine qu'il aille lui rendre visite en Suède, certainement pour lui enseigner sa philosophie. Il écrivit à Chanut le 31 mars une première lettre, destinée à être lue par la reine, qu'il a tant de vénération pour elle que *les moindres de ses volontés sont des commandements absolus à mon regard ; c'est pourquoi je ne mets point ce voyage en délibération, je me résous seulement à obéir.*[143] Cependant, Chanut ne lui dicta aucun temps pour ce voyage et ne lui proposa que comme une promenade de telle sorte qu'il pourrait être de retour durant l'été. Descartes douta que ce temps fût suffisant pour satisfaire la reine et qu'elle aimerait peut-être qu'il restât l'hiver à Stockholm. Il crut que le moment le plus sûr et le plus commode pour son départ serait le milieu de l'été, et demanda donc un délai à la reine par l'intermédiaire de son ami, qui lui offrait de le loger chez lui.

---

[141] Un chirurgien tenta l'incision de l'abcès, sans succès parce qu'il incisa trop bas, ce que révéla l'autopsie demandée par Mersenne lui-même et à laquelle assista Gassendi. (Lenoble Robert, *Mersenne ou la naissance du mécanisme*, Paris, Vrin, 1971, p. 58)

[142] *Descartes y développe par petites touches une vision de la médecine finalement fort moderne – dans la mesure où il en reconnaît l'importance, puisque son but n'est autre que le bien-être que procure la sagesse – et en dégage des voies qui prennent en compte l'union de l'âme et du corps ; médecine mécaniste et thérapies somatiques, certes expérimentales (avec une grande méfiance pour les drogues, ou pour la saignée), mais auxquelles il ajoute une approche plus psychosomatique qui entend « guérir le corps avec l'âme » par des remèdes moraux qui passent par la maîtrise des passions. Contrairement à ce que l'on croira volontiers par la suite, une telle conception ne postule pas le caractère suffisant d'une médecine mécaniste du seul corps et de la santé physique, insuffisant au regard de ce qui est le but essentiel de l'existence humaine : la béatitude qui intègre la médecine du corps et de l'âme, autrement dit qui va de l'humain pour s'ouvrir à la morale.* (Hildesheimer, *op. cit.* p. 337-338)

[143] Descartes, *Œuvres*, éd. de F. Alquié, 1976, T. III, p. 897

Dans une seconde lettre du même jour à Chanut, destinée à lui seul car il voulait éviter que la reine connaisse ses véritables sentiments, il lui confia que, malgré son grand désir de rendre service à celle-ci, il avait beaucoup plus de difficulté à se résoudre à ce voyage qu'il ne l'aurait imaginé. Il doute que sa venue sera utile à la reine qui a de multiples occupations. Il a été dégoûté de son dernier voyage à Paris qui avait été comme commandé par le roi pour qu'il touche une pension en raison de ses mérites. Les troubles politiques inopinés l'en ont empêché et il a même dû rembourser les frais relatifs aux parchemins reçus. Il se plaint surtout qu'on ait voulu seulement connaître son visage, comme un animal rare, un éléphant ou une panthère, sans considération de l'utilité de sa philosophie. Il craint en outre, pour ne pas manquer aux déceptions de ses voyages depuis vingt ans, que des voleurs le dépouillent sur le chemin de la Suède, ou qu'un naufrage lui ôte la vie. Le voyage sera effectivement fatal, mais autrement qu'il ne le pressent. Il espère donc pouvoir se dispenser de ce périple qui ne répond peut-être qu'à une simple curiosité passagère de la reine.

Le même jour que ces deux lettres il en adressa une troisième à la princesse Elisabeth pour lui apprendre son projet d'aller passer l'hiver en Suède, auquel cas il irait la rencontrer, lors de son retour, en Allemagne, si la paix y était établie entièrement.

En avril, la reine Christine chargea un amiral de convaincre et de ramener Descartes en Suède, ce qu'il ne réussit pas. Descartes annonça pourtant le 23 avril à Clerselier que, malgré sa répugnance, il se résolvait à ce voyage, à cause surtout de l'estime extraordinaire et de l'amitié qu'il portait à Chanut. Celui-ci finit de le convaincre en passant lui rendre visite en juin lors d'un retour en France. Descartes envisagea alors de faire le chemin avec lui quand il reviendrait en Suède. Cependant, avant de réaliser ce projet, il se renseigna auprès de Freinshemius sur l'état d'âme de la reine.

Le 30 août, il annonça à l'abbé Picot qu'il était sur le point de partir et le chargea de quelques affaires financières, considérant qu'il pouvait mourir durant ce voyage. Il écrivit le même jour à son ami médecin Hoghelande pour lui confier un coffre contenant notamment des lettres de correspondants qu'il lui suggérait de brûler selon sa convenance, de peur que ceux-ci ne voulussent qu'elles soient lues. Le lendemain ou le surlendemain, le 31 août ou le 1er septembre, il s'embarqua pour Amsterdam à destination de la Suède.

9. Descartes en Suède (octobre 1649 – février 1650)

A. Descartes professeur honoraire de la reine Christine

Descartes arriva à Stockholm au début du mois d'octobre 1649. Il habita à l'ambassade de France où Chanut logeait avec sa famille, et où avait été préparé un appartement pour lui. Chanut y avait laissé sa femme et ses deux fils, et ne revint que le 20 décembre avec le titre officiel d'ambassadeur de

France en Suède. Descartes y fit connaissance du père Viogué, aumônier de l'ambassade, et devint très bon ami avec le bibliothécaire de la Cour, Freinshemius, originaire de Strasbourg.

Christine de Suède (1626-1689), fille de Gustave II Adolph, mort en 1632 durant la guerre de Trente ans, hérita du trône à dix-huit ans en 1644. Le traité de Westphalie de 1648 fit de son pays la grande puissance de l'Europe du Nord. Elle abdiquera en 1654 en faveur de son cousin Charles X Gustave.

Elle fit une grande impression sur Descartes à son arrivée. Il la vit d'abord deux fois en cinq jours. Il informa Elisabeth le 9 octobre de ces entrevues et envisagea de rester en Suède au plus tard jusqu'à l'été suivant, toujours jaloux de sa solitude pour avancer en la recherche de la vérité. Notons qu'il lui rapporte que *Monsieur Freinshemius a fait trouver bon à Sa Majesté que je n'aille jamais au château, qu'aux heures qu'il lui plaira de me donner pour avoir l'honneur de lui parler*[144]. Cela le dispensait de faire sa cour, et s'accommodait fort à son humeur, dit-il. La reine organisa, lors de leur troisième entrevue semble-t-il, un emploi du temps réservé à l'enseignement de Descartes, comme le rapporte Baillet : *Elle prit ensuite des mesures avec luy pour apprendre sa Philosophie de sa bouche ; et jugeant qu'elle auroit besoin de tout son esprit et de toute son application pour y réussir, elle choisit la première heure d'après son lever pour cette étude comme le têms le plus tranquille et le plus libre de la journée, où elle avoit le sens le plus rassis et le cerveau plus dégagé des embarras des affaires. M. Descartes reçut avec respect la commission qu'elle luy donna de se trouver dans sa bibliothèque tous les matins à cinq heures, sans alléguer le dérangement qu'elle devoit causer dans sa manière de vivre, ni le danger auquel elle exposeroit sa santé dans ce nouveau changement de demeure, et dans une saison qui étoit encore plus rigoureuse en Suéde que partout où il avoit vécu jusques alors.*[145] Cette exigence de présence aux heures les plus matinales aura effectivement de graves conséquences involontaires pour Descartes en représentant un facteur déterminant de sa mort par l'infection pulmonaire aiguë qu'il contracta. Cependant, ces leçons ne devaient commencer qu'après un délai d'un mois à six semaines pour que Descartes se familiarise avec le pays.

Notons que la reine de Suède appela aussi à sa cour le médecin Samuel Sorbière (1615-1670), qui faillit s'y rendre. Il ne plaisait pas à Chanut, peut-être parce qu'il était disciple de Gassendi, adversaire philosophique de Descartes. Il n'aimait pas beaucoup Descartes[146] et il ne manqua pas d'écrire, dans sa lettre du 20 février 1657 où il commente la publication des lettres du philosophe et la préface de Clerselier, qu'il avait *oüy dire que cette Princesse n'auoit pas beaucoup estimé les speculations de M. Descartes, comme de son*

[144] Ib., T. III, p. 1110

[145] *Œuvres de Descartes*, éd. Adam et Tannery, Corr. T. V, 1991, p. 433

[146] Sorbière, plusieurs fois, rendit visite à Descartes au château d'Endegeest au début de l'année 1842. (*Œuvres de Descartes*, éd. Adam et Tannery, Corr. T. III, p. 351-353)

costé il n'auoit pas fait grand estat des estudes de la Reine, qui en ce temps là estoit toute attachée à la langue Grecque avec le ieune Vossius[147]. La correspondance de Descartes ne le montre pas et la reine voulait le garder à vie auprès d'elle. Il est seulement vrai que les grammairiens et les philologues, hormis Freinshemius, virent d'un mauvais œil son arrivée à Stockholm et entrèrent aussitôt en rivalité avec lui.

À la fin du mois de novembre parut simultanément à Paris et à Amsterdam *Les Passions de l'âme*, ouvrage que Descartes avait mûri à la suite des questions insistantes de la princesse Elisabeth sur la nature des sentiments. Il lui en avait adressé une esquisse en 1646 qu'il transforma en un traité non destiné au public, mais qu'il communiqua à Chanut et à la reine de Suède en 1648, et qu'il remania finalement pour sa publication.

Le 4 décembre, Descartes écrivit à Constantijn Huygens à propos de livres que celui-ci avait fait envoyer à la reine. Il décrit la reine dans sa lettre, en fait un panégyrique, l'admirant et la révérant tous les jours davantage, par les perfections qu'il lui découvre en l'écoutant en particulier. Il lui trouve une vertu si haute et si excellente, la juge si éloignée de toutes les faiblesses de son sexe et la maîtresse absolue de toutes ses passions, qu'il dit ressentir une grande indignation à la médisance que Huygens entendit à son propos peu avant son départ de Hollande. Celle-ci n'est peut-être pas sans rapport avec ses tendances épicuriennes puisqu'elle avait invité Sorbière et qu'elle lut ensuite la *Vie d'Épicure* (1647) de Gassendi, qu'elle admira et invita aussi à sa cour en 1652.

La fin de l'année était d'ailleurs une période de fêtes à la cour de Suède car le 18 décembre était l'anniversaire de la reine et celui de la paix de Westphalie. On se préparait donc aux réjouissances liées à ces deux évènements. La reine voulut que Descartes danse les ballets. Selon Baillet, il aurait composé, sous le titre de *Naissance de la paix*, des vers français pour le bal de la paix qui eut lieu le 19 décembre[148], de même qu'une comédie, inachevée et ensuite perdue.

Par une lettre de Descartes du 15 janvier 1650 nous savons que du 18 au 31 décembre il vit seulement quatre ou cinq fois la reine, le matin, en sa bibliothèque et en compagnie de Freinshemius. En effet la reine était partie quinze jours avant et il ne l'avait pas encore revue depuis son retour récent. Il se dit de plus en plus impatient de retourner à son désert, bien qu'il ait un zèle parfait envers la reine qui lui manifeste autant de bienveillance qu'il puisse en souhaiter. Il ne se sentait pas ici dans son élément, trouvait que les pensées s'y gèlent l'hiver autant que les eaux et que les rois les plus puissants ne peuvent donner la tranquillité et le repos qu'ils ne savent pas prendre d'eux-mêmes.

---

[147] Ib., T. V, 1991, p. 460 (extrait de *Lettres et discours de M. de Sorbière sur diverses matières curieuses*, Paris, Clousier, 1660, p. 692)

[148] Hildesheimer conteste cette allégation qu'elle trouve invraisemblable et attribue le prologue à l'auteur ordinaire des ballets de la cour de Suède.

Le dernier écrit de Descartes concerne une académie que la reine avait le projet de fonder à Stockholm et qu'elle lui avait demandé de rédiger. Il remit son mémoire le 1er février 1650, juste avant sa maladie fatale.

B. La maladie et la mort de Descartes (11 février 1650)

a/ Les relations des témoins directs

Un des principaux témoins est évidemment l'ambassadeur Chanut qui logeait Descartes et donc se trouvait en étroit contact avec lui. Il n'est d'ailleurs pas interdit de penser que Chanut contamina Descartes, étant donné que la maladie de celui-ci fut identique à celle que Chanut avait contractée quinze jours auparavant[149], comme il l'indique lui-même à un correspondant, le lendemain de la mort de Descartes : *Il tomba malade, quinze jours apres moy, d'vn mal tout pareil et qui le saisit auec les mesmes simptomes ; mais, soit qu'il fust plus violent, ou que la difficulté qu'apporta le dict sieur Descartes a se laisser tirer du sang les premiers jours, ait augmenté l'inflammation, il n'a point passé le neufiesme.*[150] Il le répéta à la princesse Elisabeth le 19 février, qualifiant la maladie de « fièvre continue avec inflammation du poumon » : *Nous fusmes, luy et moy, atteints quasi en mesme temps d'vne pareille maladie de fiebure continue auec inflamation de poulmon ; mais, pour ce que sa fieure fut au commencement plus interne, il ne la jugea pas si dangereuse et ne souffrit pas qu'on luy tirast du sang pendant les premiers jours, ce qui rendit le mal si violent, que toutes nos peines et le soing continuel que la Reine de Suede a pris de luy envoyer ses medecins, n'ont point empesché qu'il ne soit decedé le neufiesme jour de sa maladie.*[151] La princesse lui demanda des détails sur les derniers jours de Descartes. Il s'en acquitta le 16 avril 1650 : *La fieure luy monta d'abord au cerueau et luy osta le iugement de son mal, sans qu'il y eust autre égarement en son discours iusqu'à la fin, sinon qu'il ne creut point les sept premiers iours auoir la fieure. Sur la fin du septiesme, la chaleur quittant un peu la teste et s'estendant partout, il reconnut incontinent qu'il s'estoit abusé, en marqua luy mesme la cause et se fit tirer du sang deux fois en peu d'heures, ce qu'il auoit tousiours refusé. Mais il iugea bien qu'il estoit tard, et le huictiesme il me dist que pendant la nuict il auoit fait son compte et s'estoit resolu a sortir du monde sans peine et auec assurances aux misericordes de Dieu.* [...] *Nous fusmes neantmoins bien trompez, luy et moy, dans l'estime de ses forces ; car il fut plus pressé que nous n'auions pensé : la nuict suiuante, l'oppression de sa poictrine augmenta iusqu'a luy oster la respiration. Il se sentit finir sans trouble et sans inquietude ; et n'aiant pas la parolle libre, il*

149 Baillet raconte que Chanut tomba malade le 18 janvier au retour d'une promenade qu'il avait faite à pied avec Descartes (*op. cit.* p. 265)

150 *Œuvres de Descartes*, éd. Adam et Tannery, Corr. T. V, p. 470-471

151 Id.

nous donna des signes plusieurs fois repetez qu'il se retiroit content de la vie et des hommes, et confiant en la bonté de Dieu.[152]

Un autre récit déterminant est celui que fit un des médecins de la reine Christine, Wullen, le jour même de la mort de Descartes, à un de ses amis médecins de Leyde, William Piso (ou Pison) (1617-1678) connu comme botaniste et voyageur. Cette lettre en latin aurait appartenu à Spinoza qui l'aurait prêtée à Graevius pour en faire une copie. On sait du moins qu'il lui en demanda la restitution.

b/ Les récits des témoins indirects

Clerselier, le beau-frère de Chanut, laissa, dans sa préface au tome I des *Lettres de M. Descartes*, qu'il publia en janvier 1657, sept ans après la mort de Descartes, un récit de celle-ci qu'il prétend sans autre ornement que celui de la vérité. Il reprend celui de Chanut, qui lui a certainement fourni des précisions, et donne quelques raisons possibles de la maladie de Descartes. Il ne fait, pas plus que Chanut, l'hypothèse d'une contagion. Il l'attribue au changement de régime ou de climat : *Ces conferences* [avec la reine] *ayant déjà duré plus d'vn mois, Monsieur Descartes, soit que cela vinst du changement de regime, ou de la seule aspreté du climat et de la saison (car c'estoit au milieu de l'hyuer), se trouua tout à coup surpris d'vne grande inflammation de poumon, jointe à vne grosse fiévre, qui luy attaqua d'abord le cerueau.*[153] Descartes se rendit compte qu'il allait mourir, mais son entourage fut surpris de sa mort rapide : *Comme la fiévre commença vn peu, non pas à se calmer, mais à quitter le cerueau, qu'elle auoit occupé d'abord, on n'eust pas besoin de luy annoncer la mort : il dit luy-mesme* qu'il voyoit bien qu'il falloit partir, *et adjouta, d'vn courage assuré,* qu'il ne luy falloit pas faire vn grand effort pour s'y resoudre, et que, durant toute la nuit precedente, il s'y estoit preparé. *Cependant, ny luy ny les assistans ne croyoient pas que le mal pressast si fort, et l'on fust bien étonné que, la nuit suiuante, on le vit tourner entierement à la mort. On apela promtement l'Aumosnier* [Vosguier] *de Monsieur l'Ambassadeur de France, chez qui il demeuroit ; mais à son arriuée le malade ne parloit dé-ja plus.*[154] Il démentit les faux bruits qui coururent, selon lui pour ternir sa réputation et pour discréditer sa doctrine, que la reine Christine, n'étant pas rentrée dans ses pensées n'ayant pas pris goût à ses nouvelles opinions, ne l'avait pas beaucoup considéré, ce qui l'avait jeté dans une mélancolie si profonde qu'elle lui causa la mort. Il indique aussi qu'il s'était rendu chez la reine le matin même où il sentit son mal.

---

[152] Ib., T. V, p. 473-474
[153] Ib., T. V, p. 482
[154] Id.

Sorbière, dans sa lettre du 20 février 1657, ne croit ni à la mélancolie de Descartes, ni aux rumeurs d'empoisonnement[155] par des envieux qui auraient voulu se débarrasser de lui ou au chagrin mortel que lui aurait causé leur inimitié. Il donne sa version de la mort de Descartes : *Mais, de ce qui arriua ensuite, ie n'ay point entendu dire autre chose, si ce n'est que M. Descartes prit vne pleurésie en se leuant plus matin que de coustume, et passant d'vn poësle dans l'air froid au mois de Feburier, qui fut tres rude ; que, prenant la picqueure du costé pour celle d'vn vent, il vsa d'eau de vie brûlée, ce qui luy alluma vne grosse fiebure ardente, pendant laquelle il n'y eut pas moyen de le saigner assez promptement. Quelques vns soupçonnoient du poison en cette maladie ; mais le fondement en étoit si leger, qu'on ne persista gueres dans ce soupçon ; n'estant pas la coustume du Nord d'employer ces instrumens de vengeance, et sur tout pour vn interest de bel esprit, que les Grammairiens de la Reine ne croyoient pas moins posseder que M. Descartes...*[156] D'après Adam et Tannery, Sorbière tenait ces renseignements de Claude de Saumaise (1588-1653), érudit qui enseignait à Leyde, lui-même informé par son fils qui se trouvait à Stockholm lors de la mort de Descartes. Adam et Tannery citent des extraits de lettres de ce fils sur la mort de Descartes, qui ont peu d'intérêt médical.

c/ La description de la mort de Descartes par son biographe Baillet (1692)

Baillet, premier biographe important de Descartes, collecta tous les renseignements sur sa mort. Il en fournit un récit très exhaustif, au jour le jour. Reprenons les faits tels qu'il nous les rapporte.

Descartes tomba malade (le 1er février) quand Chanut entrait en convalescence au quinzième jour de sa maladie : *Monsieur Descartes, aprés avoir quité la Reine, rapporta du Palais les prémiers sentimens de la maladie qui devoit finir ses jours. Elle commença par quelques frissons, aux suites desquels il crut avoir assez bien remédié par un demi-verre d'eau-de-vie brûlée. C'étoit le prémier jour de la convalescence de M. Chanut, et le quinziéme de sa maladie.*[157] Le lendemain était une journée sainte où l'on célébrait chez l'ambassadeur la fête de la purification de la Vierge (qui a lieu le 2 février). Baillet, qui s'appuie entre autres témoignages sur la correspondance de Chanut, relate la soudaine faiblesse de Descartes : *M. Descartes ne put finir debout cette sainte journée. Il se sentit sur le soir si*

[155] Hildesheimer a cru plausible cette hypothèse réactualisée par deux auteurs modernes qui trouvent en Viogué le coupable et un autre qui accuse les luthériens intégristes. Philippe Charlier qui, récemment, a fait établir l'analyse toxicologique des derniers os restants de Descartes (tibia et fémur) enfouis sous une dalle de l'église Saint-Germain-des-Prés, a pu totalement réfuter cette imputation, aucune trace d'arsenic ou de mercure n'ayant été révélée.
[156] *Œuvres de Descartes*, éd. Adam et Tannery, Corr. T. V, p. 485 (Sorbière, *op. cit.* p. 692-693)
[157] Ib., T. V, p. 486

violemment attaqué du mal dont il avoit tâché de se garantir la veille, qu'il se vid obligé de se mettre au lit, précisément au têms que M. Chanut avoit commencé de le quiter pour la prémiére fois. Les symptômes de sa maladie avoient été les mêmes que ceux qui avoient précédé celle de cét Ambassadeur, et ils furent suivis d'une fiévre continuë avec une inflammation de poumon toute semblable.[158]

Il énumère ensuite toutes les fictions (très farfelues) rapportées sur l'origine de la maladie du philosophe, si évidente pourtant à ceux qui vivaient avec lui. Il note en marge que selon le père Nicolas Poisson de l'Oratoire la cause de la maladie pour la reine était la rigueur de l'hiver. Il en donne pour sa part les explications suivantes :

La véritable et unique cause de la maladie de M. Descartes a été le partage de ses soins entre la Reine et l'Ambassadeur malade, au milieu d'une saison ennemie de son tempérament. C'est ce qu'il est aisé de comprendre sur le dérangement qu'il fut obligé de mettre au régime de vie, auquel il avoit accoutumé son corps, depuis qu'il s'étoit établi sur le pied de gouverner sa santé par luy-même. M. l'Ambassadeur, remarquant dés le prémier jour que la maladie de son ami étoit toute semblable à la sienne, voulut d'abord procéder à sa guérison par les routes qu'on avoit suivies pour le guérir. Mais la fièvre, qui étoit interne, ayant saisi d'abord M. Descartes par le cerveau, elle luy ôta la liberté d'écouter les avis salutaires de cét ami, et ne luy laissa de forces que pour résister à la volonté de tout le monde. Monsieur et Madame Chanut voyant toute leur industrie poussée à bout dés le commencement, prirent l'alarme sur l'absence du prémier Médecin de La Reine, qui étoit l'intime ami de M. Descartes, et peut-être le seul capable de le gouverner en cét état. C'étoit M. du Ryer, François de nation. [...] *Au défaut de ce prémier Médecin, la Reine ordonna à celuy qui suivoit, de le voir et de le gouverner pendant toute sa maladie. C'étoit un Hollandois nommé M. Weulles* [Wullen], *ennemi juré de M. Descartes dés le têms de la guerre que les Ministres et les Théologiens d'Utrecht et de Leyde luy avoient déclarée. Il s'étoit rendu l'un des plus ardens à traverser sa venuë en Suéde, appréhendant pour sa réputation et son crédit, sur l'opinion de ceux qui décrioient nôtre Philosophe comme l'adversaire de la Médecine ordinaire. Et pendant les quatre mois du séjour de M. Descartes à la Cour de Suéde, M. Weulles s'étant ligué avec quelques Péripatéticiens et quelques Grammairiens, ne s'étoit étudié qu'à luy rendre de mauvais offices, et avoit mis en usage tout ce qu'il avoit jugé capable de luy nuire. Ce médecin, sçachant ce qu'il devoit à la Reine et à l'intégrité de sa profession, alla déclarer sa commission à M. Chanut, et offrir ses services au malade, qui étoit déja sur la fin du second jour de son mal. M. Chanut l'informa exactement de toutes choses, avec la confiance qu'il auroit eûë pour M. du Ryer. Il luy marqua qu'il n'avoit voulu prendre ni reméde ni nourriture, ni même aucune ptisanne ou autre boisson rafraîchissante, depuis*

[158] Ib., T. V, p. 487

le prémier jour de sa maladie ; qu'il avoit presque toujours été assoupi jusqu'à la fin du second jour, sans sentir son mal ; que, dans les intervales de son réveil, on luy avoit proposé la saignée comme un reméde nécessaire, mais qu'il l'avoit toujours refusée, ne croyant avoir qu'un rhûmatisme.[159]

Ici, Baillet relate l'intervention de Wullen auprès du malade : *Le troisiéme jour, qui étoit celuy auquel M. Weulles vint le voir par le commandement de la Reine, la fiévre, qui n'avoit été qu'interne jusque-là, commença à faire paroître sa violence. Il ne put plus reposer ; et l'inflammation, qui augmentoit toujours dans son poûmon, luy causa des agitations qu'on ne put arrêter. Quoiqu'il eut refusé de voir aucuns Médecins les deux jours précédens, par la crainte de tomber entre les mains des charlatans ou des ignorans, il consentit néanmoins, par respect pour la Reine et par complaisance pour M. Chanut, que M. Weulles entrât. Aprés s'être entretenus pendant quelque têms sur la nature du mal et le genre du remède, le Médecin conclud pour la saignée : mais le malade, qui n'étoit convenu de rien avec luy, s'obstina toûjours à rejetter cette opération, alléguant que la saignée abrége nos jours, et qu'il avoit vécu quarante ans en santé sans la faire. Le quatriéme jour se passa dans les mêmes difficultez, sans que ni M. Weulles, ni les autres Médecins, que la Reine, inquiéte de ce qu'on luy avoit rapporté la veille, y avoit envoyez, osassent se montrer. L'esprit du malade se trouvant de plus en plus embarrassé, dans un cerveau qui étoit tout en feu, n'étoit plus en état de se servir de sa raison ; et dés que l'on parloit de le saigner, son aversion luy faisoit dire :* Messieurs, épargnez le sang françois. *M. Weulles, qui depuis quatre mois n'avoit jamais échappé une occasion de le contredire suivant la résolution qu'il avoit prise d'abord de le perdre auprés de la Reine, n'avoit pas sans doute intention de le tuer en cét état ; mais aussi jura-t-il qu'il ne le guériroit pas malgré luy. Et il se peut faire que le malade, mal satisfait de son peu de complaisance, l'ait dispensé de revenir, et luy ait dit, hors des intervalles de sa raison, que* s'il devoit mourir, il mourroit avec plus de contentement, s'il ne le voyoit point. *Mais M. Weulles, qui s'en offença, étoit indigne de sa profession, s'il ignoroit que les injures d'un Malade ne sont jamais des injures pour un Médecin, surtout lorsqu'elles partent d'un transport qui se fait au cerveau.*[160]

Descartes, privé de médecins, continua de refuser obstinément la saignée malgré l'insistance de son ami Chanut : *Cependant M. Chanut, voyant que le malade n'avoit pas l'esprit libre pour déférer à ses priéres et à ses raisons, qui tendoient, comme celles des Médecins, à luy faire tirer du sang,* mouroit de déplaisir, *pour me servir de ses termes,* de voir son pauvre amy tellement obstiné dans son erreur. Quoiqu'il fût encore luy-même dans un très-mauvais état, il ne laissoit pas de se traîner fort souvent à sa chambre pour le conjurer de ne se pas croyre luy-même, et de permettre qu'on le secourût, tandis qu'il

[159] Ib., T. V, p. 488-489
[160] Ib., T. V, p. 489-490

en étoit têms. *Mais le cerveau étant toujours occupé de la fiévre, jamais il ne se laissa vaincre ; et sans vouloir s'imaginer qu'il fût aussi mal que les Médecins le jugeoient, il se contenta de dire qu'il falloit attendre* que le mal vint en maturité, *pour délibérer sur leurs moyens.*[161]

Descartes rentra alors, à la fin du cinquième jour (le 5 février), dans une seconde phase de la maladie, plus grave, et Wullen pronostiqua sa mort : *Sur la fin du cinquiéme jour l'embrasement s'accrut tellement dans le poûmon, que la maladie fut jugée dés-lors incurable. Cependant les Médecins, que la Reine envoyoit toujours avec des ordres nouveaux, ne laissoient pas de s'assembler chez M. L'Ambassadeur ; mais ils n'osoient paroître devant le malade, à cause que l'entretien de M. Weulles l'avoit irrité. C'étoit M. l'Ambassadeur et Madame sa femme qui étoient les médiateurs de l'affaire. Ils rapportoient aux Médecins l'état où il étoit, ensuite ils luy faisoient agréer le mieux qu'il leur étoit possible les remédes que les Médecins ordonnoient. Mais sur le rapport qu'ils leur firent en dernier lieu, M. Weulles ne fit point difficulté de le condamner dés le sixiéme jour.*[162]

S'appuyant sur la lettre de Chanut à Elisabeth du 14 avril 1650 Baillet crut que la fièvre de Descartes lui suspendit l'usage de la raison et lui ôta le sentiment de son mal, sans lui causer le moindre égarement dans ses discours et la suite de ses rêveries. Cette dissociation paraît très étrange et une simple interprétation de leur part car Descartes était sans doute conscient de son mal et de la fièvre, même s'il en méconnaissait sans doute la gravité. Selon eux, la fièvre délaissa le cerveau pour s'étendre au corps entier rendant Descartes lucide sur sa réalité qui, dès lors, aurait reconnu son erreur et accepté les saignées : *Sur la fin du septiéme jour, la chaleur quita le cerveau pour se répandre par tout le corps : ce qui le rendit un peu plus le maître de sa tête et de sa raison. Alors il ouvrit les yeux sur son état, et il commença, pour la prémiére fois, à sentir la fiévre, au huitiéme jour de sa maladie. Il reconnut sur l'heure qu'il s'étoit trompé, il marqua la cause de son erreur ; et il témoigna sans détour à Monsieur et Madame Chanut, que la soûmission qu'il avoit pour les ordres de Dieu luy faisoit croire que ce souverain arbitre de la vie et de la mort avoit permis que son esprit demeurât si long-têms embarrassé dans les ténébres, de peur que ses raisonnemens ne se trouvassent pas assez conformes à la volonté que le Créateur avoit de disposer de sa vie. Il conclud que, puisque Dieu luy rendoit l'usage libre de sa raison, il luy permettoit par conséquent de suivre ce qu'elle luy dictoit, pourvû qu'il s'abstint de vouloir pénétrer trop curieusement dans ses décrets, et de faire paroître de l'inquiétude pour l'événement. C'est pourquoy il se fit saigner, de son propre mouvement, par le chirurgien de M. l'Ambassadeur vers les huit heures du matin. Une heure aprés, lorsque le Médecin étoit dans la chambre de M. Chanut, et qu'ils consultoient ensemble sur l'état du malade, il envoya dire à*

---

[161] Ib., T. V, p. 490
[162] Ib., T. V, p. 490-491

M. Chanut qu'il souhaiteroit de réitérer la saignée, sur ce que M. Picques Sécrétaire de l'Ambassade et M. Belin Sécrétaire de M. l'Ambassadeur luy avoient dit que le sang qu'on luy avoit tiré n'étoit que de l'huile. Le Médecin ne fit pas difficulté d'y consentir, quoique M. Chanut et luy jugeassent tous deux, par la prémiére saignée, que ce reméde étoit désormais bien tardif. En effet M. Chanut étant entré incontinent aprés dans sa chambre, trouva que ces deux saignées, quoique très-abondantes, n'avoient rien diminué de l'ardeur de la fiévre. Le malade le remit sur des discours de la mort, comme il avoit fait la nuit précédente ; et persuadé de plus en plus de l'inutilité de toutes sortes de remédes, il souhaita qu'on fit chercher le Pére Viogué, le directeur de sa conscience [...][163]

Baillet raconte ensuite que les médecins attribuèrent la maladie, d'après les symptômes présentés par Descartes, à une pleurésie causée par l'excès de froid : *L'aprés midy du huitiéme jour, six heures aprés la seconde saignée, il s'éleva un sanglot, qui ne luy laissa plus qu'une respiration entre-coupée jusqu'au lendemain : il ne crachoit plus qu'avec difficulté, et les flegmes qu'il tiroit de sa poitrine n'étoient qu'un sang noirâtre et corrompu. Ce qui fit juger à quelques uns des Médecins, que la Reine envoyoit avec M. Weulles, que son mal étoit une pleurésie causée par l'excés du froid, qu'il avoit senti les matins, sortant de son poësle pour aller au Palais, dans les heures où le repos et la chaleur du lit auroient été nécessaires à son corps, suivant la maniére dont il l'avoit gouverné en Hollande. Sur le soir il demanda qu'on luy fit infuser du tabac dans du vin pour se procurer un vomissement. M. Weulles jugea que le rémede auroit été mortel à tout homme en pareil état, dont la maladie n'auroit pas été désespérée, mais que dorênavant l'on pouvoit tout permettre à M. Descartes ; après quoy il abandonna entiérement son malade. Le tempérament que l'on prit fut de tremper le vin de beaucoup d'eau, et de jetter dans le verre un morceau de tabac que l'on retira sur le champ sans le faire infuser, parce qu'on crud que c'étoit assez qu'il y laissât son odeur.*[164]

Descartes, affaibli et calmé par les saignées, se savait condamné, mais il pensait pouvoir durer encore assez longtemps et son entourage espérait encore : *La nuit suivante* [...] *sur le minuit le malade, qui témoignoit n'avoir aucune douleur sensible, parut diminuer de connoissance. Sa vuë sembla s'éteindre à demi, et ses yeux plus ouverts qu'à l'ordinaire furent tout égarez. Quelques heures aprés, l'oppression de la poitrine augmenta jusqu'à luy ôter la respiration. Le matin de la neuviéme journée de son mal, il dit à Schluter son valet de luy aller préparer des panets, dont il sçavoit qu'il mangeoit volontiers, parce qu'il craignoit que ses boiaux ne se rétrecissent, s'il continuoit à ne prendre que des boüillons, et s'il ne donnoit de l'occupation à l'estomac et aux viscéres, pour les maintenir dans leur état. Aprés en avoir mangé, il demeura si tranquille que la famille de M. l'Ambassadeur*

[163] Ib., T. V, p. 491-492
[164] Ib., T. V, p. 492

commença à bien espérer pour son retour. Le malade même, quoy qu'assuré par sa propre connoissance de l'arrest irrévocable prononcé sur sa vie, se persuada, pendant tout le reste de la journée, qu'il pourroit durer encore un têms assez considérable. De sorte que, sur les neuf à dix heures du soir, pendant que tout le monde étoit retiré de sa chambre pour le souper, il voulut se lever et demeurer quelque têms auprés du feu avec son valet de chambre. Mais étant dans le fauteuil, il sentit l'épuisement que luy avoient causé les deux grandes saignées, et il tomba dans une défaillance, dont il revint un moment aprés. Mais il parut changé entiérement, et il dit à son valet : Ah ! mon cher Schluter, c'est pour le coup qu'il faut partir. *Schluter, effrayé de ces paroles, remet incontinent son Maître dans le lit* [...][165]

Il est probable que Descartes avait alors une hypotension, due à l'hypovolémie, et que son cœur faiblissait et irriguait mal son cerveau, ce qui lui fit perdre la parole. On courut chercher Chanut, déjà couché, et le père Viogué : *M. l'Ambassadeur, tout convalescent et tout infirme qu'il étoit, voulut aller recüeillir les derniéres paroles et les soupirs de son amy. Mais il ne parlait déjà plus.* Il était cependant encore conscient et lucide : *Remarquant à ses yeux et au mouvement de sa tête, qu'il avoit l'esprit dégagé, il* [le père Viogué] *le pria de faire quelque signe, s'il l'entendoit encore, et s'il vouloit récevoir de luy la derniére bénédiction* [...] *Aussi-tôt le malade leva les yeux au ciel* [...][166] L'assemblée se mit alors à genoux pour faire les prières des agonisants et assista à la mort de Descartes, laquelle conclut le récit de Baillet : *Elles n'étoient point achevées, que M. Descartes rendit l'esprit à son Créateur, sans mouvement, et dans une tranquillité digne de l'innocence de sa vie. Il mourut le XI jour de Février à quatre heures du matin, âgé de cinquante trois ans, dix mois, et onze jours.*[167]

La nièce de Descartes, Catherine Descartes, fille du frère aîné du philosophe, publia en 1693 dans un recueil de vers choisis, sous forme d'un texte mêlant prose et vers, une relation de la mort de son oncle. Elle rapporta ensuite que quelques heures avant sa mort, soit le 10 février au soir, soit dans la nuit du 10 au 11, il dicta une lettre qu'il adressa à ses deux frères, conseillers au parlement de Bretagne, les chargeant notamment de pourvoir à la subsistance de sa nourrice.

10. Conclusion sur la mort de Descartes

Descartes mourut au onzième jour de sa maladie, après avoir été en bonne santé et sans subir de saignée pendant quarante ans. Baillet juge qu'il se méfiait du corps médical, charlatans et médecins, et des apothicaires, et ne

[165] Ib., T. V, p. 492-493
[166] Ib., T. V, p. 493-494
[167] Ib., T. V, p. 494

prisait pas leurs drogues et les remèdes chimiques.[168] Il est donc évident qu'il mourut d'une maladie infectieuse aiguë qui, d'après les symptômes qu'il présenta, toucha les poumons. Il a peut-être attrapé le germe infectieux par contage car elle survint quinze jours après une maladie identique de Chanut chez lequel il vivait. Il est probable néanmoins que des facteurs environnementaux intervinrent, comme le climat très froid de la Suède en plein hiver, qui contribua certainement au développement de l'agent infectieux. Malgré sa bonne santé Descartes avait peut-être un terrain constitutionnel particulier qui favorisa sa maladie. On peut aussi évoquer un terrain acquis puisqu'il toussa jusqu'à l'âge de vingt ans, signe probable d'une maladie contractée dans l'enfance. Nous pensons davantage à un manque d'habitude de son organisme au froid, associé peut-être à une faible résistance immunitaire contre les infections hivernales. Il s'agit donc d'une pneumonie aiguë, que nous croyons plus probablement bactérienne, étant donné la rapidité et la violence fébrile de la maladie. Nous retracerons maintenant l'histoire des infections pulmonaires aiguës jusqu'à Descartes, les progrès des connaissances sur elles après 1650, et, pour mieux cerner sa maladie et la valeur de son traitement, l'état actuel du savoir scientifique sur les pneumonies aiguës.

A. Les infections pulmonaires aiguës jusqu'en 1650

Grmek soutient que la théorie hippocratique des jours critiques était particulièrement indiquée dans les régions où la majorité des malades souffraient de paludisme ou de pneumonie franche, les fièvres palustres étant périodiques et la pneumonie déterminant une crise à la fin d'une semaine de fièvre.[169] Il souligne que le sens d'un terme nosologique peut différer fortement selon l'époque de son usage. Le terme ancien de « péripneumonie », peu utilisé aujourd'hui, a par contre toujours signifié une maladie des poumons. Dans ce cas, il correspond bien à notre pneumonie moderne car il signifiait une maladie pulmonaire aiguë souvent mortelle.

Les pneumonies sont très anciennes puisqu'on a pu reconnaître chez les Assyriens des descriptions de pneumonie ou de bronchite. On a trouvé une momie égyptienne datant du XIIe siècle avant J.-C. d'un sujet mort de

---

[168] *Il regardait la santé du corps comme le principal des biens de cette vie après la vertu. Il ne l'avait pas reçue fort entière en naissant, et elle lui fut assez mal conservée tant qu'il fut soumis à la conduite des médecins. Il avait été travaillé durant son enfance d'une toux sèche, qu'il avait héritée de sa mère, et il fut fort infirme jusqu'à l'âge de treize ans, auquel il fut saigné pour la première fois ; mais il ne le fut pas depuis, sinon la surveille de sa mort. Il estimait la saignée dangereuse pour une infinité de personnes. A l'âge de dix-neuf ou vingt ans, il se crut assez habile pour prendre lui-même l'administration de sa santé, et il se passa de médecin jusqu'à sa maladie mortelle. Il avait aversion non seulement des charlatans, mais des drogues des Apothicaires et des Empiriques. Il demandait même beaucoup de précaution pour les remèdes de la chimie.* (Baillet, *op. cit.* p. 277-278)

[169] Grmek, *op. cit.* p. 13

pneumonie. Le tissu pulmonaire était en voie d'hépatisation et contenait des bactérocoques à Gram négatif du genre pneumocoque ou d'un autre genre de la même famille des *Micrococcaceae.*[170] Selon Grmek, cette famille bactérienne a accompagné l'homme dès ses origines et se trouvait dans toutes les sociétés. Les médecins de l'époque classique connurent de nombreuses pathologies pulmonaires non spécifiques telles que pneumonies, broncho-pneumonies, pleurésies séro-fibrineuses, empyèmes (pleurésies purulentes) et abcès du poumon.[171] Les pathologies pulmonaires aiguës ont traversé les siècles sans qu'on puisse reconnaître des caractères spécifiques permettant de les classer exactement, leurs variétés étant nombreuses.

B. Les infections pulmonaires aiguës après 1650

En 1816, Laennec (1781-1826) inventa le stéthoscope, appareil d'auscultation médiate, qui révolutionna la clinique des maladies pulmonaires. Il l'améliora pendant ses trois ans de recherches à l'hôpital Necker, avant la publication en 1819 de son grand traité, réédité en 1826 sous le titre modifié *De l'auscultation médiate ou traité du diagnostic des maladies des poumons et du cœur fondé principalement sur ce nouveau moyen d'exploration.*

Pierre Louis (1787-1872) inventa le premier une méthode statistique d'évaluation d'une thérapeutique qu'il appela « méthode numérique » et que les modernes considèrent comme l'origine de la médecine fondée sur des preuves (*evidence based medicine*). Dans un mémoire paru dans les *Archives générales de médecine* en novembre 1828 sur les effets de la saignée dans quelques maladies inflammatoires, il put ainsi montrer les effets souvent négatifs de la saignée dans la pneumonie, ce qui contredisait la thérapeutique des siècles passés et celle de Broussais, basées sur les saignées. Il hésita à publier ses résultats parce qu'ils étaient contraires à l'opinion commune. Il les republia en 1835 dans ses *Recherches sur les effets de la saignée dans quelques maladies inflammatoires* avec une exposition de faits nouveaux.

La même année, dans son article « pneumonie » du *Dictionnaire de Médecine et de Chirurgie pratiques*, Bouillaud prôna à l'inverse la saignée à outrance, ayant inventé sa méthode jugulante, qui se caractérisait par la succession rapide de nombreuses et copieuses saignées sur trois jours. Elles étaient censées guérir la pneumonie en moins de sept jours. Si l'évolution naturelle de la maladie menait assez souvent à la mort (dans sa statistique de 1828, Pierre Louis recense 28 décès sur les 78 pneumoniques qu'il a étudiés et qui auparavant étaient de santé parfaite) on se demande comment un malade pouvait résister à un tel traitement en plus de la maladie.

Le clinicien français A. Grisolle (1811-1869) montra en 1841, dans son *Traité pratique de la pneumonie aux différents âges*, que la pneumonie du

---

[170] Ib., p. 183
[171] Ib., p. 197

vieillard se distinguait de celle de l'adulte. P. Louis avait déjà remarqué cette différence en 1835. Le médecin russe G.A. Zaharin (1829-1897) décrivit la pneumonie syphilitique en 1877.

En 1882, le médecin allemand Carl Friedländer (1847-1887) découvrit le pneumobacille qui porte son nom, une des bactéries à l'origine des pneumonies appelée aujourd'hui *Klebsiella pneumoniae*. Il se fit aider dans sa découverte par son élève, le danois H.C. Gram (1853-1938), qui mettait alors au point sa technique de coloration. Friedländer crut que cette bactérie était l'agent unique des pneumonies. Mais, deux ans plus tard, Gram publia son article dans lequel il décrivit sa technique de coloration par laquelle il pouvait différencier les germes responsables des pneumonies mortelles. Il analysa ainsi vingt cultures bactériennes issues de cas fatals de pneumonies lobaires aiguës. Dix-neuf étaient Gram-positives et une seule, la culture du pneumobacille de Friedländer, Gram-négative. Les bactéries Gram-positives figuraient des pneumocoques, bactéries déjà observées en 1881.

En 1886, le clinicien et bactériologiste allemand, Albert Fraenkel (1848-1916), en querelle avec Friedländer, put établir que l'agent principal des pneumonies aiguës, dans leur forme la plus courante et la plus typique, était le pneumocoque.[172] Ceci fut confirmé la même année par l'anatomo-pathologiste et bactériologiste autrichien A. Weichselbaum (1845-1920) qui, sur 129 cas de différentes pneumonies, trouva en majorité un pneumocoque correspondant à celui de Fraenkel, et isola seulement neuf souches du bacille de Friedländer.[173]

C. Les pneumonies aujourd'hui

En France les pneumonies sont la première cause de décès par maladie infectieuse et la sixième cause de mortalité aux États-Unis. C'est pourquoi ont été développés des vaccins contre le principal germe des pneumonies, le pneumocoque. Il s'agit de Prévenar qu'on donne dès l'âge de deux mois en trois injections, le pneumocoque pouvant aussi être pourvoyeur d'otites. Chez l'adulte et la personne âgée fragiles ou à déficience immunitaire, et chez ceux susceptibles de contracter plus facilement et plus dangereusement des pneumonies du fait d'un terrain particulier, on préconise ce premier vaccin puis, deux mois plus tard, un second, préventif contre les pneumocoques, nommé Pneumovax (anciennement Pneumo 23), préparé à partir de vingt-trois sérotypes des pneumocoques les plus fréquents chez l'homme, qui couvrent

172 Penso croit que le pneumocoque avait déjà été cultivé sans qu'ils le sachent par Pasteur, Chamberland et Roux en 1881. (*La conquête du monde invisible, parasites et microbes à travers les siècles*, trad. de M. M. Rampa, 1ère éd. fr. révisée et augmentée, Paris, R. Dacosta, 1981, p. 290 et 293)

173 Freney J., Hansen W., Renaud F., *Dictionnaire des précurseurs en bactériologie*, éditions ESKA, Paris, 2005 ; voir articles « Fraenkel », « Friedländer », « Gram » et « Weichselbaum »

80% des pneumonies ayant pour origine des souches responsables des infections potentiellement graves.

Parmi les pneumonies on distingue les pneumopathies virales, qui sont moins fréquentes que celles dues à des bactéries, la plus fréquente étant celle de la grippe, causée par le virus *Myxovirus influenza A*, éventuellement B, qui peut se compliquer d'une pneumonie bactérienne. Le vaccin antigrippal est donc recommandé chez toute personne fragile ou exposée, ou susceptible de transmettre le virus par des contacts fréquents avec d'autres personnes, notamment les professionnels de santé.

De nombreuses bactéries peuvent donner des pneumonies, la plus fréquente étant celle due au pneumocoque *Streptococcus pneumoniae*. Parmi les quatre autres bactéries les plus courantes figurent *Haemophilus influenzae*, et des germes atypiques tels *Mycoplasma pneumoniae* et *Chlamydia pneumoniae*. La légionellose, grâce aux mesures hygiéniques préventives, est devenue assez rare. Elle est due à *Legionella pneumophila*, germe atypique contagieux, qui s'attrape dans des lieux plus particuliers où de l'eau est aérosolisée : canalisations des thermes ou climatiseurs d'hôtels, etc. Elle se développe lentement et, outre sa sévérité pulmonaire, elle s'accompagne de signes digestifs et neurologiques.

Les vieillards en institution, les diabétiques, les personnes très affaiblies, peuvent être victimes de pneumonies à *Staphylococcus aureus* ou à entérobactéries (*Escherichia coli, Klebsiella pneumoniae, Proetus mirabilis, etc.*). Les éthyliques sont sujets à des pneumonies dues à des anaérobies et au germe *Klebsiella pneumoniae*.

Les pneumonies achèvent souvent la vie de personnes débilitées. Elles peuvent être très rapidement mortelles et tuer aussi des sujets jeunes et apparemment sains.[174]

---

[174] Au cours de ma pratique à Reims j'ai suivi un patient d'à peine 50 ans dont le travail consistait à véhiculer en minibus des personnes handicapées. Son état général était correct et il n'avait aucun traitement. Un jour je le consultai vers midi pour une fièvre débutante avec quelques troubles digestifs. Le syndrome clinique n'était pas typique et l'auscultation pulmonaire était normale. Je lui donnai de l'amoxicilline à deux grammes par jour. Il fut hospitalisé la nuit même car son état s'aggrava brusquement, et il décéda d'une pneumonie après quelques jours d'hospitalisation, ce qui me surprit beaucoup.

CHAPITRE III

Gassendi et les saignées

(1592-1655)

Pierre Gassendi naquit le 22 janvier 1592 à Champtercier, à 8 km de Digne-les-Bains, en Provence. Ses parents étaient agriculteurs. Il fut le second d'une fratrie de huit enfants, dont cinq sont morts en bas âge. On ignore les circonstances de leur mort.

Le secrétaire de Gassendi, Antoine de La Poterie, a écrit un journal sur la vie de Gassendi qui fut retouché par un neveu de celui-ci, probablement son filleul, prénommé également Pierre. Ce neveu a mis en tête du journal le titre *Mémoires de La Poterie touchant la naissance, vie et mœurs de Monsieur Gassendy, mon oncle*. Il fut publié par Tamizey de Larroque en 1877.[175]

Il y est noté qu'à l'âge de trois ans Gassendi était faible et fort maladif à cause d'une abondance d'humeurs. On lui posa un cautère sur le bras gauche, mais on le laissa se refermer parce qu'il ne lui fit rien. Il en retira simplement toute sa vie une plus grande sensibilité au froid de ce bras qu'il dut toujours tenir plus couvert que l'autre.

Il suivit l'enseignement du collège de Digne de 1603 à 1607. Il revint alors dans son village et étudia de lui-même. Durant l'année 1608, à seize ans, il glissa dans un escalier et se démit le pied droit. De cette probable entorse ou petite fracture il garda aussi une sensibilité de ce pied au moindre froid.

Il fit ses humanités à la faculté d'Aix de 1609 à 1611. L'année suivante il devint principal du collège de Digne.

1. Gassendi religieux, philosophe et amateur de sciences

A. Chanoine théologal de Digne et professeur de philosophie à Aix (1616-1622)

En 1614 il reçut les ordres mineurs et fut reçu docteur ès théologie à Avignon. Il fut aussi élu, en septembre, chanoine théologal de Digne. D'avril à septembre 1615 il fit son premier voyage à Paris pour un procès que lui intenta un autre chanoine qui revendiquait son bénéfice de théologal, qu'il gagna. Il accéda à la prêtrise l'année suivante.

De 1617 à 1622 il enseigna au collège et à l'académie d'Aix la philosophie aristotélicienne et scolastique à laquelle il s'opposera très vite. À Aix, il fit connaissance en 1618 de Joseph Gaultier (1564-1647), prieur de Notre-Dame de la Valette et grand vicaire de l'archevêque d'Aix, qui le logea et chez lequel il apprit l'astronomie. Il s'intéressa aux autres sciences d'observation : optique, anatomie, etc. Sa spécialité sera l'astronomie.

En 1622, les Jésuites s'emparant de l'enseignement au collège d'Aix, Gassendi retournera à Digne pour assumer son bénéfice de prêtre.

175 Tamizey de Larroque Philippe, *Documents inédits sur Gassendi*, V. Palmé, Paris, 1877 (tiré à part de son article de la *Revue des questions historiques*, 1877, t. XXII, p. 213)

B. Les observations anatomiques de Gassendi

a/ Des observations peu fiables des voies de passage du sang et du chyle

Comment Gassendi a-t-il été amené à faire des recherches anatomiques ?

Selon Pintard, il s'est essayé aux dissections avec Peiresc dès 1619. Gassendi dit avoir assisté à de multiples dissections à l'amphithéâtre d'Aix, notamment à une expérience d'anatomie sur le cœur qu'il vit en 1621 ou en 1622, car il en fait le récit dans son ouvrage sur Fludd publié en 1630 et traduit, pour la première fois en français, par S. Taussig en 2016.

Voici comment Gassendi raconte en 1630 ce qu'il vit de cette dissection cardiaque : *Alors que je vivais à Aix, chaque fois qu'une dissection était pratiquée, j'étais présent, assidu, dans le théâtre anatomique. Or j'avais observé constamment pendant plusieurs années que les dissecteurs, quand ils avaient le cœur dans les mains, tentaient par un fer émoussé, qu'ils appellent une spatule, la pénétration de ce septum et concluaient avec les médecins que la transmission du sang du sinus*[176] [ventricule] *droit vers le gauche, devait se faire par une transsudation invisible. Mais alors qu'une dispute avait eu lieu il y a huit ans sur l'enseignement de l'anatomie, il y eut parmi les antagonistes un chirurgien industrieux, Payen, qui voulut nous démontrer, à nous autres qui regardions, qu'il en allait autrement. C'est pourquoi, utilisant une spatule, il entreprit de pénétrer le médiastin* (mediastinus) *du cœur. Il le tenta par la voie directe, comme les autres ; mais, après avoir d'abord introduit l'extrémité du fer avec précaution (puisque mille portes sont ouvertes, ce qui est la texture même du septum), il fit une progression très légère ; et en tordant le fer avec beaucoup de patience vers le haut, vers le bas et sur les côtés, il explora un accès toujours plus éloigné. Pourquoi m'attarder ? La pénétration fut enfin opération jusqu'au sinus gauche. Or pour le reste, parce que nous l'accusions d'avoir cassé quelque chose, il ordonna lui-même d'inciser par un couteau jusqu'au fer. La section une fois pratiquée, nous découvrîmes qu'absolument rien n'avait été atteint ; mais nous observâmes seulement le passage ou canal recouvert d'une petite membrane très ténue et très polie (même s'il est entouré pour ainsi dire de méandres et galeries divers).*[177]

Ce récit sera repris dans un recueil de traités anatomiques et gynécologiques, publié en 1634, qui connut six autres éditions jusqu'en 1690 et une édition allemande en 1717, sous le titre *Elegans de septo cordis pervio Observation* (Observation élégante de la porosité du septum du cœur).

Gassendi n'a pas fait qu'assister à des démonstrations anatomiques, mais pratiqua lui-même des dissections, car il nous fait savoir, dans sa *Vie de*

---

176 Taussig traduit *sinus* par « sein ». Nous préférons laisser le terme « sinus » qui s'est perpétué dans la langue française et qui veut dire cavité ou dilatation.

177 Gassendi Pierre, *Examen de la philosophie de Robert Fludd,* texte présenté, traduit et annoté par Sylvie Taussig, S.É.H.A., Paris, et ARCHÉ, Milan, 2016, p. 138

Peiresc (1641), qu'il avait débattu avec le médecin Mérindol (1570-1624), professeur de médecine à l'université d'Aix, médecin d'Henri IV (1553-1610) puis de Louis XIII, des voies de passage du chyle dans le foie. Le 16 mai 1628 il écrivit à Peiresc que peu avant la mort de Mérindol (en 1624) il lui avait adressé sur ce sujet une longue lettre de douze à quinze feuilles.[178] Il croyait alors avoir découvert une autre voie de passage du chyle : *Rappellerai-je qu'il* [Peiresc] *avait eu connaissance du débat qui s'était tenu auparavant entre Mérindol et moi, sur la transmission du chyle dans le foie ? Car j'avais découvert une voie par le canal dit cholédoque, dans le cas d'obstruction des veines du mésentère.*[179] Mérindol était un grand ami et un des médecins de Peiresc. Dans sa lettre à Peiresc Gassendi remarque que les médecins veulent seulement que la bile se décharge dans les intestins pour servir de clystère naturel aux excréments. Mérindol lui fit beaucoup de difficultés pour admettre le canal du cholédoque comme voie de passage du chyle.

Rappelons l'histoire de la découverte des vaisseaux chylifères.

b/ Les vaisseaux chylifères

Le mot « chyle » vient du mot grec « khulos » et du mot latin « chylus » qui signifient « suc ». Le chyle est le suc formé de toutes les substances assimilées par l'intestin grêle et qui est absorbé par les vaisseaux chylifères qui proviennent de cet intestin. Le chyle forme ensuite la lymphe véhiculée par les vaisseaux lymphatiques.

Castiglioni rapporte que les vaisseaux chylifères étaient déjà connus des Grecs, et que G. Fallope (1523-1562) et B. Eustache (1500-1574) les ont probablement vus, mais sans remarquer leur nature et leur importance. C'est G. Aselli (1581-1626), de Crémone, qui les étudia systématiquement. Il les découvrit incidemment le 23 juillet 1622, raconte Castiglioni[180], en pratiquant l'autopsie d'un chien dans le but de montrer le trajet des nerfs récurrents. Il ouvrit un de ces vaisseaux par curiosité et découvrit un liquide crémeux, le chyle. Dès lors il fit de nombreuses recherches pour les étudier et son traité spécifique sur eux *De lactibus sive lacteis venis* (Des vaisseaux laiteux ou des veines lactées) parut en 1627. Castiglioni note qu'Aselli y décrit aussi la petite circulation et remet en cause la nécessité des passages que Galien avait supposés exister dans la cloison interventriculaire. Son traité précède d'un an celui d'Harvey, qui n'évoque presque pas la découverte d'Aselli, ce qui n'est pas étonnant puisque Harvey traite essentiellement du cœur et des vaisseaux sanguins.

Gassendi, dans sa *Vie de Peiresc*, déclare avoir fait connaître à Peiresc l'ouvrage d'Aselli : *Je lui écrivis qu'était diffusé un livre où Gaspard Aselli,*

---

178 Martin-Charpenel Georges, « Gassendi physiologiste » *in : Tricentenaire de Pierre Gassendi 1655-1955*, Actes du congrès, P.U.F., 1957, p. 211

179 Gassendi, *Peiresc 1580-1637*, tr. du latin par R. Lassalle, Belin, Paris, 1992, p. 185

180 Castiglioni, *op. cit.* p. 423

anatomiste du Tessin, rapportait qu'il avait détecté des veines laiteuses dans le mésentère, probablement vectrices de chyle (outre les rouges banales) ; il envoya alors chercher avec une étonnante promptitude des exemplaires du livre, qu'il distribua parmi ses amis médecins, et il voulut expérimenter sur le chien, l'agneau, le bœuf et toutes espèces d'animaux, ce qui avait été écrit par Aselli concernant cette découverte singulière.[181] Ceci est confirmé par sa lettre à Peiresc du 16 mai 1628.[182] Aucante nous informe qu'en 1628 trois exemplaires existaient à Paris, ramenés par Naudé, qui en prêta un à Gassendi, lequel le montra à Peiresc. Les deux autres furent donnés à Riolan et à Moreau.[183]

Gassendi avait cru précédemment que le cholédoque était une voie de passage du chyle alors qu'il est un canal qui évacue dans les intestins la bile sécrétée par le foie et stockée dans la vésicule biliaire.[184]

C. Le premier ouvrage de Gassendi (1624)

a/ Un médecin ami de Gassendi : David Tavan de Lautaret

À Aix et à Digne Gassendi connut plusieurs médecins. Un de ses meilleurs amis fut David Tavan de Lautaret, médecin de Digne. C'est surtout à cause de lui qu'il publiera en 1624 son premier ouvrage. Il évoque son rôle dans sa préface. On le menaçait de faire imprimer ses manuscrits contre son gré. David Tavan de Lautaret en était le plus désireux : *Enfin, l'un surtout d'entre eux, ce Lautaret que vous connaissez, savant et célèbre médecin, avait pris sur lui cette affaire : déjà, muni d'un exemplaire, il était prêt à la mener à son terme, si bien que je dus m'avouer vaincu de toute manière, et pensai qu'il fallait me soucier un peu de ma réputation.*[185]

David de Lautaret était docteur de l'université de Montpellier. Il publia en 1620 un ouvrage sur les *Merveilles des bains naturels et des estuves naturelles de la ville de Digne en Provence*. Nous verrons le rôle important qu'il joua lors de la peste qui atteignit Digne en 1629.

---

[181] Gassendi, *op. cit.* p. 185

[182] *Or voicy aujourd'huy arriver cet Asellius... lequel a descouvert une infinité de petites veines semées par ce mézenterre et implantées d'un costé au foye et de l'autre aux intestins, desquelles jamais jusques aujourd'huy personne ne s'estoit pris garde [...] Je n'en ay point encore veu l'expérience mais oultre la foy que ce brave homme semble mériter, M. Riolan et autres qui l'ont desjà éprouvé m'ont asseuré qu'il n'en faut point douter.* (Martin-Charpenel, *op. cit.* p. 211-212)

[183] Aucante, *op. cit.* p. 20

[184] En 1647, Sorbière publia sans le nom ni, apparemment, l'aval de Gassendi son *Discours sceptique sur le passage du chyle.*

[185] *Dissertations en forme de Paradoxes contre les Aristotéliciens*, tr. du latin par B. Rochot, Paris, Vrin, 1959, p. 4

b/ Une philosophie antiaristotélicienne, antimétaphysicienne et séparée strictement de la théologie

Gassendi écrira son premier ouvrage en latin, comme tous ses livres, un facteur qui contribuera sans doute à leur moins grande popularité et diffusion que ceux de Descartes qui écrivit largement en français. Il profitera d'un séjour à Grenoble de novembre 1623 à juillet 1624 pour en faire éditer le premier volume. Il devait en comprendre initialement sept, dont seuls parurent le premier, en août 1624, et le second, inachevé, de façon posthume en 1658, dans ses *Opera omnia.* Il le dédia à son ami Gaultier.

Le titre du premier volume *Dissertations en forme de Paradoxes contre les Aristotéliciens, dans lesquelles sont renversées les bases essentielles de toute la doctrine péripatétique ainsi que de la dialectique, tandis que des opinions nouvelles, ou tombées dès l'antiquité en désuétude, sont solidement établies*[186] montre qu'il était devenu un adversaire de la philosophie aristotélicienne et scolastique. Dans sa préface il incite Gaultier à éclater de rire comme l'avait fait Démocrite quand il vit Hippocrate envoyé vers lui parce qu'on croyait son esprit dérangé. Quand il pense à son écrit, dit Gassendi, sa rate est secouée d'éclats de rire parce qu'il déniait vouloir être un de ces « écrivailleurs » si communs alors. Mais comme on approuvait ses exposés sur les paradoxes de la philosophie aristotélicienne qu'il dévoilait dans les assemblées les plus célèbres de Provence on l'incita à les faire imprimer, ce qu'il se refusait. Il s'y soumit sous la pression de ses amis, notamment de David Tavan de Lautaret.

Il se souvient avec force, dit-il dans sa préface, que lorsqu'on l'abreuva dans sa jeunesse de la philosophie péripatéticienne elle lui parut entièrement déplaisante. Le titre de son ouvrage montre qu'il voulait la démolir, mais aussi promouvoir les idées nouvelles et d'autres philosophies antiques. Quelles étaient celles-ci ? Outre la prêtrise, qui lui donnait une situation, il voulait se consacrer à la philosophie car il recherchait le bonheur et la félicité, ayant fixé dans son esprit cette parole du stoïcien Cicéron qu'il cite : *Jamais la philosophie ne pourra être assez dignement louée : qui suit ses préceptes peut vivre une vie entière sans être malheureux.*[187] Il cite une partie des auteurs qui l'ont influencé : Vivès, Charron, Ramus, et Pic de la Mirandole. Il chercha les opinions des sectes autres que celle d'Aristote. Il se plut surtout à la *suspension du jugement* recommandée par les Académiciens (école de Platon) et les Pyrrhoniens (école sceptique).

---

[186] *Exercitationes Paradoxicae Adversus Aristoteleos, in quibus praecipua totius peripateticae doctrinae atque dialecticae fundamenta excutiuntur, opiniones vero aut novae, aut ex veteribus obsoletae, stabiliuntur*

[187] Ib., p. 6

c/ La foi chrétienne orthodoxe seule Vérité au-dessus des connaissances humaines imparfaites

Gassendi récuse le dogmatisme car il se dit nullement assuré que la vérité sur la nature des choses soit accessible aux mortels. Il sépare sa foi de ses opinions scientifiques ou philosophiques, comme le faisait Descartes, mais différemment de lui car il ne discuta jamais philosophiquement de Dieu et récuse toute métaphysique, donc une partie de la philosophie. En effet, il déclare : *je me soumets toujours, moi avec tout ce qui est mien, au jugement de l'Eglise Une, Sainte, Catholique, Apostolique et Romaine, dont je suis le fils, et pour la foi de laquelle je suis prêt à donner ma vie avec mon sang.*[188] Ceci n'exclurait donc pas la guerre contre ceux qui ne partageraient pas sa foi, contre les infidèles ou les hérétiques, même si Gassendi est reconnu avoir eu un caractère doux et affable. Il se défend contre toute hérésie dont les faux savants l'accuseraient. Il est plus proche de Pascal que de Descartes en récusant la philosophie métaphysique, mais saura éviter les ennuis de Pascal avec l'orthodoxie religieuse et politique. Notons qu'il s'insurge davantage contre les aristotéliciens que contre Aristote. Par exemple ils soutiennent, dit-il, que la semence et les sphères célestes n'ont pas d'âme alors qu'Aristote, qu'il tient en très grande estime, affirme précisément le contraire. Il semble donc défendre ces idées, qui préfigurent celles de semence vivante et d'âme du monde.

Il expose ensuite le plan de son ouvrage divisé en sept livres qui recouvrent, après des « Prolégomènes », sujet du premier livre, les six parties de la philosophie, dont trois de physique. Remarquons dans leurs résumés très courts le livre V consacré aux corps mixtes où il souligne sa soi-disant découverte d'un passage du chyle : *En outre, je découvre, pour le passage du Chyle dans l'estomac, un chemin nouveau et différent de celui par les veines Mesaraïques.*[189] C'est ce dont il avait discuté avec Mérindol. Il déclare aussi que dans ce livre V il donne une âme à la semence (probablement le liquide séminal mâle ou sperme), qu'il rend la raison aux bêtes (ce que Descartes refusera), et qu'il ne fait aucune différence entre l'entendement et l'imagination. Son livre VI est dirigé contre la métaphysique. Il est vaniteux pour lui d'argumenter selon la coutume habituelle de philosopher par la lumière naturelle sur les substances séparées car *c'est à la seule Foi orthodoxe que l'on attribue toute la connaissance que nous avons des êtres intelligents et du Dieu trois fois grand*[190]. Il sépare donc totalement la philosophie, pour lui non métaphysique, de la théologie, et leurs objets respectifs. On comprend que sa philosophie sera empirique et concernera les êtres sensibles, et la théologie seule les êtres suprasensibles.

---

[188] Ib., p. 10

[189] Ib., p. 14

[190] Id.

d/ Une morale épicurienne

Enfin, il veut consacrer à la philosophie morale son livre VII qui en un mot *enseigne la doctrine épicurienne du Plaisir* (Voluptate) *: et cela en montrant comment le Souverain Bien se trouve dans la Volupté* (Voluptate)[191]. Même si cette morale du plaisir ou de la volupté n'avait pas de connotation spécialement sexuelle, elle pourrait paraître curieuse pour un clerc, pour lequel la gourmandise, par exemple, est un péché capital. C'est probablement par son intérêt pour Épicure et sa morale que Gassendi s'attira à lui des libertins, même si ceux qu'il fréquenta furent plutôt des libertins intellectuels et érudits. Il défendra d'ailleurs Épicure contre toutes les accusations de vices moraux, dont la gourmandise.

2. Trois séjours à Paris (15 octobre 1624 – 1er avril 1625 ; mai – décembre 1628 ; août 1629 – octobre 1632) ; le voyage aux Pays-Bas (janvier – août 1629)

Lors de son premier séjour à Paris, d'avril à novembre 1615, Gassendi n'eut sans doute pas beaucoup de contacts avec les savants car il y alla pour un procès concernant son bénéfice théologal de Digne.

Pendant son séjour d'octobre 1624 à avril 1625, il rencontra certainement le père Mersenne (1588-1648), très proche de lui par sa foi traditionnelle, sa défiance envers la métaphysique et son goût pour les sciences. Il fit d'emblée partie de son cercle.

En 1628, grâce à Peiresc et à E. Diodati rencontré à Grenoble en 1625, il fut introduit à Paris dans l'académie, dite putéane, des frères Pierre (1582-1651) et Jacques Dupuy (1591-1656) qui organisaient quotidiennement, dans la bibliothèque du président du parlement J.-A. de Thou dont ils héritèrent à sa mort en 1617, des rencontres entre tous les savants de la capitale. La bibliothèque fut une des plus riches d'Europe et rivalisa avec celle du roi.

A. Un groupe d'érudits : « La Tétrade » ; le médecin Gabriel Naudé (1600-1653)

En 1628, Gassendi fit aussi connaissance, par l'intermédiaire de Diodati, du médecin bibliothécaire Gabriel Naudé.

Naudé, toute sa vie bibliophile, commença sa carrière par un ouvrage critique en latin sur les Rose-Croix, publié en 1623, intitulé *Instruction à la France sur la vérité de l'histoire des frères de la Rose-Croix*. Nous avons déjà largement traité du sujet.[192] Il s'agit d'une satire de l'ordre des Rose-Croix. Paracelse est, selon Naudé, *la pierre fondamentale de toute cette*

---

[191] Id.

[192] Pinet Patrice, *La fondation secrète de l'homéopathie. Réseaux francs-maçons et théories médicales de 1750 à 1810.* Jacques André, Lyon, 2016, p. 65-68

congrégation[193]. Deux ans plus tard, au retour d'un voyage en Italie, il publia toujours en latin une *Apologie pour les grands hommes faussement soupçonnés de magie*. En 1626, il fut reçu docteur à Padoue. Il retrouva Paris en juin 1627. En médecine, il défendit l'école de Paris puisqu'il fit paraître à Paris en 1628 son *De antiquitate et dignitate scholoe medicae Parisiensis*, dont Gassendi composa les vers liminaires. Il était d'ailleurs un ami intime de Gui Patin depuis 1620 et, en 1622, ils suivirent ensemble les leçons de médecine de René Moreau.

Gassendi a-t-il connu ses ouvrages ? Ceci est probable car il forma, entre 1629 et 1632, avec Diodati, Naudé et La Mothe le Vayer (1585-1672), un groupe d'amis nommé « la Tétrade ». Ils avaient en commun la liberté d'esprit, le goût des lettres et le désir de connaissances.[194]

Poursuivons la carrière de Naudé. Il vécut à partir de mai 1631 à Rome et dans la péninsule italienne, publia en 1632 à Urbino *Syntagma de studio liberali*. Il resta douze ans en Italie. Richelieu (1585-1642) l'appela à Paris en mars 1642 pour s'occuper de sa bibliothèque, mais mourut peu après. Naudé devint alors, en mai 1643, le bibliothécaire de Mazarin (1602-1661). Il reconstitua, grâce à sa recherche et son acquisition de tas de livres dans les villes européennes qu'il parcourait dans ce but, la bibliothèque du cardinal qui deviendra la Mazarine, première bibliothèque publique de France. Il publia encore à Paris en 1643 une biographie critique de Cardan (1501-1576) et à Genève en 1647 un ouvrage sur la fatalité de la mort *De fato et fatali vitoe termino*.

Il fut appelé en 1652, après Descartes, par la reine Christine de Suède comme bibliothécaire. Il admira la reine, mais ce voyage ne lui réussit pas davantage qu'à Descartes, supportant mal le climat et devant mourir à Abbeville lors de son retour en France.

En machiavélien il a défendu le massacre de la Saint-Barthélemy contre les protestants au nom de la raison d'État, le comparant aux résultats d'une saignée jusqu'à défaillance, pratiquée par un habile chirurgien pour nettoyer de ses mauvaises humeurs un corps cacochyme. Il était donc un partisan radical de la saignée, ce qui ne surprend pas puisqu'il défendit l'école médicale de Paris qui la pratiquait *larga manu* et s'opposait à tout remède chimique.

193 Edighoffer Roland, *Les Rose-Croix et la crise de la conscience européenne au XVIIe siècle*, Dervy, Paris, 1998, p. 164

194 René Pintard a décrit en détail la tétrade, les hommes et leurs idées, dans son ouvrage merveilleusement érudit *Le Libertinage érudit dans la première moitié du XVIIe siècle*, Paris, 1943, rééd. Slatkine, Genève, 2000, p. 127-179 et p. 296-326

B. Le voyage aux Pays-Bas (janvier – août 1629) ; la rencontre avec Beeckman (1588-1637)

Lors de son séjour parisien de mai à décembre 1628 Gassendi fit également la connaissance de François Luillier (1600-1651), qu'il considérera comme son plus grand ami, probablement au regard de sa générosité. Trésorier de France et général des finances sa richesse était considérable. Alors que Gassendi résidait à Paris dans un couvent tenu par les évêques de Digne Luillier lui offrit, outre le couvert, le gite. Il l'installa dans une petite maison dont il était propriétaire à l'extrémité du faubourg de la chapelle-Saint-Denis. Il était libre d'esprit et de mœurs. Il le convainquit de faire une tournée aux Pays-Bas, qui sera le seul voyage de Gassendi hors de France. Nous rapporterons de leur périple surtout ce qui a trait à la médecine.

Ils partirent de Paris vers le 20 décembre 1628. Ils passèrent, entre autres villes, par Sedan, Charleville, Aix-la-Chapelle, Liège, Louvain, Bruxelles, Douai, Arras. À Louvain Gassendi rendit visite à Van Helmont (1577-1644). Ils discutèrent de la question s'il était plus naturel à l'homme de se nourrir de viande, ce que croyait le flamand, ou bien de fruits, ce que Gassendi défendait, étant végétarien. Il restera en contact épistolaire avec lui après son retour.

À Calais ils embarquèrent pour la Hollande. À Leyde il rencontra les médecins Heurnius (1587-1647) et Vorstius qui lui montrèrent, rapporte-t-il, divers églises et tombeaux, le jardin botanique, et l'amphithéâtre anatomique où il put voir des choses très rares.

Adolphe Vorstius (1597-1663) était fils d'un professeur de médecine de Leyde. Il prit le grade de docteur à Padoue en 1622. Il devint, lui aussi, professeur de médecine, puis de botanique. Il publia en 1628 un livre sur les *Aphorismes* d'Hippocrate, plusieurs oraisons funèbres, et un catalogue de plantes. Il contribua fortement au rayonnement de l'université de médecine de Leyde. Nous avons vu que Descartes, qui s'était inscrit à l'université de la ville en 1630 et s'y installa en 1640, le fréquenta et le remercia de l'avoir défendu contre ses adversaires hollandais.

À Amsterdam, Gassendi vit le médecin Nicolaus de Wassenaar (1571-1629) qui avait des correspondants dans le monde entier et recevait de partout les plus grandes raretés, et qui mourut peu de temps après, en septembre 1629.

À Dordrecht, en juillet 1629, il rencontra le médecin Beeckman, qu'il écrit Baeckman, qu'il qualifie, dans sa lettre du 21 juillet à Peiresc, de *meilleur philosophe que j'aye encore rencontré*[195], ce qui n'est pas étonnant puisqu'il était atomiste. Il y vit aussi le médecin J. van Beverwijck (1594-1647).

Beeckman a raconté dans son journal la teneur de leur discussion. Il a fait connaître à Gassendi son opinion sur le mouvement *à savoir que tout objet, une fois en mouvement, reste toujours en mouvement dans le vide* (principe d'inertie), lui a *aussi montré que l'air est pesant et qu'il exerce sur nous de*

[195] *Gassendi explorateur des sciences*, catalogue de l'exposition au musée de Digne pour le quatrième centenaire de la naissance de Gassendi, 1992, p. 65

partout une pression égale et que pour cette raison nous n'en souffrons pas et que ceci est la cause de ce qu'ils [les aristotéliciens] *appellent fuite* [horreur] *du vide*[196]. Toujours assez prétentieux comme avec Descartes, il rapporte que Gassendi *a approuvé tout cela et sembla l'entendre avec joie et admiration.* Il est vrai que ces idées sont excellentes. On perçoit cependant une certaine faiblesse dans son jugement sur Kepler dont il dit qu'il travaille en vain sur le point vers lequel les planètes regardent, et qu'il aurait beaucoup mieux écrit s'il avait décidé que la lumière et les forces magnétiques sont des corps. Ces idées ne pouvaient anticiper le concept newtonien d'action à distance, puis celui de champ magnétique.

Notons aussi que Beeckman déclare avoir montré à Gassendi la nature des couleurs et des modes musicaux, et lui avoir donné ses *Corollaria, proposées jadis par moi à l'académie de Caen, comme je disputais pour le grade suprême du doctorat en médecine*[197].

On a peu de renseignements sur l'état de santé de Gassendi durant ses troisième et quatrième séjours à Paris entrecoupés par son voyage aux Pays-Bas, le tout durant plus de trois ans. Cependant, dans une lettre adressée en 1631 à Sauvaire Taxil, chanoine de Digne chez lequel il vivait quand il demeurait à Digne, il lui annonce que sa santé était bonne.[198]

C. L'ouvrage de Gassendi contre le médecin rosicrucien Robert Fludd (juillet 1630)

a/ Les visées médicales des Rose-Croix

C'est en Saxe, où Luther avait vilipendé l'église romaine, que fut imaginé l'ordre secret des Rose-Croix au début du XVIIe siècle. Les Rose-Croix sont figurés comme des alchimistes associant des questions politiques et religieuses à leurs doctrines hermétiques. Paracelse (1493-1541) fut la grande autorité des rosicruciens dont l'inspiration vient essentiellement des théories pansophiques ou théosophiques des disciples allemands de Paracelse. La première édition des œuvres complètes de Paracelse était parue récemment à Bâle, en 1589.

Les trois textes fondateurs anonymes de 1614, 1615 et 1616 eurent un immense succès et constituent *la Bible des Rose-Croix*, titre de l'ouvrage de Gorceix (1936-1984) qui les a traduits en français en 1970. De source protestante et germanique, considéré comme précurseur du piétisme, le rosicrucisme fut d'emblée réprimé par les Jésuites. Par exemple, ils condamnèrent aux galères Haselmayer, musicien, philosophe et secrétaire du duc Maximilien, pour avoir répandu les idées rosicruciennes en Autriche. Une petite confrérie, parmi laquelle les auteurs des trois textes, existait puisque

---

[196] Id.
[197] Id.
[198] Ib., p. 74

Haselmayer, qui avait fait une compilation des œuvres théologiques de Paracelse, avait publié dès 1612 une *Brève réponse à l'estimable Fraternité de la Rose-Croix*, qui sera réédité en même temps que le premier texte des Rose-Croix.

Dans celui-ci, la *Fama Fraternitatis* (Échos de la Fraternité) de 1614, dont des copies manuscrites circulaient depuis 1610 grâce à Haselmayer, l'influence de Pythagore, de la kabbale, et surtout de Paracelse, référé trois fois, est manifeste. Le luthéranisme orthodoxe y est prôné, bien que Paracelse lui-même restât catholique. On y apprend que la source principale du texte est tirée d'un certain *Vocabulaire* de Paracelse (d'après Edighoffer, ce serait le *Dictionarium Theophrasti Paracelsi* publié par son disciple Dorn en 1584), aussi de son *Itinéraire* et de sa *Vie* (de Paracelse ou peut-être de Rosenkreutz[199]), trois textes contenus dans un coffre découvert dans le tombeau du personnage légendaire et éponyme Rosenkreutz, fondateur mythique de la fraternité des Rose-Croix. (Le second texte rose-croix, la *Confessio Fraternitatis*, indique que Rosenkreutz est né en 1378 et mort sans maladie à 106 ans, donc en 1484.)

L'auteur ou les auteurs s'adressent *aux régents, aux ordres, et aux hommes de science de l'Europe* d'intention chrétienne. Contre le pape, Aristote et Galien, et tout ce qui ressemble à un codex, ils opposent la clarté lumineuse et manifeste. Ils invoquent le projet d'une réformation universelle du chef et fondateur de l'ordre, Christian Rosencreütz, qualifié d'esprit religieux, élevé, hautement illuminé, et allemand. Les auteurs relatent son voyage en Orient vers Jérusalem. Nous notons qu'au cours d'un séjour prolongé à Damcar (au Yémen actuel) il gagna la faveur des Turcs *grâce à son expérience non négligeable de l'art médical*. Ils remarquent qu'aujourd'hui, en Allemagne, *les hommes de science, mages, cabalistes, médecins et philosophes ne font pas défaut*. Ils font l'éloge de Paracelse. Ils racontent que Rosenkreutz, de retour en Allemagne, décida de former avec trois autres frères le premier noyau de la confrérie. Ils composèrent la première partie du livre M. mais *accablés de travail et fortement gênés par l'incroyable afflux des malades* ils décidèrent d'élargir leur confrérie à de nouveaux membres, célibataires et ayant fait vœu de virginité. Ils nous apprennent encore que le frère I.O. était très versé dans la cabale, composa un petit ouvrage très érudit nommé H., et mourut en Angleterre où il devint célèbre, ayant guéri de la peste un comte de Norfolk.

Edighoffer pense probable que la *Fama* et le second texte, la *Confessio Fraternitatis*, tous deux publiés à Kassel, soient issus de la cour du landgrave Maurice de Hesse-Kassel, qui était féru de pansophie et entretenait à sa cour des alchimistes et des paracelsiens, tel Michael Maier (1569-1622), son médecin personnel depuis 1612 après avoir été celui de l'empereur Rodolphe II, et un des défenseurs les plus fervents des Rose-Croix. Maier fut

---

[199] D'après Gorceix, ce serait non des écrits de Paracelse mais des commentaires linguistiques et biographiques rédigés par ses disciples.

reçu docteur en 1596 à Bâle, là où a enseigné Paracelse, et a commenté les œuvres d'Hermès Trismégiste.

Le troisième texte intitulé les *Noces chymiques de Christian Rosenkreuz* figure une sorte de roman autobiographique. Il fut d'abord publié à Strasbourg en 1616, et a été revendiqué par le pasteur Valentin Andreae (1586-1654), dont Gorceix pense qu'il est l'auteur des trois textes. Il fut pensionnaire en 1612 du *Tübingen Stift*, comme le seront plus tard Hegel et Schelling. On lui attribua les deux premiers écrits en l'accusant d'hérésie. Il aurait alors cherché à se disculper en qualifiant péjorativement Paracelse d'illuminé et en se moquant de sa doctrine des signatures.

La « Bible des Rose-Croix » nous apparaît plus comme une production littéraire, fruit d'un petit cénacle à la sensibilité éthique et religieuse, qu'une communauté organisée concrètement. Selon Edighoffer, il comprendrait seulement quelques individus basés à Tübingen. Puisqu'ils se disent paracelsiens et revendiquent comme activité principale la philanthropie médicale on est peu surpris de trouver dans ce groupe, le médecin Tobias Hess (1568-1614), aussi jurisconsulte et théologien, qui serait un des auteurs, sinon l'auteur principal de la *Fama* et de la *Confessio*.[200] Il fut un grand ami d'Andreae qu'il guérit d'une fièvre maligne violente en 1613.

b/ Descartes et les Rose-Croix

Baillet raconte que, lors de l'hiver 1619-1620 passé en Allemagne, Descartes entendit parler des Rose-Croix et rechercha ces savants dont on disait qu'il possédait une véritable science et une nouvelle sagesse. Descartes en parla dans un manuscrit *Studium Bonae Mentis* (Étude du Bon Sens). Baillet résume leur histoire à partir de Gabriel Naudé et du traité imprimé à Francfort en 1618 *Themis Aurea* de Maier. Il indique le but des Rose-Croix[201] et que Maier, dans ce livre des constitutions de la confrérie, leur donne six statuts généraux dont le premier est *de faire la Médecine gratuitement pour tout le monde*. Cet idéal respectable, qui vise un accès universel aux soins, est presque réalisé en France. Cependant, il n'a pas que des avantages : encombrement des urgences, surconsommation, gaspillage et mésusage des médicaments, négligence du régime et de l'hygiène, déficit chronique de l'assurance maladie.

Quand Descartes arriva à Paris en 1623 il fut surpris que son séjour en Allemagne lui valût la réputation d'être de la confrérie. Baillet cite un passage

---

200 Sablé Erik, *Dictionnaire des Rose-Croix*, Dervy, Paris, 1996 ; Edighoffer Roland, *Rose-Croix et société idéale selon Johann Valentin Andreae*, Arma Artis, Neuilly/Seine, 2 tomes, T. I, p. 198-202

201 *La fin de leur Institut étoit la réformation générale du monde, non pas dans la Religion, dans la police du gouvernement, ou dans les mœurs, mais seulement dans les sciences ; & ils s'obligeoient à garder le célibat. Ils embrassoient l'étude générale de la Physique dans toutes ses parties ; mais ils faisoient une profession plus particulière de la médecine & de la Chymie.* (*Œuvres de Descartes*, éd. Adam et Tannery, Paris, Vrin, 1986, T. X, p. 195)

du père Poisson, qui rédigea un *Commentaire ou remarques sur la méthode de René Descartes* (1670). Selon ce prêtre, des discours médisants parurent contre Descartes, sans le nommer, à son retour à Paris. Poisson le défend parce que Descartes, dans des fragments retrouvés à sa mort, aurait jugé les Rose-Croix extravagants, présomptueux et vaniteux, aux très faibles connaissances. Il argue qu'il n'y a aucun rapport *entre ce qu'enseignent ces Freres, que tous leurs remèdes deviennent spécifiques par des qualitez occultes* (en marge : *M. de Gassendi fait le dénombrement de quelques uns dans l'*Examen de la Phil. de Fludd)*, & ce que promet M. Desc. de n'admettre aucune de ces qualitez ?*[202]

Pourtant, Baillet rapporte que dans *Studium Bonae Mentis* Descartes écrivit qu'*il ne sçavait rien des Rose-Croix*. En effet, il n'en a rencontré aucun, car ils étaient fort peu nombreux et invisibles, leur second statut général commandant de s'habiller à la mode du pays où ils se trouvaient. Baillet cite aussi une note de Jacques Dupuis sur les Rose-Croix où il est dit qu'*ils sont tres habiles en la chimie & excellens medecins*[203]. Pour une connaissance des rapports entre Descartes et les Rose-Croix nous renvoyons à l'exégèse de Paul Arnold de 1990.[204] Pour lui, Descartes n'a jamais été initié et n'a connu aucun Rose-Croix pour la simple raison que la confrérie n'existait pas à son époque. Il dénonce tous les historiens anciens ou modernes qui ont imaginé une filiation entre eux et Descartes, Bacon, Spinoza et Leibniz, même s'il existe ponctuellement quelques ressemblances. Mais il pense que Descartes connaissait la *Fama Fraternatis* et les *Noces chymiques*, et note la concordance de ceux-ci avec ses trois songes du 10 novembre 1619 en lesquels il voit une expérience mystique. Hildesheimer fait aussi le rapprochement.[205] Arnold souligne la commune volonté de Descartes et des Rose-Croix d'établir l'unité des sciences. Pour notre part nous retiendrons leur souci commun de la médecine et de la santé, et leur conviction de pouvoir vivre centenaire grâce à un régime adapté et à la science médicale.[206]

c/ Robert Fludd (1574-1637), médecin hermétiste et rosicrucien

Fludd naquit dans le Kent, étudia la théologie, la philosophie, les mathématiques, les lettres, les sciences physiques et la médecine, à *Saint*

---

[202] Ib., T. X, p. 198

[203] Ib., T. X, p. 199

[204] Arnold Paul, *Histoire des Rose-Croix et les origines de la franc-maçonnerie*, Mercure de France, 1990, p. 305-333

[205] *Les* Noces chimiques *d'Andreae attribuent à Christian Rosenkreuz un scénario onirique fort proche de l'expérience cartésienne (bruit de trompette annonçant l'ange de la vérité, violente bourrasque, encyclopédie incomplète).* (Hildesheimer, *op. cit.* p. 81)

[206] Baillet a même déclaré que Picot était persuadé de la certitude de la connaissance de Descartes sur la longévité parce que celui-ci aurait juré qu'il pourrait vivre, sauf cause violente, cinq cents ans [comme ce que prétendaient les Rose-Croix] après avoir trouvé l'art de vivre plusieurs siècles. (Arnold, *op. cit.* p. 320 ; extrait de la biographie complète de Baillet, T. II, p. 452-453 ; *Œuvres de Descartes*, éd. Adam et Tannery, 1986, T. XI, p. 671)

John's College d'Oxford. Se décidant pour la carrière médicale il passa son *Bachelor of medecine* en 1596 et son diplôme de *Master* en 1598. Il voyagea ensuite plus de cinq ans, jusqu'en 1603, à travers l'Espagne, la France, l'Italie et l'Allemagne. Il fut reçu docteur en médecine en mai 1605 au *Christ Church College*. Il eut du mal à obtenir sa licence lui permettant d'exercer à Londres à cause de son mépris d'Aristote et de Galien. L'année suivante il fut pourtant admis au Collège royal des médecins. Féru des écrits de Paracelse, *il ne tarda pas à avoir une clientèle importante, car la renommée des cures merveilleuses qu'il obtenait se répandit vite, d'autant plus qu'il soignait gratuitement les malades. Le secret de ses réussites résidait en ce qu'il savait influer sur le moral de ses malades, et qu'il employait la suggestion et la médecine magnétique conjointement aux remèdes classiques.*[207] Hutin ajoute qu'il utilisait le magnétisme et l'action à distance, selon les principes de la médecine paracelsienne, mais savait également utiliser les remèdes traditionnels. Il cultivait un jardin pour sa pharmacie végétale, et préparait lui-même ses remèdes. Il faisait aussi beaucoup d'expériences, et fabriquait des machines et des automates. Pour contrer Libavius (1540-1616), qui avait attaqué les Rose-Croix, il se décida à publier. En 1616, il fit paraître son *Apologia Compendiaria*, qui eut un immense succès, et dont il fit l'année suivante une version augmentée *Tractatus Apologeticus*. Il compléta ses deux ouvrages par son *Tractatus theologico-philosophicus* qu'il dédia aussi à la fraternité.

Les rosicruciens se firent connaître à Paris en 1623 sous forme d'affichettes mystérieuses placardées, incitatives à rejoindre leur ordre. La réaction fut violente. Plusieurs libelles parurent. Nous avons vu celui de Naudé. Dans un ouvrage exégétique sur la Genèse, de la même année 1623, destiné à combattre les athées et les déistes, Mersenne condamna les idées occultes et mystiques des frères de la Rose-Croix et celle de l'harmonie universelle de Fludd, principal adepte du rosicrucisme en Angleterre.

Mersenne y traite Fludd de *mage de merde*[208]*, propagandiste et docteur d'une magie pestilentielle et horrifiante, mage-hérétique qu'il faut recouvrir instantanément de flots éternels*[209]. Fludd y répondit vigoureusement en 1626 et en 1629 par deux écrits visant spécifiquement son ennemi. Mersenne trouva des défenseurs dans son ordre des Minimes, fondé en France par Henri III, mais voulut aussi avoir l'appui de Gassendi. Par complaisance envers son ami, sans en avoir vraiment le goût, celui-ci accepta de rédiger une défense. Il s'attela au travail quelques mois avant sa venue à Paris en mai 1628 puisqu'il en parle dans une lettre à Peiresc de février 1628. Il le termina sans doute à Paris ou peu après car il envoya sa lettre à Mersenne, pour lui présenter, de

207 Hutin Serge, *Robert Fludd (1574-1637) alchimiste et philosophe rosicrucien*, Omnium littéraire, Paris, 1971

208 Le mot employé par Mersenne est « cacomagus », c'est-à-dire adepte de la « cacomagia » que Taussig traduit par « magie noire ».

209 *Gassendi explorateur des sciences*, p. 67

Charleville, en février 1629, au début de son voyage vers les Pays-Bas. Son ouvrage *Exercitatio Epistolica adversus Fluddum*[210] sortit de la presse en juillet 1630.

d/ Les critiques de Gassendi contre les idées philosophiques de Fludd, et sa dispute sur la physiologie cardio-vasculaire

Baillet a voulu donner l'image d'un Descartes bon catholique, savant rationaliste, et menant une vie opposée à celle prônée par les Rose-Croix. Il estime que sa connaissance de ceux-ci fut moindre que celle de Gassendi, qui consacra un ouvrage entier à chicaner de manière courtoise Fludd.[211] L'analyse des critiques de Gassendi envers ce dernier à propos de la physiologie peut nous permettre de mesurer la distance séparant la science hermétique issue de la Renaissance, qui connut selon Hutin une extraordinaire résurgence entre 1590 et 1630, de la science moderne.

Gassendi rapporte que Fludd a objecté à Mersenne n'avoir pas pu résoudre trois problèmes dont il lui donne les solutions selon ses propres principes. Le premier est *pourquoi les animaux respirent l'air avec une telle nécessité ?* Le second est *d'où les artères puisent-elles leur sang subtil ?* Gassendi expose les solutions, plutôt éthérées, de Fludd :

Il résout le premier en disant que les animaux n'attirent pas l'air pour refroidir leur cœur, comme on le croit communément, mais parce que, l'air étant tout plein de la lumière incréée qui nage dedans (lumière que l'esprit éthéré venant du soleil verse en lui), le cœur de l'animal l'attire par la force magnétique dans son ventricule gauche, et de là il coule dans les artères pour donner la vie à tout l'animal. Mais il est nécessaire que l'air, en tant qu'il est un vêtement plus épais, soit rejeté et qu'il n'entre pas dans les artères, mais que seul il entre l'esprit éthéré, authentique véhicule de la lumière. Note que Fludd veut que l'on comprenne par cet esprit qui donne la vie à la fois le pain quotidien, ou supersubstantiel, du Notre-Père et ce Verbe qui procède de la bouche de Dieu, par lequel il est dit que l'homme vit, et non pas seulement de pain matériel.

Il résout le deuxième en disant que ce sang subtil, qui est dans les artères, n'est pas puisé dans les veines, c'est-à-dire de la façon dont on le pense communément, à savoir par le rameau de la veine cave qui s'écoule dans le ventricule droit du cœur, duquel le sang, transporté dans le gauche, jaillit ensuite dans les artères, mais de la façon par laquelle on pourrait imaginer

---

[210] Dans les *Opera omnia* (1658) de Gassendi ce titre incomplet sera modifié devenant *Examen philosophiae Roberti Fluddi medici* (Examen de la philosophie de Robert Fludd, médecin)

[211] *Il faut laisser à M. Gassendi la gloire d'avoir été plus heureux que M. Descartes, dans la découverte & dans la connoissance des Rose-Croix. Mais si l'Examen que M. Gassendi a fait de la Philosophie de Fludd est une bonne censure de la Société des Rose-Croix : on peut dire que la conduite de M. Descartes, dans sa manière de vivre, d'étudier & de raisonner, en a été une perpétuelle réfutation.* (*Œuvres de Descartes*, éd. Adam et Tannery, T. X, p. 200)

que l'extrémité des veines, c'est-à-dire les capillaires, se joint avec l'extrémité des artères et qu'ainsi le sang, sortant des veines dégoutte dans les artères. Il enseigne que par suite ce sang provient seulement de cet esprit éthéré conduit par l'inspiration – sang qui, par un afflux continuel et réalisé de façon céleste, rougit tout à fait comme cet esprit dont nous avons observé plus haut que, une fois extrait du blé, il devient rouge aux rayons du soleil.[212]

Gassendi examine d'abord le second problème soulevé par Fludd. Il ne veut pas nier absolument que tout le sang des artères est de cet esprit éthéré *moi qui n'ai pas les lunettes qui me permettraient de voir la nature opérer à l'intérieur sans aucun doute ou danger d'erreur*, mais juge cette opinion pas assez fiable. Contre Fludd il argue que le sang artériel est identique au sang veineux, invoquant la certitude (imparfaite donc) de l'expérience.[213] Il se demande pourquoi l'artère veineuse [la veine pulmonaire] est de type veineux si elle transportait un sang plus subtil et plus échauffé qui devrait nécessiter, selon lui, des artères, dont la contexture est plus solide que les veines.[214] Il argue aussi qu'il doit exister une communication entre le sang veineux et le sang artériel.[215] Il conteste que les rayons éthérés puissent devenir sang sans une matière inférieure (*inferioris materiae*) que Fludd ignore complètement.

C'est ici que pour rendre compte de cette communication entre le sang veineux et le sang artériel il en appelle à Harvey : *Enfin, si la façon commune d'expliquer ne plaisait pas à Fludd, il aurait peut-être fallu écouter Harvey, son compatriote, dont j'ai parcouru non sans volupté le petit livre sur la circulation perpétuelle du sang, qui est sorti à la toute dernière foire et que m'a montré le même Lacordaire*[216]. *Si tu ne l'as pas vu, y figure l'argument que le sang, venant du tronc de la veine cave par le rameau transversal jusque*

---

[212] Gassendi, *Examen de la philosophie de Robert Fludd*, p. 135-136

[213] *D'abord, une expérience très certaine montre clairement que l'artère veineuse* [la veine pulmonaire], *le ventricule gauche du cœur et l'artère aorte avec tous ses rameaux regorgent d'une grande quantité de sang de la même nature que celui qui est dans la veine cave, dans le ventricule droit du cœur, dans la veine artérieuse* [l'artère pulmonaire] *; on le surprend en effet en train de noircir et de faire des grumeaux* [sans doute des caillots], *etc. de la même manière.* (Ib., p. 136-137)

[214] *Et en effet, par suite de quelle autre cause les artères peuvent-elle être d'une contexture plus solide que les veines, si ce n'est parce qu'elles sont les véhicules d'une humeur plus subtile et plus échauffée ? Pourquoi donc le sang pris dans l'artère veineuse est-il du genre veineux, de sorte que lui-même aussi, coulant dans le ventricule gauche avec l'air, sert à créer le genre artériel ?* (Ib., p. 137)

[215] *En plus de cela, si le sang artériel n'a aucune communication avec le sang veineux et n'est pas créé par lui, d'où vient que, l'artère étant coupée, le sang coule par la coupure – non seulement celui qui est tout entier dans les artères, mais aussi dans les veines ? Est-ce que cela n'est pas une preuve que le sang veineux, qui s'écoule continuellement après le sang artériel, se rendra ensuite dans les artères, sans artériotomie ? Est-ce que cela n'indique pas qu'il y a des passages par lesquels le sang veineux s'écoule dans le cœur et, depuis le cœur, dans les artères, par quelque transmission ?* (Id.)

[216] Lacordaire était l'autre père minime qui avait transmis la lettre de Mersenne avec les ouvrages de Fludd à Gassendi.

dans le ventricule droit du cœur et de là répandu dans les poumons par la veine artérieuse, se rassemble et se jette, en passant par l'artère veineuse, dans le ventricule gauche, d'où, envoyé dans les artères, il retourne enfin dans les veines en passant par les imperceptibles petites ouvertures jointes des artères et des veines, et derechef, de la même manière, des veines en passant par les poumons et le cœur dans les artères, en une circulation perpétuelle.[217]

Dans une lettre à Peiresc du 28 août 1629 il avait déjà écrit d'Harvey : *son opinion de la continuelle circulation du sang par les arteres et veines est fort vraysemblable et establie ; mais ce que ie trouve à dire en son fait est qu'il s'imagine que le sang ne sauroit passer du ventricule droit du cœur au gauche par le [septum], là où il me souvient que le sieur Payen nous a fait voir autrefois qu'il y a non seulement des pores mais des canaux très ouverts... qui rendent cette doctrine évidente.*[218] On y apprend que Dupuy possédait un exemplaire du livre d'Harvey qu'il voulait envoyer à Peiresc et que Gassendi l'avait déjà vu avant de partir en Allemagne, donc dès l'année de sa publication. Mais peut-être qu'à cette date il ne l'avait pas encore lu.[219]

Un an plus tard, dans son livre sur Fludd, il répète la même critique contre Harvey : *Pour exprimer en passant ce que je pense de cette opinion, elle ne me semble pas devoir être complètement désapprouvée, tant l'homme ingénieux la prouve adroitement à la fois par des raisonnements et par des expériences. La seule chose que je n'approuve pas chez ce sagace anatomiste, c'est qu'il n'admet pas que le sang puisse, venant du ventricule droit du cœur, passer dans le gauche par le canal du septum ;* parce que, *dit-il*, il est épais, dru, dense, très compact, et qu'il n'a pas même les porosités que l'on appelle aveugles, invisibles et obscures. *De fait il y a d'évidence non seulement des porosités qui ne sont pas invisibles, mais même des passages tout à fait béants et évidents, même si, du fait de certaines circonvolutions, ils ne sont pas ouverts par un conduit droit.*[220] C'est ici qu'il relate la dissection cardiaque effectuée par Payen en 1621 ou 1622 à laquelle il a assisté et qui l'a convaincu du passage du sang à travers le septum interventriculaire. Cette observation anatomique pourrait en fait s'expliquer par la subsistance anormale ou le vestige d'un foramen ovale, canal qui existe chez l'embryon, mais qui disparaît normalement à la naissance. Il s'agirait donc d'un simple cas particulier, plutôt rare.[221]

Du fait de cette observation, évidente pour lui, il explique la fabrication du sang artériel à la fois par une filtration du sang veineux par le septum et par

---

[217] Id.

[218] *Œuvres de Descartes*, éd. Adam et Tannery, Corr. T. I, 1987, p. 264 ; cité aussi par Martin-Charpenel, *op. cit.* p. 213

[219] Id.

[220] Gassendi, *op. cit.* p. 138

[221] *Gassendi explorateur des sciences,* p. 115

un air plus pur apporté par l'inspiration.[222] Il explique ensuite de manière juste pourquoi l'artère veineuse a la conformation d'une veine et la veine artérieuse celle d'une artère, en faisant l'hypothèse d'une différence de force d'irruption ou de circulation du sang dans ces vaisseaux distincts.[223]

Au total, on peut dire que Gassendi a bien compris et admis d'emblée la circulation sanguine décrite par Harvey. Il a simplement cru à tort au passage du sang dans le septum, phénomène qu'il a pu observer, mais qui n'est pas habituel. Il considère que l'air inspiré est plus pur que l'air expiré et participe du sang artériel, sans cependant évoquer de substance particulière dans l'air à la différence de Fludd qui parle de façon vague d'un esprit éthéré. Surtout, il a devancé Descartes dans l'acceptation de la circulation et a évité de donner une explication fausse de la projection du sang, même si lui-même n'a pas parlé du rôle du muscle cardiaque.

e/ L'utilité de l'alchimie pour découvrir la nature et fabriquer des remèdes

Bien que très critique envers l'alchimie Gassendi lui reconnaît néanmoins deux vertus : l'étude de la nature et l'art de trouver des remèdes : *j'estime qu'il est indéniable que nous devons à l'alchimie deux genres de connaissances fort utiles. L'une concerne la nature. [...] s'il nous est accordé de connaître quelque chose de la composition interne de chaque chose, cette connaissance assurément doit être rapportée à cet art. Car il est le seul qui déploie le livre de la nature et le scrute, alors que tous les autres ne considèrent les choses naturelles qu'en surface. L'autre genre de connaissance utile concerne la santé. En effet, même s'il se tient des propos futiles sur cette médecine philosophique, il faut cependant reconnaître que des remèdes très*

---

[222] *Ce sont donc les passages que j'objectais un peu plus haut à Fludd (qui a déclaré sans aucune obscurité qu'il ne les connaissait pas), afin de faire valoir que, puisqu'ils existent vraiment et ne doivent pas être tenus pour inutiles, et qu'il y a une autre cause à notre disposition – la filtration* [percolatio] *du sang depuis le sinus droit dans le gauche -, ce sang artériel découle d'elle. Il est assurément vraisemblable que la portion plus subtile du sang soit comme sucée entièrement par ce septum et filtrée par compression, mais que la portion plus épaisse, avec la suie laissée par là, entre dans la veine artérieuse ouverte, s'avance et nourrisse la substance des poumons, et alors ce qui reste de plus subtil soit rassemblé dans l'artère veineuse, de telle sorte que, l'haleine plus pleine de suie et plus épaisse étant laissée et rejetée par l'expiration, en même temps qu'avec l'air plus pur apporté par l'inspiration, cela s'écoule dans le ventricule gauche, soit goutte à goutte, comme il est nécessaire – c'est ce qu'affirme l'opinion commune -, soit amplement, comme semble le vouloir l'avis d'Harvey.* (Gassendi, op. cit. p. 138-139).

[223] *J'estimerais que la cause en est que, de même que l'artère aorte reçoit l'impulsion du sang qui fait irruption depuis le ventricule gauche par un mouvement véhément du cœur, de même la veine artérieuse reçoit l'impulsion du sang depuis le sinus droit par le même mouvement et que la conformation des deux doit donc être la même, c'est-à-dire plus solide et plus ferme que si c'était du genre veineux ; la veine artérieuse a pu être conformée sur ce modèle (celui des veines), elle, qui, quoique liée au cœur, n'a pas dû supporter toutefois une aussi forte irruption ou assaut – bien que cela ne soit que des conjectures.* (Ib., p. 139)

remarquables pour chasser les maladies et apaiser les douleurs sont les inventions de cet art. Même si deux péchés sont là : celui des pseudo-artisans qui ne savent pas préparer ni appliquer les médicaments comme il faut, et celui des Thrasons qui promettent des montagnes d'or et cet âge heureux dont la nature n'est pas capable.[224]

A-t-il lu l'ouvrage que Fludd publia en 1629 sur la médecine universelle ?

3. Retour en Provence (novembre 1632 – décembre 1640)

Gassendi revint à Digne le 23 novembre 1632, ce qu'il annonça à Peiresc, qui informa Luillier que Gassendi lui avait écrit qu'il était en très bonne santé à son arrivée.[225] Sa santé s'est donc très bien maintenue jusqu'à l'âge d'au moins quarante ans.

A. Les ravages de la peste à Digne en 1629 ; le récit vécu de David Tavan de Lautaret

À son arrivée à Digne Gassendi découvrit la désolation de la ville causée par la peste qui y avait sévi effroyablement de juin à octobre 1629 et y était réapparue vers le début de l'année 1631. Quatre-vingts pour cent de la population avait été décimée. Il entendit les lamentations des survivants et ce que raconta son ami, le médecin de Digne, Tavan de Lautaret.

Celui-ci s'illustra lors de cette peste qui atteignit Digne au début du mois de juin 1629. Il habitait alors la ville. Il ne fuit pas et soigna les malades pendant les quatre mois que la peste dura. Il en fut lui-même atteint, mais réchappa à l'épidémie dont il fera une chronique en français que Gassendi utilisera dans sa *Notice sur l'église de Digne, à laquelle est ajouté le Concile d'Avignon de 1325 tiré d'un volume manuscrit des statuts de la même église*, qui parut en 1654, un an avant sa mort. Le manuscrit sur la peste de Tavan de Lautaret ne fut publié qu'en 1892.[226] Il décrit l'épidémie de façon très réaliste et dans toute son horreur.

La peste survint brutalement après le passage des troupes du roi. Elle fut précédée par un changement saisonnier violent qui se manifesta par un ciel épais et orageux, suivi d'un déluge extraordinaire des torrents au commencement de l'épidémie. Au début on interdit aux habitants de Digne de fuir et de se mettre en quarantaine dans le voisinage, et on les enferma dans la ville. Tavan décrit les symptômes de la peste qui différaient selon les natures. Ils consistaient surtout en bubons douloureux tendant à la suppuration mais sans inflammation. Ceux qui coulaient cuisaient extrêmement. Les malades

---

[224] Ib., p.186

[225] Rochot Bernard, *Les travaux de Gassendi sur Épicure et sur l'atomisme* (1619-1658), Paris, Vrin, 1944, p. 60

[226] « Mémoire de la peste advenue à Digne en l'an 1629 » *in : Bulletin de la société scientifique et littéraire des Basses Alpes*, Tome V, n° 40, p. 60-62 et n° 41, p. 68-77, 1891

pouvaient présenter aussi des charbons ou des taches purpuriques plus ou moins grandes et bigarrées. Presque tous avaient de la fièvre.

Le pavé de la ville se joncha de cadavres et, un jour, il y en eut quinze cents, causant une puanteur suffocante. Il mourait alors cent soixante habitants par jour. Certains, enterrés vivants, s'éveillaient ou semblaient ressusciter. Les moindres maux passaient pour des pestes. On voulut brûler la ville pour arrêter le progrès de l'épidémie qui était tenue pour contagieuse, mais on ne brûla que des maisons. Tavan relève la maxime commune prétendant que la peste, comme la guerre, était un châtiment divin.

L'épidémie commença à décliner au milieu du mois d'août et s'éteignit fin octobre. Elle fit huit mille victimes environ sur dix mille habitants. Cependant elle resurgit un an et quelques mois plus tard. On y déclara cette contagion semblable à la première, mais elle ne fit que cent victimes. Tavan termine son récit en remarquant qu'aucun de ceux qui avaient eu la première ne fut ressaisi de la seconde.

Gassendi se servit du manuscrit du médecin dans le chapitre VI de sa notice sur l'église de Digne. Il y donne aussi des détails qu'il lui avait appris à son retour à Digne. Il rapporte l'état de la ville à son arrivée. La plupart des maisons étaient désertes et il ne put embrasser que peu d'amis. Il trouva affreux le récit des souffrances qu'avaient subies les survivants. Le tableau en était pire, selon lui, que celui de la « peste » décrite par Thucydide.

B. Les nouvelles recherches anatomiques de Gassendi à Aix

Gassendi restera en Provence pendant huit ans, jusque fin 1640. Ce fut une période de collaboration avec son grand ami Peiresc (1580-1637), conseiller au parlement d'Aix, chez lequel il vivait quand il séjournait à Aix. Peiresc possédait une bibliothèque de cinq mille volumes qu'il mettait à la disposition de Gassendi. Ils correspondirent tous deux avec Galilée et le défendirent. Peiresc avait suivi les cours de Galilée à Padoue en 1606, était un humaniste qui s'intéressait à quantité de domaines.

À Digne, Gassendi, en tant que chanoine du chapitre de la ville, devait prêcher, et en tant que théologal, enseigner la théologie. Il mit huit ans, après plusieurs procès avec un autre chanoine, pour devenir prévôt (supérieur du chapitre) par décision du parlement d'Aix en décembre 1634. Les prêches et les charges administratives du chapitre lui prenaient beaucoup de temps au détriment de ses recherches scientifiques ou celles sur Épicure.

Nous avons vu qu'il avait prévenu Peiresc de la parution de l'ouvrage d'Aselli sur les vaisseaux chylifères. Il lui en avait fait part dans sa lettre du 16 mai 1628, peu après son arrivée à Paris. Peiresc acquit alors et distribua à ses amis médecins plusieurs exemplaires du livre. Il commença à réaliser des dissections des viscères abdominaux comme l'avait fait Aselli. Il voulut aussi le faire sur des cadavres humains. Au retour de Gassendi en Provence en novembre 1632 il prépara l'affaire et ils purent examiner, pour la première fois, les veines lactées chez l'homme. Gassendi raconta leur entreprise et leurs observations dans une lettre détaillée à Diodati du 29 août 1634. Trente à quarante personnes assistèrent à leur démonstration anatomique d'Aix qui leur procura une certaine notoriété. Gassendi utilisera ces observations dans sa polémique avec Descartes relative aux *Méditations métaphysiques* et à la réponse finale de celui-ci dans ses *Disquisitio metaphysica* de 1644. Descartes soutenait que les intentions de Dieu étaient insondables. Gassendi trouva que ses intentions étaient au contraire manifestes par exemple dans la parfaite adaptation des veines lactées à leur rôle de distribution des humeurs nutritives.

Peiresc était passionné par les problèmes de physiologie, science qu'il prisait particulièrement. Il entraîna ainsi Gassendi à faire des recherches anatomiques, notamment pour découvrir le mécanisme de la vision chez les êtres vivants. Pour cela ils disséquèrent les yeux de multiples espèces animales, et des yeux humains, pratiquant, avant la lettre, l'anatomie comparée. Ils comparèrent les yeux de divers poissons, oiseaux, et mammifères comme le mouton ou le bœuf, sans publier leurs observations. Peiresc étudia toute la physiologie des caméléons, qu'il importait d'Afrique. Il se servait du microscope composé, inventé entre 1611 et 1619, qu'il avait vu dès sa parution à Paris en 1622. Il ne connaissait pas encore Gassendi, mais en 1628 il lui en envoya un modèle. Gassendi invoqua la faculté de voir, grâce au microscope, des choses invisibles à l'œil nu, comme argument permettant de postuler l'existence des atomes et la possibilité future de les voir au moyen d'un instrument analogue. L'invention du microscope électronique lui donne raison pour les atomes au sens moderne. Mais il en sera autrement des particules quantiques, non perceptibles directement comme des objets. Avec Peiresc il observa au microscope de nombreux insectes comme des mites ou des tiques. Il examina aussi des cristaux de sel, de la neige, des grains de sable et de poussière.

C. La circulation du sang

En même temps qu'il fit connaître à Peiresc l'ouvrage d'Aselli Gassendi lui fit part de la parution du traité d'Harvey sur la circulation du sang : *Je l'avais simultanément averti de ce que William Harvey, médecin anglais, avait édité un livre remarquable sur le passage du sang des veines dans les artères, et l'inverse, par anastomoses imperceptibles ; celui-ci, entre autres arguments, avait confirmé un tel passage par l'existence des valvules de veines, dont il avait entendu parler par Acquapendente et dont le découvreur initial avait été, comme il le rappelait, Paolo Sarpi, servite : dans ces conditions il voulut avoir le livre, explorer ces valvules, et reconnaître aussi les méandres du médiastin cardiaque qu'Harvey a niés mais dont je l'avais convaincu.*[227]

[227] Gassendi, *Peiresc 1580-1637*, tr. du latin par R. Lassalle, Belin, Paris, 1992, p. 185-186

Il semble donc qu'en 1639 il croyait encore à la porosité du septum cardiaque. Tout en faisant de l'astronomie sa discipline maîtresse il a eu le mérite de s'intéresser de près à l'anatomie, sans doute plus par curiosité qu'avec un esprit de recherche très méthodique. Il effectua, d'abord seul, puis avec Peiresc, beaucoup de dissections mais, semble-t-il, sans but très précis ni méthode déterminée, contrairement à Descartes, se limitant surtout à observer.

D. Les maladies et la mort de Peiresc (1637)

Gassendi fréquenta étroitement Peiresc seulement à partir de 1624 car ce dernier vécut à Paris de 1616 à 1623 et leur première lettre échangée date, semble-t-il, de 1624.

À la mort de Peiresc en 1637 Gassendi rédigea en latin durant quatre ans, en hommage à son mécène et ami, et à l'incitation de son nouveau protecteur Louis de Valois (1596-1653), comte d'Alais et gouverneur de Provence depuis 1638, une *Vie de l'illustre Nicolas-Claude Fabri de Peiresc*, qui parut en 1641. Ce fut son ouvrage qui eut le plus de succès, connaissant trois éditions de son vivant, une traduction anglaise en 1657, et une dernière parution intégrale en 1705. Il y parle assez longuement des maladies et de la mort de Peiresc ce qui nous permet d'avoir quelques éléments sur sa vision de la pathologie et de la thérapeutique.

Peiresc mourut à 56 ans, ce qui nous paraît assez jeune, mais qui en fait dépassait assez largement l'espérance moyenne de vie à cette époque. Reproduisons, d'après Gassendi, les maladies dont il souffrit tout au long de sa vie, peu détaillées jusqu'en 1624 puisque Gassendi ne connut intimement Peiresc qu'à partir de cette date.

Dès l'âge de 23 ans, en 1603, Peiresc souffrit d'hémorroïdes et de difficultés mictionnelles, accompagnées de fièvre.

Au printemps 1604 il tomba subitement malade et ne se rétablit qu'au début de l'été. Le plus gênant était une sorte de dermographisme, consistant en une tuméfaction rougeoyante et prurigineuse aux endroits du corps où s'exerçait la moindre pression de ses habits.

C'est l'occasion pour Gassendi de rapporter leurs discussions philosophiques, spécialement quelques années avant la mort de son ami, sur les marques que les femmes enceintes laissent sur leurs embryons et leurs nouveau-nés sous l'effet de leurs fantasmes ou de leurs envies ; de même sur l'image d'un chien observée dans l'urine d'un homme mordu par un chien enragé. Peiresc l'expliquait par la transmission à l'embryon, du fait de sa texture molle et tendre, des influences que subissait la femme enceinte. Il croyait que l'embryon était primitivement formé de la semence, qu'il concevait issue de toutes les parties du corps masculin. Gassendi ne le dément pas et même l'illustre d'autres exemples fantastiques d'analogie. Il note aussi celui du vin qui bouillonne dans les tonneaux au moment de la floraison des vignes.

Gassendi ne nomme pas la maladie cutanée de Peiresc, mais il rapporte qu'il se rétablit par la pratique des bains, expliquant qu'en agissant sur le sang, par exemple sur son équilibre, le corps s'en trouvait mieux irrigué.

En 1607, Peiresc eut une maladie très pénible de la vue qui dura assez longtemps, sans qu'on ait plus d'information. Il en aura une autre, très dangereuse selon Gassendi, en 1620. Il visita les thermes de Digne, dont une grotte chauffée par une eau brûlante qui, par la sudation douce qu'elle provoque, *convient admirablement aux pituites et aux humeurs froides*. S'y ajouta la visite du bain dit des Vertus qui, par sa vigueur particulière, réalise des guérisons étonnantes, inespérées avec d'autres remèdes. Gassendi ne semble donc pas contredire la théorie antique des humeurs.

En 1608, Peiresc eut une fièvre chronique et, en 1616, une nouvelle crise d'hémorroïdes très intense. En 1620, il souffrit de rétention très douloureuse. Probablement s'agit-il de rétention d'urine car il en avait déjà souffert et, l'année suivante, il fut affecté par une douleur rénale et une strangurie (miction goutte à goutte avec ténesme vésical).

Durant toute cette période ses médecins furent Jean Dortoman, puis Jacques Fontaine (?-1621), premier régent de la faculté de médecine d'Aix, qui lui a dédié ses *Commentaires sur les Aphorismes d'Hippocrate* (1613), et surtout Mérindol. Les deux derniers décédèrent en 1624. Il ressentit très vivement la perte de Mérindol, ami intime qui lui dédia aussi un ouvrage médical, sur les fièvres.

En 1625, la rétention chronique d'urine provoqua à Peiresc une irritation de ses hémorroïdes et une tumeur inopportune. Ses douleurs des reins l'empêchaient parfois de dormir, et même de se reposer dans son lit. Il est donc probable qu'il souffrit de coliques néphrétiques, car nous verrons qu'il était sujet à la pierre.

Au mois d'août de l'année 1629 la peste surgit à Aix et, en septembre, Peiresc se mit en quarantaine dans son village natal. Elle sévit presque un an. En 1631, il fut saisi par une hémiplégie droite associée à des troubles de la parole, ce qui fait suspecter un accident vasculaire cérébral, transitoire puisqu'il se résolut en une semaine. Durant l'hiver il fut torturé par des difficultés urinaires, qu'il soigna en faisant une cure d'une certaine eau provenant d'une île proche de Gênes. La rémission fut courte et, l'année suivante, il contracta une fièvre qui dura près de deux mois, ainsi qu'une gangrène du siège à cause d'un clystère posé maladroitement. Il sollicita le médecin marseillais Charles Cassagne qu'il connaissait et qui, malade, lui adressa un confrère marseillais, Sébastien Richard, qui réussit à juguler ce mal.

Gassendi illustre aussi la vie de son ami de faits soi-disant avérés de longévité humaine de quatre cents ans, de greffes extraordinaires d'arbres ou de poissons sur des humains, qui témoignent de la grande crédulité de l'époque, même de la part de savants.

Il consacre le sixième et dernier chapitre de sa biographie aux habitudes diététiques et hygiéniques de Peiresc, et à son automédication. Selon lui, Peiresc était habile à déceler les maladies, à commenter leurs prodromes, leurs symptômes, leurs causes et leurs remèdes. Ensuite, il décrit assez en détail la maladie mortelle de son ami qu'il suivit et accompagna jusqu'à sa mort.

Selon toute évidence Peiresc mourut des complications de la pierre, par une rétention urinaire aiguë ayant entraîné une insuffisance rénale aiguë sur un fond probable d'insuffisance rénale chronique. Il évacuait en effet assez fréquemment, après des douleurs des reins et de l'urètre, du sable ou des calculs, probablement de phosphate ou d'oxalate de calcium car il n'était pas sujet à la goutte.

En juin 1637 il tomba dans un état morbide que Gassendi attribue aux fièvres malignes qui régnaient dans la ville. Il eut de la fièvre et, malgré le jeûne qu'il respectait quand il était malade, sa soif cette fois persista, ce qu'il jugea de mauvais signe. La fièvre continua, accompagnée d'une douleur rénale et hémorroïdale. On lui fit une saignée et on lui interdit l'eau thermale. Bientôt il ne put écrire. Son médecin, Jean Sauveur, lui ordonna une potion. Il eut ensuite des pustules rouges très nombreuses du dos. Le 16 juin, au septième jour de la maladie, le médecin était fort rassurant et Gassendi assura à des correspondants qu'il n'y avait aucun danger.

On fit au malade une nouvelle saignée et le lendemain la respiration devint plus difficile. Son délire et ses troubles d'élocution s'aggravèrent. On lui appliqua des ventouses. Le médecin Prisius Insulanus aussi intervint. Une grosseur douloureuse apparut au niveau de la vessie à cause de la rétention. On tenta d'extraire l'urine chirurgicalement, d'abord avec une bougie, qui fut inefficace, puis avec le cathéter d'un appareil nommé algalie. Moyennant une immense douleur le chirurgien y parvint, mais dut recommencer plus tard. Finalement la vessie sembla s'être rompue car l'abdomen devint plus souple avant de devenir très enflé et très tendu au point que Peiresc étouffait. Une péritonite s'est sans doute déclarée. Il ne supporta pas les cataplasmes qu'on lui prescrivit. On appela de nouveaux chirurgiens, le précédent étant indisponible, qui échouèrent à retirer de l'urine. Peiresc décéda ce 24 juin, quinze jours après le début de sa maladie.

L'autopsie, effectuée la nuit suivante, est intéressante. Le cœur, le foie et les poumons étaient indemnes.[228] La vessie, par contre, se délitait dans sa partie antérieure, comme du papier humide, au simple toucher. Les médecins pensèrent alors que la vessie s'était déchirée un ou deux jours auparavant, provoquant l'enflure abdominale constatée. La vessie contenait, en profondeur, des calculs et une humeur abondante (certainement du pus) et,

---

[228] Le propos de Pintard que Peiresc fut miné par la tuberculose est donc fort douteux. (Pintard, *op. cit.* p. 87)

vers le sphincter, des tissus et des substances calleuses qui obstruaient le méat. Le rein droit renfermait beaucoup de calculs dont trois remarquables.[229]

E. La maladie de Gassendi

Gassendi termine sa *Vie de Peiresc* en faisant allusion à la maladie dont il souffrit pendant sa rédaction et qui retarda son achèvement. Il l'invoque pour justifier ce contretemps auprès de Louis de Valois, *le meilleur des princes*, qui l'avait pressé avec d'autres de rendre un hommage à Peiresc : *car tu sais la longue maladie, et ses longues séquelles, dont fut pour moi occupée la moitié d'une année*[230].

De quelle maladie et de quelle année s'agit-il ? Car Gassendi n'en parle pas autrement dans son livre, tout à l'honneur de son ami. Rochot dit simplement que Gassendi tomba malade à la fin de l'année 1638 et que sa maladie le retint à Digne.[231]

4. Nouveaux séjours à Paris (février 1641 – septembre 1647) et août - octobre 1648

A. Gassendi, professeur de mathématiques et d'astronomie (1645-1655)

En 1641, l'année où sa biographie de Peiresc parut, Gassendi retourna à Paris, d'abord à Mantes où il devait se rendre pour des raisons ecclésiastiques. Il revint à Paris au mois d'août et y retrouva ses amis qui l'incitèrent à rester. Ce sera son plus long séjour parisien, de six ans environ.

En 1642, Diodati se retira de la Tétrade et fut remplacé par Gui Patin, médecin parisien, épistolier célèbre. Les réunions des quatre amis perdureront jusqu'à la mort de Naudé en 1653. Gassendi adressera alors une lettre à son ami Neuré sur la disparition de Naudé, qui sera incluse dans un ouvrage à la mémoire de celui-ci, édité en 1659.

Durant ce séjour, et même auparavant, la réputation de Gassendi ne cessa d'augmenter. Il se forma autour de lui un cercle d'élèves et d'amis d'une génération nouvelle. Parmi eux se trouvaient Molière (1622-1673), Chapelle (1626-1686), fils naturel de Luillier, les médecins Samuel Sorbière (1615-1670)[232] et François Bernier (1630-1688), lequel publiera en 1678 un large *Abrégé de la philosophie de Gassendi* en huit volumes et en français, la rendant plus accessible et plus populaire.

---

[229] Gassendi, *Peiresc 1580-1637*, tr. du latin par R. Lassalle, Belin, Paris, 1992, p. 315

[230] Ib., p. 322

[231] Rochot, *op. cit.* p. 83

[232] Dans une lettre au révérend père jésuite Bertet, le mois suivant la mort de Gassendi en octobre 1655, Sorbière considère Gassendi comme son père et son plus parfait modèle qu'il a en philosophie et en vertu.

Sollicité par Mersenne, Gassendi répondit aux *Méditations métaphysiques* de Descartes (cinquièmes objections). Ses objections montrent leur profonde divergence méthodologique, Descartes prônant une méthode déductive et d'enchaînement logique de type mathématique, Gassendi une méthode empirique, inductive et historique. Après leur querelle mémorable ils se réconcilieront à Paris en 1647 lors d'une rencontre préparée à cet effet.

En 1645, Gassendi fut nommé professeur de mathématiques au Collège Royal (futur Collège de France) par le cardinal Alphonse-Louis du Plessis de Richelieu (1582-1653), frère aîné du grand Richelieu (1585-1642). D'abord chartreux, archevêque d'Aix-en-Provence puis de Lyon à partir de 1625, A.-L. de Richelieu connut étroitement Gassendi. Devenu Grand Aumônier de France il lui proposa divers postes qu'il refusa. Il déclina aussi la chaire de mathématiques, invoquant sa mauvaise santé et les longs séjours qu'il devait faire en Provence. Mais le cardinal insista et pour le convaincre d'accepter ce poste il le dispensa de faire ses cours lorsqu'il serait malade ou qu'il devrait s'absenter. Gassendi fit sa leçon inaugurale le 23 novembre 1645, éditée peu après. Ses leçons suivantes furent publiées en 1647 et éditées plusieurs fois à Londres.

B. Pierre Bourdelot (1610-1685), médecin de Gassendi

Gassendi retomba malade lors de son séjour à Paris, après sa nomination, semble-t-il. D'après son biographe Bougerel (1737), sa maladie survint rapidement et empira au fur et à mesure de ses leçons. Il fut attaqué sévèrement de la poitrine et, au printemps 1647, sa toux et ses problèmes respiratoires l'empêchèrent presque de parler.

Lors de ce long séjour à Paris de 1641 à 1647 Gassendi eut comme médecin Pierre Bourdelot. Né Pierre Michon à Sens, il était fils de Maximilien Michon, descendant par sa mère du protestant Théodore de Bèze et chirurgien ordinaire du prince de Condé. Son père lui apprit la chirurgie et il fut adopté à Paris par ses deux oncles, Edmé Bourdelot, médecin archiatre de Louis XIII, et son frère Jean, maître des requêtes de Marie de Médicis. En 1634, ceux-ci obtinrent de Louis XIII qu'il prenne le nom de Bourdelot. Nommé médecin du comte de Noailles, ambassadeur de France à Rome, il l'y rejoignit, en passant par Aix, en mars 1634, pour voir Peiresc, étant annoncé six mois plus tôt par Gassendi.[233] Donc dès septembre 1633 celui-ci le connaissait. Il se rendit chez son ami Peiresc pour le rencontrer.

Bourdelot revint à Paris à l'automne 1637 et fut choisi comme médecin, succédant à Guénault, par le prince Henri de Condé qu'il suivit au siège de Fontarabie. Il hérita de la bibliothèque très importante de ses oncles et de leur cabinet de curiosités. Il n'acquit ses diplômes que fort tard puisqu'il ne fut reçu bachelier qu'en 1638 et médecin de la faculté de Paris qu'en 1639. Il fut

233 Lemoine Jean & Lichtenberger André, *Trois familiers du Grand Condé, l'abbé Bourdelot, le Père Talon, le Père Tixier*, Paris, Champion, 1909, p. 1-3

nommé médecin du roi en 1641. À la mort d'Henri de Condé en 1646 il entra dans la maison de son fils, le duc d'Enghien, quatrième prince de Condé, dit le Grand Condé (1621-1686), qui l'entraîna dans ses déplacements, jusqu'à son emprisonnement voulu par la Reine à Vincennes puis au Havre. Il l'avait déjà soigné en février 1641 pour une dépression, qui dura deux mois, suite à son mariage exigé par son père.[234] À son retour de Suède en 1656 il rentra à nouveau dans la maison des Condé jusqu'à sa mort.

Henri de Condé voulut réunir dans son Hôtel les plus beaux génies de Paris une fois par semaine, le mardi. Dès 1638 Bourdelot y fut le maître d'œuvre quand il ne partait pas en campagne suivre ses maîtres. Il connaissait les beaux-arts et était habile musicien, surtout comme guitariste. Il était épicurien et disciple de Gassendi, le sentiment religieux en moins. Il fut abbé, mais simplement abbé commendataire de l'abbaye de Massay en Berry que la reine Christine de Suède lui obtint pour le remercier de ses services. Il en tirait cinq à six mille livres de rente que ses moines lui disputèrent.[235]

Les séances hebdomadaires de son académie firent beaucoup de bruit et des princes, autant que de grands savants, y assistèrent. Gassendi s'y rendit, ainsi que Mersenne, Roberval, les Pascal, Mariotte, La Mothe le Vayer, Montmort, et Lémery. On y trouva aussi, bien sûr, des médecins : Pecquet, J.-B. Denis, Borelli, Dodart. D'après Grmek, il y déclarait que la médecine commune ne valait rien et qu'il fallait des règles et des remèdes nouveaux.[236] Ces réunions persistèrent jusqu'au départ de Bourdelot en Suède en 1651, appelé par la reine Christine de Suède comme premier médecin, après le refus de Patin d'y prendre le poste. Elles reprirent en 1659, trois ans après son retour de Suède, à son domicile, jusqu'à sa mort. Sténon et C. Wren s'y rendirent lors de cette seconde phase. À son retour en France en 1656 Bourdelot soigna à nouveau la famille Condé, notamment Mme de Longueville. Mme de Sévigné le prit aussi comme médecin. Selon Delaunay, il fut un des premiers en France à proposer la transfusion de sang.[237]

Du fait de sa présence à la cour de Suède il ne put continuer à soigner Gassendi quand celui-ci revint à Paris en mai 1653. C'est Patin qui le remplaça.

---

[234] Bertière Simone, *Condé le héros fourvoyé*, Éd. de Fallois, Paris, 2011, p. 98

[235] Delaunay, *op. cit.* p. 250

[236] Grmek, *La première révolution biologique*, Paris, Payot, 1990, p. 244

[237] Delaunay, *op. cit.* p. 418 ; Dans les *Conversations tirées de l'académie de Monsieur l'abbé Bourdelot* par Le Gallois, Paris, Moette, 1672, figurent six conversations. Dans la deuxième on trouve un dialogue sur la transfusion. Deux intervenants la jugent dangereuse, deux autres salutaire si des précautions sont prises. Un de ceux-ci s'en dit partisan comme de la circulation sanguine, qu'il juge clairement démontrée, et remarque qu'on conteste aussi les vaisseaux de Pecquet.

C. La querelle avec le médecin et astrologue Jean-Baptiste Morin (1583-1656)

Gassendi rencontra probablement Morin chez Gaultier où ils développèrent ensemble leurs connaissances en mathématiques et en astronomie. En 1614, Morin s'établit définitivement à Paris, étudiant la chimie et l'astronomie. Il eut un succès peu ordinaire auprès du peuple et de la cour. Il eut le soutien de Richelieu et de Mazarin. En 1629, grâce au cardinal de Bérulle, il obtint une des chaires de mathématiques au Collège Royal, comme Gassendi seize ans plus tard. Celui-ci s'en félicita car il était resté avec lui en termes amicaux. Pour tirer l'horoscope du futur Louis XIV on fit appel à Morin. Molière (1622-1673) le mit en scène dans ses *Amans magnifiques* sous le nom d'Anaxarque.[238]

Lors de ses séjours à Grenoble dans les années 1620, Gassendi avait fréquenté un Écossais protestant installé en France, devenu trésorier de France en Dauphiné, Jacques de Valois. Celui-ci était passionné comme lui d'astronomie, mais aussi d'astrologie judiciaire. Gassendi avait d'abord prêté foi à cette pseudoscience, mais il la considéra bientôt comme une bagatelle et voulut en dissuader Jacques de Valois. Celui-ci se convertit, mais Gassendi avait accepté, pour lui faire plaisir et semer le doute dans son esprit, qu'il tire son horoscope, ce qu'il fit en 1627 ou 1628.

Morin, lui, ne se convertit pas. Il se rallia entièrement au système de Ptolémée et à l'astrologie judiciaire, malgré son enseignement au Collège Royal, qui ne fut pas dans son cas d'avant-garde et à la pointe de la recherche, et malgré les objections de ses amis. La querelle avec Gassendi éclata quand celui-ci publia en 1642 un ouvrage en latin comprenant *De l'impulsion imprimée sur un corps en mouvement* et *Deux lettres dans lesquelles sont traitées les difficultés les plus importantes concernant le mouvement universel et, notamment, le mouvement de la terre.* Il y reprenait les idées de Galilée, admettait le double mouvement de la terre défendu par Copernic, et définissait le mieux le principe d'inertie. Morin se sentit attaqué et répliqua l'année suivante par son *Aloe telluris fractae* (Les Ailes de la terre brisées). Gassendi rédigea de suite une apologie contre le livre de Morin, sous forme d'une lettre adressée à Gaultier le 10 août 1643 qui, à cause d'une requête de Morin auprès de Gassendi, ne fut publiée qu'en 1649 et à l'insu de celui-ci, par ses amis F. de Barancy et Neuré.

D. Une partie de « débauche » avec les médecins Gabriel Naudé et Gui Patin

Nous savons que Gassendi revint à Paris en août 1648 car Gui Patin évoqua sa rencontre avec lui ce mois-ci dans une de ses lettres.

---

[238] Ib., p. 195

a/ Gui Patin (1601-1672) avant 1650

Il naquit en Picardie et vint à Paris y étudier la médecine. Brouillé avec sa famille, il se fit correcteur d'épreuves chez un imprimeur. Riolan le fils l'aida financièrement pour ses études et pour obtenir ses grades. Les titres de ses thèses pourraient faire croire à un esprit moderne : *La femme ne peut-elle pas se transformer en homme ?* en 1624 ; *Faut-il faire avorter une femme enceinte dont la vie est en danger* ? en 1625 ; enfin sa thèse cardinale *Peut-on trouver dans l'urine un signe certain de grossesse ?* qui lui permit d'être reçu docteur à la faculté de Paris en 1627.[239]

En 1632, il publia un *Traité de la conservation de la santé* à la fin de la dix-septième édition d'un recueil de Philibert Guybert (1579 ?-1633), qui connut cent éditions à partir de 1627. Ce succès considérable vint du fait qu'il constitue une compilation d'ouvrages de médecine populaire, rédigée en français dans un esprit de charité publique comme l'indique son titre *Le médecin charitable, enseignant la manière de faire et préparer en la maison avec facilité et peu de frais, les remèdes propres à toutes les maladies, selon l'advis du médecin ordinaire.* Il prône la saignée à outrance, quelques purgatifs végétaux, et bannit tous les narcotiques, dont l'opium, et tous les remèdes minéraux dont l'antimoine ou le vin émétique. Patin avait rédigé son traité à la demande de Guybert et le jugea lui-même médiocre en 1644.[240] Dans le recueil de Guybert, Patin ajouta des notes au livre de Galien *De la saignée* et au traité sur la peste (1604) de Nicolas Ellain (1535-1621). Celui-ci était un médecin de la Faculté de Paris, d'abord avocat au Parlement, qui acquit la réputation d'habile praticien et qui fut pendant trois ans doyen de la faculté de Paris.

Patin, bibliophile, connaissait Naudé depuis 1620. Il intégra la Tétrade en 1642 en remplacement de Diodati. Elle comprenait donc maintenant deux médecins, Naudé et Patin, outre Gassendi et La Mothe le Vayer.

Le 27 août 1648 Patin avertit le médecin Falconet qu'il irait faire débauche trois jours plus tard chez Naudé : *M. Naudé, bibliothécaire de M. le cardinal Mazarin, intime ami de M. Gassendi, comme il est le mien, nous a engagé pour dimanche prochain, à aller souper et coucher tous trois en sa maison de Gentilly, à la condition que nous ne serons que nous trois, et nous y ferons débauche, mais dieu sait quelle débauche ! M. Naudé ne boit naturellement que de l'eau, et n'a jamais goûté de vin. M. Gassendi est si délicat qu'il n'en oseroit boire, et s'imagine que son corps brûleroit, s'il en avoit bu... Pour moi, je ne puis que jeter de la poudre sur l'écriture de ces deux grands hommes ; j'en bois fort peu, et néanmoins ce sera une débauche, mais philosophique et peut-être quelque chose davantage ; peut-être tous trois,*

---

[239] Pouliquen Yves, *Mme de Sévigné et la médecine du Grand Siècle*, Odile Jacob, Paris, 2006, p. 48-49

[240] *Dictionnaire encyclopédique des sciences médicales*, dirigé par A. Dechambre et L. Lereboullet, 4e série, tome onzième, Masson et Asselin, vol. 47, 1786, p. 784

guéris du loup-garou et délivrés du mal des scrupules, qui est le tyran des consciences, nous irons peut-être jusque fort près du sanctuaire.[241] On comprend que la débauche n'est que philosophique et ira peut-être jusqu'au débat théologique.

E. L'apologie d'Épicure (1647)

Nous avons vu que, dès 1624, Gassendi s'était vivement intéressé à Épicure et voulait défendre sa morale du plaisir, entendu comme volupté, morale qui n'excluait certainement pas la modération et l'évitement des souffrances que les plaisirs pouvaient amener. Il dut interrompre plusieurs fois ses recherches du fait de ses autres activités, de théologal puis de prévôt, et de biographe.

Gassendi a sans doute vite décelé la valeur heuristique de la théorie atomique pour les sciences nouvelles, et des théories corpusculaires allaient être adoptées par beaucoup de savants. Ainsi, Galilée, Descartes bien qu'adversaire de Gassendi, puis, après celui-ci, Boyle, admirateur de Gassendi, ou Newton, émirent de telles théories, sans adhérer d'ailleurs à la philosophie atomique, entendue comme métaphysique. Gassendi lui-même ne fut pas épicurien car il voulait réconcilier Épicure avec le christianisme et la théologie chrétienne, ce qui est une incongruité au regard de la philosophie antique qui n'est pas monothéiste et d'où l'idée de création du monde est absente. Mais puisque Saint-Thomas d'Aquin avait forcé la philosophie d'Aristote vers la théologie chrétienne, pourquoi n'aurait-on pas pu aussi rendre compatible l'épicurisme avec celle-ci ? Il suffisait en fait de séparer entièrement les domaines respectifs de la théologie et de la science, comme le firent beaucoup de savants au XVIIe siècle. De plus, Gassendi admettait que les atomes puissent être observables un jour, alors que l'atomisme métaphysique (ou plutôt supraphysique) d'Épicure postulait l'existence d'atomes restant éternellement inaccessibles aux sens humains.

Le projet de Gassendi de réhabiliter Épicure fut soutenu par Luillier et par Peiresc, et l'idée d'une apologie d'Épicure se renforça sans doute après sa rencontre avec Beeckman en 1639. En avril 1631, il en envoya un premier plan à Peiresc. Il fit surtout des recherches intenses au début de l'année 1634 et à la fin de 1636, et les reprit à l'automne 1641. Mais comme pour son ouvrage sur la philosophie aristotélicienne en 1624, il ne voulait pas publier ses travaux. Il hésitait, l'épicurisme n'étant peut-être pas très bien vu dans son milieu clérical. Il avait aussi sans doute quelque mal à mettre en forme et à ordonner son amas de manuscrits. Ce furent ses amis impatients qui le pressèrent de les publier, et à nouveau un médecin, Sorbière, le harcela et voulut se charger de surveiller leur impression.

---

[241] *Gassendi explorateur des sciences*, p. 95

C'est ainsi que parut en septembre 1647 son premier ouvrage sur Épicure intitulé *De vita et moribus Epicuri Libri octo* (les huit livres de la vie et des mœurs d'Épicure) dédicacé à son grand ami épicurien Luillier. Dans les deux premiers livres il expose, en tentant de le réhabiliter, la vie d'Épicure et, dans les six suivants, il analyse l'origine de sa mauvaise réputation et des légendes et histoires qui l'ont établie. Ce travail enthousiasma ses amis et, plus tard, Pierre Bayle (1647-1706) en fit un éloge dithyrambique dans son *Dictionnaire historique et critique* (1697).

Gassendi rejoignit Digne à la mi-octobre de 1647 et y demeura jusqu'en 1653. Il revint cependant à Paris en août 1648.

5. Dernier retour en Provence (octobre 1647 – avril 1653)

A. Nouvelles publications sur Épicure

Le disciple de Gassendi, Barancy, qui avait surveillé l'impression de ses *Huit livres de la vie et des mœurs d'Épicure*, paru en septembre 1647 juste avant son retour en Provence, le sollicita pour livrer sa traduction du chapitre X de la *Vie des philosophes* de Diogène Laërce, source principale des textes et de la vie d'Épicure. Gassendi y avait travaillé depuis 1629, mais n'étant pas helléniste il hésita une fois de plus à publier. L'ouvrage parut enfin à Lyon en 1649 sous le titre *Petri Gassendi Anidmadversiones in decimum librum Diogenis Laertii, qui est de Vita, Moribus, placitisque Epicuri* [...]. (Remarques de Pierre Gassendi sur le dixième livre de Diogène Laërce, qui traite de la vie, des mœurs et des doctrines d'Épicure [...]). C'est son plus volumineux ouvrage car il regroupe, après le texte original et sa propre traduction, ses multiples notes et commentaires dans un ordre décousu. On y remarque deux discours physiologiques sur la nutrition et la respiration.

Gassendi remaniera jusqu'à la fin de sa vie pour les améliorer ses deux ouvrages sur Épicure dont il n'était pas entièrement satisfait. Il les reforma, détruisant ou ajustant ses anciens commentaires, y ajoutant des pensées ou des observations nouvelles. Il en fit un nouvel *opus* intitulé : *Syntagma philosophiae Epicuri, cum refutationibus dogmatum quae contra fidem christianum ab eo assert sunt, oppositis per Petrum Gassendum* [...] (Syntagme de la philosophie d'Épicure avec une réfutation par Pierre Gassendi des dogmes par lui proposés qui sont contre la foi chrétienne [...]). Il parut de façon posthume en 1659, précédé d'un discours en latin sur la vie et la mort de Gassendi par son disciple médecin Samuel Sorbière.

B. Suite et fin de la bataille avec Morin (1650-1654) ; les prophéties médicales de Morin concernant Gassendi.

Gassendi donna à Morin le vieil horoscope que lui avait tiré Jacques de Valois une vingtaine d'années auparavant. Morin en analysa la figure. Tous deux étant professeurs au Collège Royal il devait connaître le mauvais état de santé de Gassendi car il pronostiqua la mort prochaine de son contradicteur : *s'il ne prend bien garde à sa santé, il court hazard de mourir de maladie l'an 1650. Et le plus fort de la maladie ou du peril, me semble tomber sur le fin de Iullet & commencement d'Aoust, lequel temps à grand-peine passera –il sans éprouver périlleusement en sa personne les maligne influences de Saturne & de Mars*[242]. La prédiction ne se réalisa pas car Gassendi passa l'année 1650 à Digne sans encombre.

Une double polémique s'engagea entre Morin et Gassendi d'une part, et Morin et les amis de Gassendi d'une autre. Ceux-ci publièrent en 1650 un recueil épistolaire de leur querelle à propos du mouvement de la terre et de l'astrologie judiciaire. Dans l'une des lettres Morin détaille son interprétation de l'horoscope de Gassendi, qui montre qu'il était au courant de sa maladie pulmonaire : *s'estant trop efforcé à parler en ses premieres leçons, ayant l'estomac & les poulmons foible à cause de Saturne seigneur de l'Horoscope tres mal affecté dans la 6 maison in cancro* [souligné par Morin] *: Et s'accomplissant la direction de l'Horoscope au quadrat de Saturne ; Il feroit tombé en une maladie de poictrine & de poulmons, dont il auroit languy près de deux ans, avec grand peril de sa vie sans en estre encore guerry* [...][243] Morin publia aussi, en 1650, deux libelles contre la physique et l'astronomie de Gassendi, puis contre sa philosophie atomiste et épicurienne, l'accusant même de déviance envers Dieu, l'Église et la Nature. Bernier y répondit l'année suivante par un libelle moqueur. La querelle s'envenima au moyen d'opuscules vengeurs et se termina en 1654 par des insultes lancées par Morin contre *les trois imposteurs*.

C. L'invitation de la reine Christine de Suède

On a peu de renseignements sur la santé de Gassendi durant son dernier séjour en Provence. Mais il est probable qu'il ne s'y rétablit pas ou qu'il retomba malade car il refusa, pour raison de santé, l'invitation que lui fit en 1652 la reine Christine de venir à sa cour. Cette année-là Bourdelot, son médecin parisien, qui se trouvait près de la reine, lui avait conseillé de lui écrire car elle avait lu son ouvrage sur Épicure et avait de l'admiration pour lui. En juillet 1652 il écrivit à la souveraine et un échange épistolaire s'engagea. Elle finit par l'inviter à Stockholm. Il fut plus prudent que Descartes et Naudé car il refusa l'offre invoquant, à juste titre, son âge avancé, ses infirmités continuelles, et son habitude de vivre dans un climat plus tempéré que celui de la Suède.[244]

---

[242] Ib., p. 63
[243] Ib., p. 64
[244] Ib., p. 93

6. L'ultime séjour et la mort à Paris de Gassendi (9 mai 1653 – 24 octobre 1655)

Qu'est-ce qui motiva Gassendi à revenir à Paris cinq ans plus tard ? Est-ce qu'il se croyait en une santé suffisamment bonne qui lui permette de reprendre ses cours, ce qu'il fera d'ailleurs partiellement, ou, au contraire, désirait-il se faire soigner à Paris parce que sa santé était altérée ? Sans doute ressentit-il sa mauvaise santé car il écrivit, arrivé à Paris le 9 mai 1653, à un correspondant qu'il revenait des portes de la mort. Il s'établit à l'Hôtel de Montmort, rue du temple, où son ami Habert de Montmort (env. 1600-1679) lui octroya un appartement où se loger et où il mourra.[245]

Avant de relater son ultime maladie faisons un point sur l'évolution de la médecine, après celle de la première moitié du XVIIe siècle que nous avons retracée, durant les cinq années précédant sa mort.

A. La médecine de 1651 à 1655

a/ Les vaisseaux chylifères et lymphatiques

En 1651, Jean Pecquet (1622-1674), médecin et anatomiste français, révéla dans son traité d'anatomie *Experimenta nova anatomica* (Nouvelles expériences anatomiques) sa découverte en 1647 d'un réservoir sous-diaphragmatique où se collecte le chyle, qu'on nommera en son hommage « citerne de Pecquet » (présente dans moins de 35% des cas chez l'homme), et celle des canaux thoraciques, vaisseaux chylifères qui aboutissent dans les veines sous-clavières (un seul chez l'homme dans la sous-clavière gauche[246]). Il put ainsi montrer que le chyle se déverse directement dans la circulation sanguine sans passer par le foie, qui perdait la prééminence que lui attribuait Galien. Reçu docteur à Montpellier en 1652 il fut le médecin de Nicolas Fouquet, le surintendant des finances disgracié par Louis XIV, de son frère, l'évêque d'Agde, de Mme de Sévigné (1626-1696) et de sa fille, la comtesse de Grignan.

L'année où Pecquet publia son ouvrage, le suédois Olof Rudbeck (1630-1702) découvrit en janvier les vaisseaux lymphatiques de l'intestin qu'il distingua des vaisseaux chylifères par leur contenu incolore, d'aspect aqueux et non pas laiteux. Le danois Thomas Bartholin (1616-1680) publia en 1652 ses recherches approfondies sur les vaisseaux chylifères et sa propre découverte du canal thoracique dans *De lacteis thoracis in homine brutisque* (Des vaisseaux lactés thoraciques chez l'homme et les animaux) puis, en 1653, ses recherches complémentaires sur les vaisseaux lymphatiques dans *Vasa lymphatica in homine nuper inventa* (Vaisseaux lymphatiques chez l'homme)

---

[245] De 1657 à 1664 s'y tiendra une académie, dont le secrétaire sera Sorbière, et qui donnera naissance à l'Académie des sciences. Pascal la fréquentera.

[246] Voir Dadoune Jean-Pierre, *Jean Pecquet, médecin et anatomiste du Grand Siècle*, Paris, L'Harmattan, 2019, p. 36-38 et p. 50

qu'il distingua aussi des vaisseaux chylifères. Le premier il décrivit entièrement le système lymphatique, même si Rudbeck lui a disputé la priorité de la découverte des vaisseaux lymphatiques, admettant finalement la déduction de ce dernier que les vaisseaux chylifères du foie correspondaient aux vaisseaux lymphatiques confluant dans la citerne à partir de régions corporelles autres que les intestins. Les vaisseaux lymphatiques et chylifères formaient finalement un même système à fonction unique.

Aujourd'hui, on nomme « chyle » le liquide laiteux provenant de l'absorption des graisses alimentaires par les vaisseaux lymphatiques dits « chylifères » de l'intestin grêle, et on nomme « lymphe » le liquide clair contenu dans les autres vaisseaux lymphatiques. Tous les vaisseaux lymphatiques sous-diaphragmatiques et sus-diaphragmatiques gauches se collectent dans le canal thoracique, tandis que les vaisseaux lymphatiques sus-diaphragmatiques droits se jettent dans la grande veine lymphatique. Celle-ci et le canal thoracique aboutissent dans le sang au niveau du confluent veineux jugulo-sous-clavier. Le Pr Dadoune a clairement exposé toutes les polémiques contre Pecquet et ses défenseurs dans son ouvrage sur celui-ci.[247] Notons que les protagonistes, dont un camp soutenait que le sang était fabriqué par le foie et l'autre par le cœur, se sont trompés puisqu'on sait aujourd'hui que le sang est produit par la moelle osseuse.[248]

b/ La circulation du sang

Pecquet s'efforça aussi de prouver expérimentalement la circulation du sang contre les adversaires d'Harvey, dans un ouvrage qui étudiait à la fois celle-ci et le mouvement du chyle *De circulatione sanguinis et chyli motu dissertation*, confirmant ainsi les découvertes d'Aselli. Ses écrits furent réunis en 1654.

Gassendi aura connaissance des recherches de Pecquet. Selon Sorbière, lui et Gassendi assistèrent souvent aux expériences de Pecquet et Gassendi se rallia aux idées de celui-ci quand il vit, lors d'une dissection d'un cheval, que le canal cholédoque, par lequel il croyait que le chyle passait pour se rendre au foie, manquait.[249] Pourtant, Olivier Bloch constate que, dans son dernier ouvrage sur Épicure, le *Syntagma*, Gassendi va à contre-courant et a régressé sur la circulation du sang. Il s'y montre réticent devant les découvertes de Pecquet et accumule les objections contre la théorie d'Harvey.[250] Il fut certainement influencé en ceci par les « anti-circulateurs » obtus français, Jean Riolan le fils et Gui Patin, qui furent ses amis et ses collègues au Collège Royal. Jean Riolan, en effet, répliqua encore à l'ouvrage que lui avait adressé

---

[247] Ib., p. 51-76

[248] Voir Pinet Patrice, Article « Sang », *in : Dictionnaire de la pensée médicale*, sous la direction de D. Lecourt, puf, Paris, 2004, p. 993-998

[249] *Lettres et discours* de M. de Sorbière…, 1660, p. 28

[250] Bloch Olivier-René, *La philosophie de Gassendi*, M. Nijhoff, La Haye, 1971, p. 440-442

Harvey en réponse à sa première « réfutation ». C'est sa *Responsio ad duas exercitationes* [...] (Réponse aux deux études [...]) parue en 1652. Le terme « circulateur », inventé par Patin, était parfaitement choisi car il désignait à la fois un partisan de la circulation du sang et un charlatan, traduction de « circulator » en latin. Les charlatans sont loin d'être toujours ceux qu'on nomme tels. La polémique entre Harvey et Riolan finira avec leur mort commune en 1657.

c/ Une nouvelle pharmacopée chimique

En 1654, le médecin et chimiste germanique J.R. Glauber (1603-1668) commencera la publication de sa *Pharmacopoea spagyrica* (Pharmacopée spagyrique) qui comprendra sept volumes jusqu'en 1667. Il fabriquera en 1656 un sel, composé de glucose et de sulfate de sodium, qu'on appellera « sel de Glauber ».

d/ L'irritabilité comme propriété fondamentale de la vie

En 1654, Francis Glisson (1597-1677), médecin et anatomiste anglais, réinventa, dans son traité *Anatomia hepatis* (Anatomie du foie), l'idée d'une capacité d'être irrité ou d'irritation des parties, par exemple la propriété des voies biliaires de réagir à la nourriture et d'accomplir la vidange vésiculaire. En 1672, il désignera cette idée par le concept d'« irritabilité », en l'élargissant à tous les éléments structuraux des organes en vue d'expliquer tous les mouvements vitaux.[251]

Un siècle plus tard, en 1753, Haller y ajoutera celui de sensibilité, qui nécessite des filaments nerveux, restreignant l'irritabilité aux fibres musculaires.

B. Gui Patin (1601-1672), médecin de Gassendi

Bourdelot étant parti en Suède à la demande de la reine Christine, Gassendi, revenu à Paris en mai 1653 avec une santé certainement médiocre, dut prendre un autre médecin. Il avait à disposition, peut-on dire, Gui Patin, qu'il connaissait certainement depuis 1642 puisque celui-ci avait intégré la Tétrade qui se réunissait régulièrement, et que Gassendi était demeuré à Paris de février 1641 à septembre 1647.

Pendant l'absence de Gassendi à Paris, entre septembre 1647 et mai 1653, Patin avait pris du grade. En novembre 1650, il était devenu doyen de la faculté de médecine de Paris pour deux ans. Il fut sollicité en 1651 par C. de Saumaise, qui avait séjourné près d'un an à Stockholm, d'accepter le poste de médecin de la reine Christine de Suède. Il déclina l'offre au profit de Bourdelot.[252]

---

[251] Grmek, *op. cit.* p. 166

[252] Delaunay, *op. cit.* p. 173

Durant son décanat il appliqua strictement les règlements de la faculté conservatrice de Paris. Delaunay raconte que depuis 1601 celle-ci exigeait de ses membres qu'ils ne consultent pas avec des médecins « empiriques », ce qui signifiait des médecins d'autres facultés qu'elle n'aimait point. Ainsi, Patin fit comparaître en février 1652 trois médecins de Paris devant leurs « confrères » parisiens parce qu'ils avaient consulté avec Vallant, docteur diplômé à Reims, qui sera le médecin d'Anne d'Autriche, de Mme de Sablé et de la famille Périer, puis de Pascal. Ils furent condamnés à un an de suspension, même si la peine fut allégée ensuite.[253] Patin n'aima ni Richelieu ni Mazarin et fut partisan, par indépendance d'esprit, des gallicans et des frondeurs.

En 1654, il fut nommé professeur au Collège Royal de France, succédant à son maître et meilleur ami, Jean Riolan le fils, qui le soutint toujours dans sa carrière. Ses leçons furent très suivies par les médecins, mais aussi par des lettrés de tous ordres qui admiraient son élocution latine brillante. Mais comme Jean Riolan le fils il fut un adversaire des nouveautés, notamment de la circulation du sang et des médicaments chimiques comme l'antimoine. Il eut le projet, qu'il ne réalisa pas, d'écrire une histoire des médecins célèbres.

Il eut dix enfants dont deux devinrent médecins et cinq moururent en bas-âge. Son fils aîné, Robert Patin (1629-1670), lui succéda en 1667 à la chaire du Collège Royal, mais mourut trois ans plus tard. Un autre coup du sort le frappa. Son second fils, qu'il préférait, Charles Patin (1633-1693), étudiant précoce, brillant professeur d'anatomie et de pathologie et érudit, fut condamné aux galères par contumace. Il dut s'exiler, terminant heureusement sa carrière comme professeur très honoré de médecine puis de chirurgie à Padoue.

Patin devenant le collègue de Gassendi au Collège Royal il était naturel que celui-ci le choisisse comme médecin, ayant été aussi son ami à titre privé.

a/ La maladie de Gassendi en novembre et décembre 1654

La correspondance volumineuse de Patin a été très tôt publiée après sa mort et constamment rééditée avec ajout de nouveaux volumes. Le Pr Loïc Capron, dans un travail titanesque, l'a traduite et mise en ligne en février 2019 après l'avoir complétée, annotée et commentée. Elle renferme une mine de renseignements de toutes sortes, notamment sur la médecine de l'époque du point de vue, bien sûr, de la faculté médicale de Paris à laquelle appartenait Patin.[254]

Patin a narré la maladie de Gassendi et son traitement dans sept lettres adressées à son confrère lyonnais Charles Spon (1606-1684) en décembre 1654. Sa lettre du 1er décembre nous renseigne sur la maladie que Gassendi avait contractée environ quinze jours plus tôt, soit vers la mi-novembre 1654.

---

253 Ib., p. 302

254 Nous renvoyons à cette somme en ligne pour les lettres que nous citons.

Il lui apprend que le 28 novembre Gassendi l'a fait venir : *M. Gassendi est fort malade d'une inflammation du poumon et en grand danger de mourir dans la huitaine. Il m'a envoyé quérir ce matin, il y a dix jours qu'il traîne. Il craint la saignée, qui est néanmoins le remède dont il a le plus de besoin car son poumon baigne dans le sang.*[255] Nous pouvons douter qu'il s'agisse d'une insuffisance cardiaque gauche, comme le pense Capron, pathologie qui aurait pu provoquer un œdème du poumon. Patin parle de sang dans les poumons. Il est donc probable que Gassendi a eu une hémoptysie, qui pourrait témoigner d'une tuberculose évolutive. Le 29 novembre, Patin fit saigner Gassendi pour la quatrième fois. Il assure que la saignée est le grand remède de sa maladie, citant un texte latin sans nommer sa source : *par la seule et unique saignée, le poumon peut se vider et se libérer d'un si grand infarcissement, et de l'afflux d'une si grande quantité de sang.*

La théorie de la révulsion pourrait justifier l'utilité d'une saignée en arrêtant une hémorragie interne inaccessible à la chirurgie ou à la compression. Il est clair aussi qu'un malade vidé de son sang saignera moins. L'hémoptysie de Gassendi pouvait donc diminuer ou même s'arrêter avec les saignées, ce qui devait simuler une amélioration. Mais cela n'avait certainement aucune incidence sur la maladie et la guérison puisque l'hémoptysie n'est qu'un symptôme. Les saignées devaient donc plutôt affaiblir le malade en créant une anémie et une hypovolémie, même si elle n'aggravait pas la maladie elle-même.

Le lendemain, Patin prit note que Gassendi eut toute la nuit un grand étouffement. Il crut que cela aurait été bien pis s'il n'avait été saigné la veille, alors qu'au contraire les saignées réitérées ont dû affaiblir la fonction cardiaque. Il décida, en accord avec Moreau[256] qu'il rencontra chez Gassendi, de lui soutirer à nouveau sept onces[257] de sang et de lui faire un lavement rafraîchissant. Le soir, Gassendi se porta légèrement mieux et la nuit suivante fut un peu meilleure. Le 1er décembre, Moreau et Patin lui tirèrent encore six onces de sang car, arguait Patin, la fièvre ne s'éteignait pas encore suffisamment (probablement la mesurait-il par la rapidité ou par la force du pouls qui ne témoignent en fait, s'il n'y a pas de hausse de température, que de la réaction cardiaque) et le malade présentait une douleur lancinante à l'épaule. Il prévit ensuite de le laisser reposer après cette sixième saignée, s'il continuait à s'améliorer, et de ne faire que des lavements puis des purges médicamenteuses (casse et séné). Il le jugea bien mieux qu'il n'était trois jours plus tôt.

---

[255] *Correspondance complète et autres écrits de Guy Patin*, édités par Loïc Capron, Paris : Bibliothèque interuniversitaire de santé, 2019, Lettre 380

[256] René Moreau (1587-1656) fut docteur de la faculté de Paris, son doyen en 1630 et 1631. Il fut aussi professeur au Collège Royal où il enseigna la médecine et la chirurgie. Il s'occupa surtout d'hygiène, et fit des travaux historiques sur l'école de Salerne.

[257] Une once fait environ 30 ml ; sept onces font donc environ 200 ml.

Le 3 décembre, il le trouva un peu dégagé, respirant plus facilement avec une fièvre fort diminuée. Le 4, il le dit sauvé, grâce à son petit apozème purgatif de séné par lequel il a fait quatre selles toutes de glaires, n'ayant plus ni fièvre, ni douleur, ni gêne respiratoire. Lors de sa visite du 5, où il rencontra Sorbière, il le trouva encore mieux. Le 8, Gassendi eut une seconde purge. Patin le jugea *tout à fait échappé pour ce coup.*

Sa lettre du 18 décembre nous apprend qu'il a fait encore tirer huit onces de sang à Gassendi pour mauvaise nuit, toux, rhume et un peu de fièvre. Il crut à une rechute due, selon lui, à ce que Gassendi avait trop parlé, de multiples personnes étant venues le voir pour se réjouir avec lui de sa convalescence, ce qui aurait remis le feu en son poumon, sa partie la plus faible.

Dans sa lettre du 22 décembre il raconte qu'il a vu le 20 Gassendi qu'il trouva sain et gaillard, sans fièvre ni douleur. Bien que sa toux, dit-il, soit un symptôme qui lui est fort familier à cause de son mauvais poumon, il ne toussait presque point, expectorait très aisément *et fait sortir de ses bronches quantité de matières visqueuses et gluantes qui, si elles subsistaient et y étaient arrêtées trop longtemps seraient la cause d'un charbon destructeur* [passage en latin dans la lettre] *qui brûlerait le poumon de cet incomparable philosophe. Je suis ravi de sa guérison car il me semble être le meilleur homme du monde.*[258] Il estime qu'il n'a plus besoin d'être saigné, l'ayant été sept fois en tout.

À son chevet il trouva un jeune poète natif d'Aix, Charles Du Périer (1622-1692), qui concoctait un poème sur la maladie de Gassendi, qui sera publié l'année suivante après la mort de Gassendi. Il est intéressant parce qu'il cite tous les médecins qui ont soigné Gassendi, dont Patin qu'il loue. Nous le donnons donc en note dans la traduction de Capron.[259] On apprend ainsi que Gassendi fut aussi consulté par Antoine Daquin (1620-1696), futur premier médecin de Louis XIV[260], Moreau, Martin et Du Prat. Patin et Pecquet

---

258 Ib., Lettre 386

259 *Imaginez, homme noble qui êtes égal des devins, imaginez les compagnons attristés par cette douleur ; et j'ai délaissé tout l'amour des Muses, pourvu que la fièvre s'exilât entièrement du corps de Gassendi ; alors, se dressant sur sa couche molle, il reprendrait ses études et tendrait la voile au vent portant. Imaginez-vous cela. ? et les inquiétudes réitérées et la douleur profonde de Montmor ? Alors, les oracles ayant été d'abord favorables, comme souvent, il brûle jusqu'à s'en rendre inquiet de consulter les plus éminents médecins ! de peser avec soin les avis divers de ceux qui soignent ! Et déjà le malade, qui lui-même s'y connaissait bien en médecine autrefois, réclame à ses côtés la présence de D'Aquin en personne, celle de Moreau, réputé par toute la ville, de Martin, de Du Prat, et dans la détresse, il apprécie qu'ils consultent l'éminent Patin, lui dont Apollon inspire l'esprit depuis les astres supérieurs, qui s'épanouit depuis longtemps et qui a dévoilé les arcanes de la médecine. Parmi eux Pecquet éclaire d'une brillante lumière, il a habilement montré les larcins du foie que nul autre avant lui n'avait pris sur le fait, et donné le premier à penser que par un pacte résolu le sang s'imprègne en secret sous l'empire du cœur. Cette troupe assidue réconforte Montmor et adoucit les soins de Gassendi malade, et il l'est terriblement !* (Id.)

260 Daquin fut premier médecin de Louis XIV de 1672 à 1693, à la suite d'Antoine Vallot qui exerça cette fonction de 1652 à sa mort en 1671.

semblent n'être intervenus que dans un second temps à la demande des précédents.

La lettre du 13 janvier 1655 est un vrai petit journal qui court du 24 décembre au 9 janvier. Le 24 décembre, il a vu Gassendi qui est aussi bien qu'un homme de sa sorte peut être. En sa présence il a dîné avec appétit, tout en mangeant très peu, Patin le qualifiant de *plus sobre homme qui soit en France*[261]. Il lui ordonna, contre l'usage catholique, auquel les médecins pouvaient dispenser leurs malades, de prendre pendant un mois des bouillons de viande, et même de la viande les jours maigres, pour se fortifier plus vite. Il lui dit adieu, estimant sans doute qu'il n'avait plus besoin de le revoir. Pourtant, il revint le voir le 30 décembre. Gassendi lui apprit qu'on lui a envoyé de Lyon un poème sur sa convalescence où Patin est cité. Il s'agit du jésuite Jean Bertet (1622-1692) et de son poème déjà sous presse qui s'intitule *Soterie pour Pierre Gassendi, prince des philosophes de ce siècle, récemment guéri d'une pneumonie* (peripneumonia).[262]

Le 9 janvier, Patin assure que Gassendi est tout à fait guéri. Il prétend que dès que le temps sera doux l'air des champs et le lait d'ânesse lui seront excellents. Pourtant, Gassendi retombera malade au début de l'été et mourra à l'automne.

Patin revit Gassendi le 18 janvier, causa un grand quart d'heure avec lui au coin du feu, et jugea qu'*il se porte parfaitement bien*[263]. Il ne donna plus ensuite de nouvelles de son malade, alors qu'il le soigna encore le 23 février, selon Bougerel.

En effet, celui-ci nous apprend qu'en février 1655 Gassendi souffrit d'un *cholera morbus* (nom qu'on donnait alors à toutes sortes de gastro-entérites) : *Dès la fin de 1654, Gassendi retomba malade & sa santé empiroit de plus en plus, en sorte qu'il fut obligé de se priver de ses longs & fréquens entretiens avec ses amis, de toute étude particulière, même de ses promenades. On lui avoit défendu de faire le carême, mais ayant suivi l'ordonnance des médecins, il s'en trouva fort mal, & le 22 février* [1655], *au soir, il fut attaqué d'une colique furieuse qui fut suivie d'un flux de ventre, & d'un vomissement qui l'agiterent cruellement toute la nuit. Gui Patin courut à son secours le 23 de grand matin, & le trouva extrêmement agité. Le* Coléra morbus *persévérant*

---

261 Ib., Lettre 387

262 Voici l'extrait du poème où intervient Patin : *Pendant ce temps, les médecins se pressent en foule autour du lit ; partagés entre l'espoir et la crainte, ils rivalisent, jaloux d'avoir à veiller sur la santé d'un si éminent personnage ; quand soudain Patin, illustre en l'art de Phébus (peut-être était-il grand prêtre* [de] *la sainte Hygie), s'écrie depuis le fond de la salle, « Haut les cœurs ! »* [...] *Patin l'avait à peine dit qu'il prépare ses armes d'Apollon avisé, pour vider promptement dans de profondes coupes tout le sang livide qui est à l'intérieur des veines. Alors les forces se relèvent de leur effondrement, la parole retrouve sa vigueur d'antan, le souffle vital revient aux poumons. Ô dieux, comme seul un poumon que sa bronche dégagée a libéré permet à la poitrine de respirer !* (Id.)

263 Ib., Lettre 389

avec une grande fièvre, il le fit saigner à l'instant, & après quelqu'autres remèdes, son mal s'en alla.[264]

Il est curieux que Patin ne parle pas de cet épisode dans ses lettres. Peut-être le jugea-t-il sans rapport avec le mal principal de Gassendi ! Il est en effet probable que ce « choléra » n'a rien à voir avec sa maladie chronique. Celle-ci était-elle en rémission ? Ceci est possible s'il s'agit d'une tuberculose.

b/ La maladie terminale de Gassendi (juin – octobre 1655)

Bougerel ne rapporte pas de maladie de Gassendi entre son *cholera-morbus* de février et octobre 1655. En fait, Gassendi retomba malade puisqu'il rappela Patin dès le mois de juin, signe sans doute qu'il n'était pas mécontent de ses soins. En effet, Patin le notifie dans la seule lettre connue qu'il adressa à Gassendi.

Dans cette lettre du 29 juin 1655 Patin remémore les soins qu'il lui a procurés à la fin de l'année précédente : *Voilà un an, comme étant votre ancien ami, vous m'avez mandé (si la médecine y pouvait quelque chose) de terrasser cette grave maladie qui menaçait de vous corrompre le poumon, au très immédiat péril de votre vie.* Il se vante de l'avoir guéri : *Bondissant alors de joie et d'allégresse, j'ai triomphé quand Dieu a couronné de succès les soins que je vous avais prodigués avec empressement ; et de si belle façon que la gaieté qu'ont partagée tous les savants pour votre retour à la santé (qu'ils avaient appelé de leurs vœux) a aussi rejailli sur moi. De diverses contrées d'Europe, ceux à qui étaient parvenues, depuis longtemps déjà, la réputation de votre immense érudition et, plus récemment, la nouvelle de votre mauvaise santé, vous ont alors écrit pour vous complimenter de votre rétablissement. Estimant n'en avoir pas fait assez, les voici maintenant qui composent des discours, isolés ou réunis en recueil, pour louer à qui mieux mieux toute l'habileté et le zèle que j'ai mis à maintenir en vie le prince des savants.* Remarquons que Patin, prudent, ne parle pas de guérison mais du rétablissement et du maintien de la vie de Gassendi par ses soins, soins que Dieu a couronnés de succès.

Patin n'apparaît pas très enthousiaste de soigner à nouveau Gassendi. Le savait-il condamné ? Il lui donna principalement des conseils d'hygiène : *Votre décès ferait subir une cruelle perte aux savoirs raffinés ; interrogez-vous donc vous-même, cherchez de quoi vous devez vous soucier en tout premier lieu pour l'éviter ; vous découvrirez alors que l'origine principale de votre mal est un poumon fort affaibli. Presque brisé par vos veilles et par votre application excessive à lire et à écrire, vous revivrez et reprendrez des forces en buvant du lait d'ânesse, et en respirant l'air pur de la campagne ; autrement, vous ne pourrez guère supporter la vigueur et les assauts du*

---

[264] Bougerel, *Vie de Pierre Gassendi*, Paris, 1737, p. 408-409 ; Jovy Ernest, *Pascal inédit.* 10 tomes ; Tome V : *Notes pathologiques sur Pascal et son entourage*, Vitry-Le-François, 1912, p. 257-258

prochain hiver. Comme l'enseigne le grand Hippocrate et le rapporte Cicéron, en citant Euripide le froid est grand ennemi des peaux délicates, *il importe fort que vous fuyiez le froid, tant si vous vous rendez bientôt à la campagne, que si vous demeurez encore quelque temps à Paris.*[265]

Gassendi n'eut pas le temps d'affronter l'hiver. Il ne répondit pas à la lettre de Patin, mais il suivit au moins une de ses prescriptions. Il fit un séjour à la campagne, à Chevreuse, dans la maison de campagne de son ami Habert de Montmort chez lequel il vivait à Paris. Il partit en août jusqu'au début du mois d'octobre.

Patin profite ensuite, dans sa lettre, de l'érudition de Gassendi pour le questionner sur la potion à base de ciguë qui empoisonna Socrate et d'autres Grecs. Il doute que ce fut de la ciguë ordinaire et croit que c'était un narcotique opiacé analogue à un poison médicamenteux paracelsien : *Il est en effet clair que Socrate, Théramène, Phocion, et même Sénèque, le précepteur de Néron, comme le montre Tacite au livre XV des* Annales, *et bien d'autres, jadis et encore aujourd'hui, ont perdu la vie en prenant de l'opium, ou alors du laudanum que prescrivent de téméraires et ignorants vauriens appartenant au troupeau de Paracelse.*

C. La mort de Gassendi (24 octobre 1655)

Le médecin Sorbière, dans sa biographie en latin précédant l'édition des œuvres complètes de Gassendi de 1658, a fait le récit de la dernière maladie et de la mort de Gassendi. Bougerel l'a traduit en français, de façon raccourcie, et Jovy a reproduit le texte latin et sa traduction.

Bougerel raconte qu'*au commencement de l'automne son mal étant revenu, les médecins les plus célèbres qui étoient tous ses amis, furent à son secours : ils avaient trop d'intérêt à sa guérison, pour ne pas mettre en usage tout leur sçavoir ; mais la violence du mal rendit inutiles tous leurs soins & tous leurs remedes ; & Gassendi comprit par une triste expérience, que la multiplicité des médecins est le plus souvent très-nuisible aux malades. Ces médecins n'épargnant pas son sang, il étoit déjà extrêmement affaibli de neuf saignées, lorsqu'il leur proposa en forme de doute, s'il ne seroit pas plus à propos de ne le plus saigner, puisque les forces lui manquoient. Le plus vieux des médecins lui prit alors le poulx & opina qu'il ne falloit plus réiterer la saignée, un autre fut du même avis ; mais un troisiéme* [Patin ?] *se promenant à grands pas dans la chambre, embrassa l'opinion contraire, & entraîna les autres dans son sentiment & le fit saigner de nouveau : Gassendi qui n'esperoit plus pouvoir guerir, s'abandonnant alors à la Providence, ne dit mot. Ce ne fut pas là cependant la dernière saignée, celle-ci fut suivie de quatre autres. La Poterie son secretaire ayant voulu lui en épargner une, son*

---

265 *Corr. Patin*, Capron, B.I.U. de santé, 2018, Lettre 425

officieux mensonge fut découvert, il en fut vivement réprimendé & le malade n'en fut saigné que plus copieusement. Cependant Sorbiere remarque qu'il n'oseroit blâmer ces médecins, qu'ils avoient la meilleure intention du monde, qu'ils s'intéressoient tout-à-fait à sa santé, & qu'un prince n'auroit pas été traité mieux que lui.[266]

Sorbière, dans son récit, cite un extrait d'un ouvrage de Pierre Borel[267] que Bougerel a traduit : *Quoi qu'il en soit, le fameux Pierre Borel dit dans un de ses ouvrages :* « Je pourrois compter ici parmi ceux qui ont été les victimes des trop fréquentes saignées ce grand homme dont la perte fut pleurée par toute l'Europe, & même dans le monde entier, & rapporter les paroles qu'il dit avant que d'expirer. Il avoua qu'il mouroit dans la vigueur de ses ans, pour avoir été trop docile aux médecins. » Sorbière décrit ensuite la fin de Gassendi : *Enfin extrêmement épuisé par tant de saignées, donnant son bras pour la dernière fois au Chirurgien, il se tourna vers son secretaire & et lui dit d'une voix mourante,* Il vaut mieux s'endormir paisiblement dans le Seigneur, que de perdre la vie avec de plus vifs sentimens (*quam maiori cum sensu doloris suffocatione vitam emittere). Bernier & la Poterie ne l'abandonnerent pas pendant toute sa maladie.*[268]

Bougerel a ajouté la remarque suivante : *Je m'approchai après, dit Gui Patin, de son lit, je lui dis qu'il n'échaperoit pas, & qu'il donnât ordre à ses affaires.* [...] *il portoit de tems en tems sa main sur son cœur ; & comme il sentit enfin que les forces défailloient, il y appliqua la main de son sécretaire, en lui disant ces mots, qui furent les derniers qu'il prononça :* Voilà ce que c'est que la vie de l'homme *: peu après il expira. Sa mort arriva le 24 d'octobre à quatre heures après midi de l'an 1655. Il était âgé de 63 ans & neuf mois.*[269]

Patin n'a plus parlé de Gassendi entre sa lettre du 29 juin et celle du 26 octobre, deux jours après sa mort. Dans celle-ci, rédigée comme à son habitude sur plusieurs jours, sans précision de dates, et terminée le 26 octobre, il informa d'abord Spon que Gassendi *vit et respire, et c'est bien tout ce qui lui reste*, qu'une parotide est apparue, dont le développement s'est arrêté ce qui l'aidera à mourir encore plus tôt, et qu'ainsi *le bonhomme n'en peut-il plus*. Il lui rapporte que Mme d'Aiguillon, nièce de Richelieu, lui a envoyé

---

266 Bougerel, *op. cit.* p. 408-409

267 Pierre Borel (env. 1620-1671), diplômé de Montpellier en 1640, exerça d'abord à Castres, sa ville natale, où il publia en 1653 un ouvrage d'histoires et d'observations médicales. Il publia en 1656 une vie de Descartes sous le titre *Vitae Renati Cartesii Compendium*. Grmek nous apprend que les historiens le confondent avec un homonyme, reçu à l'Académie des sciences de Paris en 1674 comme chimiste, et qu'on lui doit le premier essai historique sur l'invention du microscope et la recommandation prophétique de son usage pour les sciences médicales. Par exemple, il observa l'acare de la gale, et annonça dans son ouvrage *Observationum microscopicarum centuria* (1656) que plusieurs organes étaient des amas d'organules et de fibres. (Grmek, *op. cit.* p. 171, 241)

268 Bougerel, *op. cit.* p. 410-411 ; Jovy, *op. cit.* T. V, p. 259

269 Ib., p. 411

des Fougerais, son médecin, qui lui a ordonné un cautère au bras gauche. Il qualifie celui-ci de charlatan : *jugez si cet homme n'a pas trouvé la pie au nid et si ce n'est point là un bon remède pour un poumon pourri et ruiné par une fièvre hectique ! Il faut être bien abandonné d'honneur et de sens commun pour faire de telles ordonnances ; mais ce charlatan-là* omnem pudorem exiit (s'est affranchi de toute honte), *il est animal très effronté et très impudent. Je pense que, s'il eût osé, il lui eût ordonné de l'antimoine ; mais il n'en a que faire, il mourra assez tôt sans cela et sans être empoisonné.* Un peu plus loin il lui rend compte de sa visite, sans doute la dernière, à Gassendi : *Je viens de chez M. Gassendi, lequel j'ai trouvé en un très misérable état. Il n'en peut plus, il ne parle plus, il ne connaît plus personne, son pouls est obscur et très petit,* fere vermicularis (*presque vermiculaire*). *Il ne peut plus aller guère loin, je l'ai laissé entre les mains de deux prêtres.* [...] *Il ne m'a point reconnu ni répondu et ne prend plus de nourriture.*

Patin l'a-t-il soigné les dernières semaines ou les derniers jours avant sa mort ? Probablement, mais il ne s'en vante pas et est fort discret sur les soins prodigués. Sorbière a recensé treize saignées réalisées par lui et a critiqué cet abus. Ceci explique le pouls très faible de Gassendi et son état misérable. Ce qui n'empêchait pas la sincère amitié et l'admiration de Patin pour lui.[270]

Patin raconte ensuite, dans sa lettre à Spon, qu'il a consulté, avec Riolan et Moreau, pour la quatrième fois, un gentilhomme de dix-huit ans atteint par la petite vérole pour laquelle il le fit *saigner sept fois qui en valent bien neuf.* Les médecins galéniques parisiens étaient alors de vrais vampires, et on ne peut qu'approuver Van Helmont, charlatan chimiste selon Patin, qui abhorrait et interdisait les saignées.

Patin termine sa lettre à Spon en lui annonçant l'enterrement de Gassendi à Saint-Nicolas-des-Champs ce matin du 26. Il cite quelques personnes qui y assistèrent, dont Sorbière à qui il parla, les Dupuy, La Mothe le Vayer, de Valois, et Pierre Bourdelot, qui séjournait donc alors à Paris.

Plus tard, Patin se montra très scandalisé et très irrité du blâme infligé par Sorbière, dans sa biographie, aux buveurs de sang qui tuèrent Gassendi.[271]

Le suisse Samuel Tissot (1728-1797) eut sans doute un écho de la mise en cause des saignées dans le cas de Gassendi car il rapporte que *l'on attribua la mort de Gassendi à des saignées qui lui firent dabord perdre ses forces*[272]. Il croit que les savants ou gens de lettres ont rarement la vigueur des hommes des autres ordres, et sont moins sujets aux maladies inflammatoires. Il en

---

270 Il annonça ensuite à Spon sa mort en concluant : *Gassendi s'en est allé, il a vécu 65 ans* [en réalité 63] *et a cessé de vivre hier vers trois heures après midi. Je reconnais que la mort d'un si grand homme inflige un grave coup à la république des lettres : les arts mathématiques le pleureront, la philosophie qui est plus pure et plus sacrée, le pleurera.*

271 Tamizey de Larroque, *op. cit.* p. 25

272 Tissot Samuel, *De la santé des gens de lettres* (1768), présentation par F. Azouvi, Slatkine, Genève-Paris, 1981, p. 232

déduit que la saignée leur convient moins que la purgation et peut engendrer de l'hypocondrie nerveuse si leur santé est déjà dérangée par les études.[273]

[273] *tous les médecins qui pratiquent dans des villes lettrées ont eu surement des occasions de se convaincre de cette vérité qui est très importante ; les mauvais effets d'une saignée mal placée chez un homme foible, ne se reparent pas aussi vite qu'on pourroit le penser.* (Ib. p. 233)

CHAPITRE IV

Le cerveau de Pascal

(1623-1662)

La première biographie de Pascal publiée fut celle de sa sœur Gilberte, qui la rédigea sans doute durant l'année 1663 peu après la mort de son frère. Elle était destinée à servir de préface à la première édition des *Pensées*, ouvrage inachevé de Pascal. Une première version en fut seulement publiée en 1684 avec la troisième édition hollandaise des *Pensées*. En France, elle ne parut que deux ans plus tard avec la septième édition française des *Pensées*.

Cette *Vie de M. Pascal* est le texte de base sur la vie de Pascal, même si sa valeur historique demeure contestée par son contenu hagiographique et édifiant. Gilberte a toujours été très proche de lui et a vécu parfois quotidiennement ses maladies. Si, mariée, elle a vécu plusieurs années à Clermont loin de Pascal, celui-ci a passé ses deux derniers mois de vie chez elle à Paris. Pour cette biographie nous utiliserons le texte qui introduit les *Œuvres complètes* de Pascal (1963), préfacées par Henri Gouhier et présentées et annotées par Louis Lafuma. Les textes édités en 1684 et en 1686 étant très fautifs ils ont choisi celui du manuscrit 4546 de la bibliothèque Mazarine, plus étendu et qui leur semble issu du premier jet de sa rédaction, avant des corrections majeures, même si sa mise au net est postérieure à 1672. Bien sûr nous utiliserons aussi les données des ouvrages modernes.

1. L'enfance à Clermont (juin 1623 – novembre 1631)

Blaise Pascal naquit le 19 juin 1623 à Clermont en Auvergne. Il eut deux sœurs, Gilberte (1620-1687), et Jacqueline (1625-1661). Deux premiers enfants étaient morts en bas âge. La mortalité infantile fut donc de 40%. Leur mère mourut en 1626 à 30 ans, quand Blaise avait trois ans, sans qu'on sache de quelle maladie.

A. L'enfant et les sortilèges

Albert Soboul souligne que le XVIIe siècle *fut à la fois soulevé par l'amour de Dieu et séduit par la tentation du diable : Dieu et le diable également familiers à l'homme du XVIIe siècle. L'obsession du péché et du salut, accablant le chrétien, le livrait aux consolations du merveilleux comme aux séductions du démon.*[274] Il décrit deux niveaux de vie religieuse se partageant la première moitié du siècle : celui de la croyance populaire, de caractère primitif et entaché de superstition, et celui de l'élite intellectuelle, plus épuré, mais qui n'était pas dénué du caractère du premier. Le temps du *Discours de la méthode* fut aussi, note-t-il, celui des possédés et des procès en sorcellerie. En témoigne un incident qui lui semble significatif du climat psychologique du temps, que ne raconte pas Gilberte Périer, la sœur de Pascal, dans sa

[274] Soboul A., « Clermont au temps de Pascal » *in : Pascal présent 1662 1962*, Coll. écrivains d'Auvergne, G. de Bussac, Clermont-Ferrand, 1962, p. 222

biographie, mais que décrit naïvement sa fille Marguerite (1646-1733), la miraculée de la Sainte-Épine, dans son *Mémoire sur la vie de M. Pascal*[275].

À l'âge d'un an, le petit Blaise *« tomba dans une langueur semblable à ce qu'on appelle à Paris* tomber en chartre[276] *»*.[277] Robert de Sinéty a transcrit les deux symptômes étranges décrits par Marguerite qui accompagnaient cet état de langueur qui aurait duré plus d'un an en s'aggravant.[278] Le nourrisson s'agitait fortement à chaque fois qu'il voyait de l'eau, et il criait et se débattait quand ses parents s'approchaient ensemble de lui. Une femme de Clermont, à qui Mme Pascal faisait la charité, avait une réputation de sorcière. La maladie de Blaise fut attribuée à un mauvais sort jeté par celle-ci. On se rappelle dans les années 1630 l'affaire des ursulines possédées de Loudun, ensorcelées par le prêtre Urbain Grandier qui fut brûlé.

Étienne Pascal (1588-1651), décrit comme un magistrat de haute culture, qui au sortir de l'Université possédait à fond les sciences, notamment la géométrie qu'il chérissait particulièrement, excellent musicien, administrateur éminent comme second président de la Cour des aides à Montferrand[279], considéré comme un juge des plus éclairés et d'une probité singulière, qui ne croyait pas aux sorcières ni aux sorts, mais influencé par ce qu'on lui disait, interrogea la femme pour qu'elle rende compte de ces bruits. Elle nia d'abord faiblement et, devant sa menace qu'il la ferait pendre si elle cachait la vérité, elle avoua que *l'ayant prié de solliciter un procès pour elle, il l'avoit refusée, parce qu'il croyoit qu'il n'étoit pas bon, et que pour s'en venger elle avoit jeté un sort sur son enfant qu'elle voyoit qu'il aimoit tendrement, et qu'elle étoit bien fâchée de le lui dire, mais que le sort étoit à la mort*[280].

Pour « exorciser » le nourrisson la présumée sorcière réclama d'abord deux chats qui furent sacrifiés pour transférer son sort sur eux. Marguerite commente que cela ne valait rien car elle n'avait pas fait d'invocation au diable. La sorcière réclama ensuite qu'un enfant de moins de sept ans cueillît neuf feuilles de trois sortes différentes d'herbes avant le lever du soleil. L'apothicaire d'Étienne Pascal amena le lendemain sa fille avec les herbes. La

---

275 Cousin l'a donné en entier dans son ouvrage *Des pensées de Pascal*, éd. revue et augmentée, Didier, Paris, 1844, p. 428-437 ; on le trouve aussi dans *Lettres, opuscules et mémoires de madame Périer et de Jacqueline, sœurs de Pascal, et de Marguerite Périer, sa nièce*, Paris, Vaton, 1845, p. 447-460

276 Le *Dictionnaire portatif de santé* par M. L***, ancien médecin des Armées du Roi, et M. de B***, médecin des Hôpitaux, en 1761, définit ainsi le terme « chartre » : *dépérissement auquel sont sujets les enfans, qui les rend secs, hectiques & tellement exténués, qu'ils n'ont que la peau sur les os. C'est une espèce de marasme particulier aux enfans, accompagné d'une langueur & d'une maigreur considérable, & d'un ramollissement des os, qui rend les enfans, courbés & noués.* (3e éd., 2 tomes, Paris, Vincent, 1761, T. I, p. 149) Ils renvoient aux termes : « Marasme », « Noueure » et « Rachitis ».

277 Cousin, *op. cit.* p. 428 ; cité aussi par Soboul, *op. cit.* p. 225

278 De Sinéty Robert, « La maladie de Pascal » *in : Études sur Pascal 1623-1923*, Archives de Philosophie, Beauchesne, Paris, Vol. I, cahier III, 1923, p. 6

279 Clermont et Montferrand furent réunis en une ville unique en 1630.

280 Cousin, *op. cit.* p. 429-430

sorcière en fit un cataplasme qui fut apposé sur le ventre de l'enfant. Cinq heures plus tard il passa pour mort et tout le monde désespéra. Le père souffleta violemment la femme, la soupçonnant d'avoir provoqué la mort avec son cataplasme. Elle lui dit que l'enfant reviendrait à lui après minuit. Il n'avait soi-disant ni pouls, ni voix, ni sentiment. Il devenait froid et avait toutes les marques de la mort. On se moqua de la crédulité inhabituelle d'Étienne Pascal qui voulut retarder l'ensevelissement du corps. Avant une heure du matin le nourrisson bâilla. On le prit, le réchauffa, et on lui donna du vin avec du sucre, qu'il avala. Il téta instinctivement la nourrice. À six heures du matin il s'éveilla. Il manifesta ensuite et les jours suivants les deux mêmes symptômes que précédemment : l'hydrophobie et les cris à l'approche simultanée de ses deux parents. Ils disparurent en quelques semaines et l'enfant guérit complètement.

De Sinéty juge cette histoire (abracadabrante) digne d'un milieu qui serait considéré aujourd'hui comme inculte et superstitieux. Selon le Dr Just-Navarre cette maladie pourrait correspondre au « carreau » des enfants[281]. Jean Mesnard (1921-2016) y voit la première manifestation de la maladie de Pascal.[282]

De telles fables n'étaient pas rares dans l'imaginaire plus ou moins populaire. En réalité, des enfants tenus par des proches pour morts revenaient parfois naturellement à la vie. Marguerite Périer, imprégnée de la foi fervente de son oncle Blaise et de ses parents, tous convertis à un christianisme illuminé, ne semble que reproduire l'histoire du christ ressuscité.

B. L'incommensurabilité de la foi et de la raison philosophique ou scientifique

Pour Soboul, cette histoire étrange est révélatrice car *tout s'y retrouve, - les puissances occultes, le transfert de la punition sur un autre être, la mystique des nombres (cataplasme de « neuf feuilles de trois sortes d'herbes » à administrer à sept heures du matin)... Et, sur le tout, la caution d'un grand magistrat.*[283] Il doute du jugement de Jean Mesnard que l'histoire révèle davantage la crédulité de Marguerite Périer que celle d'Étienne Pascal. Relevant une phrase de Gilberte Périer dans sa *Vie de Pascal* il reconnaît très bien, comme elle, le fil qui relia le père au fils, par la maxime que tenait Étienne, qui avait un très grand respect de la religion, à Blaise que *tout ce qui est l'objet de la foi ne le saurait être de la raison et beaucoup moins y être soumis.* L'irrationnel garda donc pour eux toute sa place. Soboul y voit une

[281] Selon les auteurs du *Dictionnaire portatif de santé* les enfants souffrant du carreau ont le ventre gros et dur. Ils l'attribuent à l'épaississement de la lymphe, à un embarras de la circulation du bas-ventre, et à une disposition aux obstructions. Quand cette maladie dure plus d'un an l'enfant tombe bientôt en chartre. (*op. cit.* T. I, p. 283-284)

[282] Mesnard Jean, *Pascal*, Connaissance des lettres, Hatier, Paris, 1962, p. 10

[283] Soboul, *op. cit.* p. 226

position idéologique commode : *Ces lignes traduisent la dissociation qui s'était opérée entre la raison et la foi, la science et la religion, la construction scolastique - la raison support de la foi - s'étant écroulée. Entre la raison qui vacille encore et leur foi qui fléchit, les hommes comme Étienne Pascal cherchaient un compromis. La solution, Pascal tenta de l'apporter par sa distinction des deux « ordres » superposés, - la foi au-dessus de la raison, en dehors de la science : position idéologique commode, suggérée et peu à peu définie par son milieu et son époque.*[284]

Finies, en effet, les tentatives de Saint-Thomas d'Aquin de concilier la philosophie d'Aristote avec le christianisme, ou de Descartes de démontrer Dieu ou l'immortalité de l'âme par la raison logique. On comprend la haine de la philosophie qu'eut Pascal qui dira, à propos de Descartes précisément, au début des *Pensées*, que *nous n'estimons pas que toute la philosophie vaille une heure de peine*[285]. Il est probable que la démarche de Gassendi qui voulait, pour sa part, concilier la philosophie épicurienne avec le christianisme, ne trouva pas plus grâce à ses yeux, même si le prévôt Gassendi séparait entièrement la foi et la raison, et refusait de discuter des dogmes chrétiens.

Pascal, à partir de sa « seconde conversion », dénia toute pertinence non seulement à la philosophie mais aussi à la théologie rationnelle, comme le décrit Gilberte : *Ainsi cet esprit si grand, si vaste et si rempli de curiosité, qui cherchait avec tant de soin la cause et la raison de tout était en même temps soumis à toutes les choses de la religion comme un enfant. Et cette simplicité a régné en lui toute sa vie, de sorte que depuis même qu'il se résolut de ne faire plus d'autre étude que [celle] de la religion, il ne s'est jamais appliqué aux questions curieuses de la théologie, et il a mis toute la force de son esprit à connaître et à pratiquer la perfection de la morale chrétienne, à laquelle il a consacré tous les talents que Dieu lui avait donnés, n'ayant fait autre chose tout le reste de sa vie que méditer la loi de Dieu jour et nuit.*[286] L'important pour Pascal ne fut donc pas les débats théologiques, mais le respect de la morale et de l'enseignement de Jésus. Ce qu'il condamna dans les *Provinciales*, en défendant le jansénisme, fut surtout la morale relâchée des Jésuites.

Cependant, la médecine devait pâtir de ce mépris de la raison et de cette exacerbation de la foi. Car, comme nous le verrons, ils renforçaient la croyance aux guérisons miraculeuses, et favorisaient la négligence de la préservation de la vie puisqu'il était surtout crucial pour le chrétien de sauver son âme et la vie *post-mortem*. Il est étonnant que Pascal, si rationnel et logique dans les domaines physique et mathématique, fût si crédule dans le domaine médical. Sauf que la part psychologique, émotionnelle et irrationnelle, ici très importante, rend la médecine irréductible aux sciences

---

284 Ib., p. 226-227
285 Pascal, *Œuvres complètes*, présentées et annotées par L. Lafuma, Seuil, Paris, 1963, p. 510
286 Ib., p. 20

physiques, ou à une science exacte permettant une prévision certaine, parce que l'instinct et le libre arbitre humain y interviennent souvent, comme dans l'histoire humaine.

C. La peste à Clermont (1630-1631)

Soboul constate que l'histoire de Clermont, en cette moitié de siècle, s'inscrit comme celle de la France entière sur un fond de misère, de famine et d'épidémies diverses telles que suettes, véroles et pestes.

La peste toucha Clermont en 1613, revint à la fin de l'année 1630 après avoir touché Lyon en 1628, la Provence et Paris en 1629, comme nous l'avons vu. Elle sévit à Clermont de janvier à avril 1631 puis, violemment, de juin jusqu'à la fin de novembre 1631. Elle aurait fait 5000 à 6000 morts, ce qui paraît énorme sur les 10 000 habitants environ que comptait Clermont du temps de Pascal. Beaucoup de personnes fuirent. Les messieurs de la Cour des aides, à laquelle appartenait Étienne Pascal, émigrèrent à Thiers. C'est peut-être pour échapper à cette épidémie qu'il quitta Clermont en novembre, et pas seulement par préoccupation d'éduquer son fils en se libérant de son métier en province, comme le laisse entendre Gilberte et le croit Attali.[287]

2. Première installation à Paris (novembre 1631 – décembre 1639)

Étienne Pascal partit donc avec ses trois enfants à Paris en novembre 1631 et loua un appartement le 1er janvier 1632. Blaise avait alors huit ans. Devant les capacités qu'il avait manifestées précocement, son père voulut se charger de son éducation. Il n'alla donc pas au collège. Le 16 avril 1634 la famille déménagea rue Neuve-Saint-Lambert (aujourd'hui rue de Condé, près de Saint-Sulpice et de l'Hôtel de Condé).

Le père de Pascal ne lui enseigna pas d'emblée les sciences, ni même le latin, ne voulant pas devancer ses capacités, mais les langues et la grammaire. Il lui parla aussi de phénomènes naturels, tel que l'effet extraordinaire de la poudre à canon. Selon Gilberte, Blaise voulait déjà savoir la raison de toutes choses et expliquer les phénomènes : *Car il a toujours eu [une] netteté d'esprit admirable pour discerner le faux et on peut dire que toujours et en toutes choses la vérité a été le seul [objet] de son esprit, puisque jamais rien n'a su et n'a pu le satisfaire que sa connaissance. Ainsi, dès son enfance, il ne pouvait se résoudre qu'à ce qui lui paraissait évidemment vrai, de sorte que, quand on ne lui donnait pas de bonnes raisons, il en cherchait lui-même et quand il s'était attaché à quelque chose, il ne la quittait point, qu'il n'en eût trouvé quelqu'une qui le pût satisfaire.*[288] C'est ainsi que dès l'âge de onze ans il rédigea un *Traité sur les sons* qui fut trouvé très bien raisonné. À douze ans il fut, apparemment, instinctivement porté vers les mathématiques. Il chercha

---

[287] Attali Jacques, *Blaise Pascal ou le génie français*, Fayard, Paris, p. 34

[288] Pascal, *Œuvres complètes*, p. 18

à démontrer la trente-deuxième proposition du premier livre des *Éléments* d'Euclide. Dès lors son père lui laissa la liberté de lire l'ouvrage et d'étudier les mathématiques.

Le 25 juin 1635, la famille déménagea rue Brisemiche, près de l'église Saint-Merri et de l'Hôtel de Roannez. Le père Mersenne fondait alors son académie mathématique. Étienne Pascal, qui aimait beaucoup les mathématiques, commença à y participer puis y emmena son fils. Celui-ci put ainsi assister régulièrement aux réunions hebdomadaires de ce cercle qui réunissait tous les plus grands savants de Paris. Il n'y était pas inactif et dès seize ans il rédigea un *Traité complet des Coniques* qui manqua d'être imprimé. Leibniz l'examina en 1676, à l'instigation d'Étienne Périer qui avait en vue de le publier, mais seule une copie qu'il fit d'une partie subsiste et ne parut qu'au XXe siècle. Néanmoins, précédemment au traité, vers février 1640, un programme de travail avait été imprimé sous forme d'affiche intitulé *Essay pour les coniqves.*

Simultanément à ces travaux Pascal continua ses études de grec et de latin, de logique, de physique et des autres parties de la philosophie, naturelle car sans doute la métaphysique en était déjà exclue.

Durant quelques mois, de 1636 à 1637, Étienne Pascal fit un séjour avec Blaise et Gilberte en Auvergne. En 1638, il dut se cacher car il participa en mars, avec d'autres rentiers de l'Hôtel de ville qui se sentirent lésés, à une réunion de protestation contre l'État. Risquant d'être arrêté il se réfugia à Clermont, et revint seulement une fois au cours du mois de novembre pour soigner sa seconde fille Jacqueline atteinte de la petite vérole. Celle-ci, actrice brillante d'une comédie jouée par des enfants devant Richelieu, gagna la grâce de celui-ci pour son père. Il fut nommé quelques mois plus tard, après son retour à Paris en avril 1639, commissaire pour l'impôt en Haute-Normandie, intégrant la suite du chancelier de France Pierre Séguier (1588-1672). Ainsi, après huit années passées à Paris interrompues par un unique séjour en Auvergne, la famille Pascal s'installa le 2 janvier 1640 à Rouen.

3. La vie à Rouen (janvier 1640 – juin 1647)

Pascal avait donc seize ans quand il arriva à Rouen avec sa famille. L'année de leur arrivée parut l'*Augustinus* de Jansenius (1585-1638), devenu évêque d'Ypres, en Flandre, en 1635, trois ans avant sa mort de la peste. Ce traité, dont le titre complet *Doctrine de Saint-Augustin sur la santé, la maladie et la médecine de l'âme* montre qu'il s'agit d'un traité de thérapeutique religieuse, aura un retentissement considérable, à l'origine du jansénisme que défendra âprement Pascal. L'ouvrage fut condamné par l'Inquisition le 1er août 1641 et par le pape Urbain VIII en mars 1642.

A. Les premiers symptômes morbides (1641)

Le 13 juin 1641, Gilberte se maria à Rouen avec son cousin Florin Périer (1605-1672). Ils eurent six enfants. Selon elle, ce fut vers cette période que Pascal commença à manifester des signes de maladie, qu'elle attribue au surmenage intellectuel, et que leur père méconnut : *Mon père prenait un tel plaisir qu'on peut croire de ce progrès que mon frère faisait dans toutes les sciences ; mais il ne s'aperçut pas que ces grandes et continuelles applications d'esprit dans un âge si tendre pouvaient beaucoup intéresser sa santé et en effet elle commença d'être altérée dès qu'il eût atteint l'âge de dix-huit ans. Mais comme les incommodités qu'il ressentait alors n'étaient pas d'une grande force, elles ne l'empêchaient pas de continuer toutes ses occupations ordinaires, de sorte que ce fut en ce temps-là et à l'âge de dix-neuf ans qu'il inventa cette machine arithmétique* [...] *Ce travail le fatigua beaucoup, non pas pour la pensée ni pour les mouvements qu'il trouva sans peine, mais pour faire comprendre aux ouvriers toutes ces choses, de sorte qu'il fut deux ans à la mettre dans la perfection où elle est présentement.*[289] En effet, un seul ouvrier à Rouen savait faire cette machine à calculer et encore fallait-il que Pascal fût présent.

Dès dix-huit ans Pascal commença à ressentir, par intermittence, des douleurs. Elles revenaient régulièrement, parfois de façon quotidienne : *Mais cette fatigue et la délicatesse où se trouvait alors sa santé depuis quelques années le jetèrent dans des incommodités qui ne l'ont plus quitté, de sorte qu'il nous a dit quelquefois que depuis l'âge de dix-huit ans, il n'avait pas passé un jour sans douleur. Ses incommodités n'étant pas toujours dans une égale violence, dès qu'il avait un peu de relâche son esprit se portait incontinent à chercher quelque chose de nouveau.*[290] Ces douleurs étaient probablement des céphalées.

Gilberte et son mari, après avoir baptisé leur premier fils à Rouen en avril 1642, partirent s'installer à Clermont en le laissant à Rouen. Elle ne pourra donc pas, pendant plusieurs années, enregistrer les symptômes maladifs de Pascal. Elle fit un long séjour à Rouen dans la seconde moitié de 1647 et au début de 1648, mais après que Pascal fût parti à Paris avec leur sœur Jacqueline.

B. L'académie du médecin Pierre Bourdelot (1610-1685)

Nous avons déjà parlé de Bourdelot à propos de Gassendi car il fut son médecin quand celui-ci résida à Paris entre 1641 et 1647. Pascal l'a sûrement rencontré à l'académie de Mersenne où Bourdelot se rendait. Celui-ci, à la demande de son maître Henri de Condé, dont il était le médecin depuis 1638,

---

[289] Ib., p. 19
[290] Ib., p. 19-20

animait aussi une académie à l'Hôtel de Condé chaque mardi. Dans ce cadre il écrivit le 26 février 1644 à Pascal pour qu'il présente sa machine arithmétique dite « roue pascale ». Celui-ci put montrer rapidement à Henri de Condé un modèle à six roues, puis en offrit un autre à huit roues au chancelier Séguier, qui l'encouragea à le perfectionner. Il était prêt à abandonner son entreprise faute de bons ouvriers. Il conçut jusqu'à plus de cinquante modèles, se fixa pour un dernier modèle qu'en 1645 il dédicaça, dans une plaquette publicitaire, au chancelier. Roberval (1602-1674), professeur de mathématiques au Collège Royal depuis 1633, eut la charge de le montrer gratuitement, d'en enseigner l'usage et de le vendre à son domicile du collège Maître Gervais. Enfin, Pascal obtint en 1649 un privilège du roi pour sa fabrication et sa vente.

Bourdelot résida auprès de la reine Christine de Suède, comme premier médecin, à partir de la fin de l'année 1651. Il suggéra à Pascal d'écrire à la reine. Celui-ci le fit en juin 1652, un mois avant Gassendi, et lui offrit sa machine à calculer. Il lui recommanda, si elle était curieuse de celle-ci, de consulter le discours qu'il avait adressé à Bourdelot sur son histoire et son usage.

C. Un évènement médical, circonstance déclenchante de la « première conversion » de Pascal (janvier 1646)

Gilberte donne peu d'éléments sur les évènements qui ont amené la conversion de Pascal au « vrai christianisme ». Elle en donne davantage dans sa *Vie de Jacqueline*, biographie de leur sœur Jacqueline, dont la conversion sera plus radicale. Henri Gouhier a repris l'enquête en 1966 et l'a réactualisée en 1971. L'occasion que la Providence fit naître, dit Gilberte, fut une chute d'Étienne Pascal qui se démit une cuisse en tombant sur la glace. On ne sait rien de précis sur ce traumatisme, s'il s'agit d'une fracture osseuse, d'une luxation ou bien d'un gros traumatisme musculaire.[291] Gouhier rapporte que cet accident amena *la victime à se confier aux soins vigilants et quotidiens de deux gentilshommes normands qui avaient bonne réputation de guérisseurs*[292]. L'un était seigneur des Landes, l'autre seigneur de la Bouteillerie. Ils avaient été édifiés par Guillebert, un curé de Rouville en Normandie, qui avait eu pour directeur Saint-Cyran et qu'on venait écouter de loin. Le récit de Marguerite Périer, petite-fille d'Étienne et nièce de Blaise, explique l'effet des prônes de Guillebert sur eux et pourquoi la famille Pascal les consulta : *Ces deux messieurs furent si touchés, qu'ils s'abandonnèrent entièrement à sa conduite, et résolurent de ne plus penser qu'à Dieu, à leur salut, et à la charité pour le prochain. Ils avoient un don naturel pour remettre les membres rompus et*

[291] Sainte-Beuve juge plus probable une fracture de la cuisse. (*op. cit.* T. I, p. 891) Attali dit qu'Étienne Pascal s'est cassé la jambe. (*op. cit.* p. 106)

[292] Gouhier H., *Blaise Pascal, commentaires*, (1966), 2e éd. mise à jour, Paris, Vrin, 1971, p. 99

désunis ; et comme ils avoient beaucoup d'esprit et d'honneur, ils avoient dès leur jeunesse étudié l'anatomie et la médecine pour ne point hasarder, en se fiant à leur industrie naturelle, de faire quelque faute. Quand ces deux messieurs eurent résolu de se donner entièrement à Dieu, ils firent bâtir chacun un petit hôpital autour de leur parc dans leurs terres qui se touchoient. M. Deslandes qui avoit dix enfants, mit dix lits dans son hôpital, et M. de La Bouteillerie qui n'avoit pas d'enfants, en mit vingt ; ils recevoient dans ces trente lits tous les pauvres qui se présentoient, et les traitoient charitablement de toutes sortes de maladies, étant bons chirurgiens et bons médecins, mais ils préféroient ceux qui avoient besoin de leurs services pour remettre les membres.[293] Ils se dévouèrent pour guérir Étienne Pascal et, selon Gilberte, ils demeurèrent (ou plus probablement se rendirent) trois mois de suite dans la maison familiale. Sainte-Beuve nous apprend qu'un des fils de Deslandes fut solitaire à Port-Royal en 1650 et y exerça la médecine et la chirurgie par charité. Il croit que le père et le fils firent des études de chirurgie et étaient plus que des rebouteurs.

Les bonnes mœurs connues des deux gentilshommes et leurs discours édifiants suscitèrent la curiosité et sans doute l'admiration de la famille, qui voulut savoir comment ils étaient parvenus à cet état. C'est ainsi que les Pascal se mirent à lire des ouvrages de Jansenius (1585-1638), doctrinaire du jansénisme, de Saint-Cyran (1581-1643), ami de Jansenius et ancien directeur de conscience de Port-Royal, d'Antoine Arnauld (1612-1694), docteur en théologie, et d'autres écrits qui avaient transformé les deux gentilshommes. Les Pascal furent tous convertis. Gouhier adhère au témoignage de Gilberte dans sa *Vie de Pascal* qui figure Blaise comme le premier converti, ce que Marguerite répétera. Blaise retrouvera, avec sa sœur Jacqueline quand ils s'installeront tous deux à Paris, Guillebert, qui les conduira à l'abbaye de Port-Royal de Paris.

Cette conversion progressive de Pascal se manifestera dans la rigueur intransigeante avec laquelle, au début de 1647, il fera se rétracter un ancien capucin, qui voulait un bénéfice de curé et avait toutes les autorisations nécessaires, de propositions compromettantes qu'il avait tenues au cours de conférences, scrutées comme un détective par Pascal. Ce Jacques Forton, sieur de Saint-Ange, docteur en théologie de l'université de Bourges, avait écrit des ouvrages de philosophie dont, en 1642, *Discours sur l'alliance de la raison et de la foi, ensemble les questions de toute la Philosophie et de la Théologie, répandues par les écoliers de M. de Saint-Ange Monteard.* L'alliance de la foi avec la raison ou la philosophie était peut-être déjà devenue suspecte à Pascal.[294]

---

[293] Cousin, *op. cit.* p. 432-433

[294] Signalons que Mesnard conteste l'intransigeance de Pascal et sa méfiance envers la raison durant cet épisode. (*op. cit.* p. 33)

4. Retour de Pascal à Paris pour se soigner (juin 1647 – mai 1649) ; premier séjour à Clermont (mai 1649 – novembre 1650)

Pascal revint avec Jacqueline à Paris, dans leur appartement du quartier Saint-Merri, en juin ou juillet 1647, pour se soigner car, dit Gilberte, il avait des « indispositions ». Ils laissèrent donc leur père seul à Rouen, mais Gilberte, venue de Clermont, s'installera à Rouen, au plus tard en septembre 1647 jusqu'au début de l'année suivante, pour s'occuper de sa maison. Leur père ne rejoindra Pascal et Jacqueline à Paris qu'en octobre 1648.

A. La rencontre et les conseils médicaux de Descartes (23 et 24 septembre 1647)

Nous avons déjà parlé des deux entrevues de Descartes avec Pascal des 23 et 24 septembre. Jacqueline, dès le 25, en a rendu compte par lettre à Gilberte. Ce qui nous intéresse ici sont les symptômes médicaux de Pascal qu'elle décrit.

Descartes se fit annoncer à Pascal par des amis le dimanche 22 septembre, proposant un rendez-vous le lendemain matin à 9 heures. Il savait Pascal malade et il voulait connaître si cela ne l'incommoderait pas de venir à cette heure-là. Pascal étant à l'église, Jacqueline n'osa pas refuser bien qu'elle sût que son frère *a peine a se contraindre et a parler, particulierement le matin*[295]. Il fut convenu d'un rendez-vous à dix heures et demie. Le premier jour l'entretien ne dura qu'une heure et demie car Descartes devait partir dîner à midi, ce qui le contraria. Il porta sur la calculatrice de Pascal et sur une expérience du vide, pas du tout, apparemment, sur la médecine. Mais il devait venir le lendemain à 8 heures en partie, dit Jacqueline, pour consulter le mal de Pascal. Selon elle, il ne lui dit pas grand-chose, lui conseilla le repos au lit jusqu'à lassitude, et force bouillons. Il n'apparaît pas qu'il lui ait déconseillé les saignées auxquelles il était hostile. Ses propos durant cette matinée furent rapportés à Jacqueline puisqu'elle n'assista pas à la discussion du second jour. Mais elle nous en apprend davantage sur les symptômes de Pascal et sur son traitement. En effet, outre de médecine, *ils parlerent de bien d'autres choses, car il* [Descartes] *y fut jusqu'à 11 heures ; mais je ne saurois qu'en dire, car pour hier je n'y étois pas ; et je ne le pus savoir, car nous fûmes embarrassés toute la journée a lui faire prendre son premier bain. Il trouva que cela lui faisoit vn peu mal a la tête, mais c'est qu'il le prit trop chaud ; et je crois que la saignée au pied de dimanche au soir lui fit du bien, car lundy il parla fort toute la journée, le matin a Mr Descartes, et l'aprés-dinée à Mr de Roberval, contre qui il disputa longtems sur beaucoup de choses qui appartiennent autant a la Theologie qu'a la Physique ; et cependant il n'en eut point d'autre mal que de suer beaucoup la nuit, et de fort peu dormir ; mais il n'en eut point*

[295] *Œuvres de Descartes*, éd. Adam et Tannery, Corr. T. V, 1991, p. 72

les maux de tête que j'attendois après cet effort.[296] Elle parle accessoirement à Gilberte du père Mersenne, qui avait alors du mal à écrire parce qu'il avait eu l'artère du bras coupée lors d'une saignée et qu'il en serait peut-être estropié.

Nous déduisons de ce rapport circonstancié de Jacqueline à sa sœur que Pascal était traité par des saignées, qu'il souffrait de céphalées, ce pour quoi peut-être on le saignait, et qu'on devait lui faire sa toilette, ce qui implique un grand état de faiblesse, peut-être en partie dû précisément à ces saignées. Cet état de faiblesse, surtout matinal, était tel qu'il lui était pénible de parler. Notons aussi qu'il présentait des sueurs, peut-être dues aux efforts qu'il faisait, bien qu'elles survinssent aussi la nuit donc au repos. Avait-il de la fièvre ?

Le 29 octobre 1647, Pascal répondit au père Noel, recteur de la société de Jésus, qui lui avait écrit à propos de ses expériences sur le vide. À la fin de sa lettre il lui déclare qu'une indisposition l'a empêché de le voir et d'écrire sa lettre de sa main. C'est pourquoi il le prie d'en excuser les fautes, surtout d'orthographe. Sa faiblesse le handicapait donc autant pour écrire que pour parler.

B. Des symptômes d'allure neurologique

Marguerite Périer, la nièce de Pascal, a aussi relaté les symptômes étranges que Pascal présenta durant ce séjour à Paris : *Pendant que mon grand-père étoit à Rouen* [donc entre juillet 1647 et octobre 1648], *M. Pascal, mon oncle, qui vivoit dans cette grande piété qu'il avoit lui-même imprimée à la famille, tomba dans un état fort extraordinaire, qui étoit causé par la grande application qu'il avoit donnée aux sciences ; car les esprits étant montés trop fortement au cerveau, il se trouva dans une espèce de paralysie depuis la ceinture en bas, en sorte qu'il fut réduit à ne marcher qu'avec des potences ; ses jambes et ses pieds devinrent froids comme du marbre, et on étoit obligé de lui mettre tous les jours des chaussons trempés dans de l'eau-de-vie pour tâcher de faire revenir la chaleur aux pieds. Cet état où les médecins le virent, les obligea de lui défendre toute sorte d'application.*[297] C'est alors que Pascal aurait commencé à fréquenter le monde.[298]

Le 26 janvier 1648, six mois environ après son arrivée à Paris, Pascal écrivit à Gilberte, certainement encore à Rouen, après un long silence. Il lui parla de son indisposition : *Nous avons reçu tes lettres. J'avais dessein de te faire réponse sur la première que tu m'écrivais il y a plus de quatre mois ; mais mon indisposition et quelques autres affaires m'empêchèrent de*

---

[296] Ib., T. V, p. 73

[297] Cousin, *op. cit.* p. 433

[298] *mais cet esprit si vif et si agissant ne pouvoit pas demeurer oisif. Quand il ne fut plus occupé ny de sciences ny de choses de piété qui portent avec elle leur application, il lui fallut quelque plaisir ; il fut contraint de revoir le monde, de jouer et de se divertir. Dans le commencement cela étoit modéré ; mais insensiblement le goût en vint, il se mit dans le monde, sans vice néanmoins ny dérèglement, mais dans l'inutilité, le plaisir et l'amusement.* (Id.)

l'achever. Depuis ce temps-là, je n'ai pas été en état de t'écrire, soit à cause de mon mal, soit manque de loisir ou pour quelque autre raison. J'ai peu d'heures de loisir et de santé tout ensemble. J'essayerai néanmoins d'achever celle-ci sans me forcer [...][299] Il y manifeste son plaisir et sa grande satisfaction qu'elle ait continué son grand dessein que Dieu lui a inspiré, et chaque lettre qui en témoignait lui avait apporté des accès de joie.

Gilberte, dans la biographie de son frère, parle de son état de santé durant cette période, après son arrivée à Paris quand il avait juste vingt-quatre ans. Elle doit tenir ces informations de sa correspondance avec Jacqueline ou avec Pascal, dont il subsiste peu, peut-être aussi des périodes où ils se revirent plus tard. Elle décrit ainsi ses différents maux et les premiers soins qu'il eut : *Mon frère avait pour lors vingt-quatre ans ; ses incommodités avaient toujours beaucoup augmenté et elles vinrent jusqu'au point qu'il ne pouvait plus rien avaler de liquide, à moins qu'il ne fût chaud, et encore ne le pouvait-il faire que goutte à goutte. Mais comme il avait outre cela une douleur de tête comme insupportable, une chaleur d'entrailles et beaucoup d'autres maux, les médecins lui ordonnèrent de se purger de deux jours l'un durant trois mois, de sorte qu'il fallut prendre toutes les médecines en la matière qu'il était capable, c'est-à-dire les faire chauffer et les avaler goutte à goutte. C'était un véritable supplice et ceux qui étaient auprès de lui en avaient horreur seulement, à les voir ; mais mon frère ne s'en plaignait jamais. Il regardait tout cela comme un gain pour lui. Car, comme il ne connaissait plus d'autre science que celle de la vertu et qu'il savait qu'elle se perfectionnait dans les infirmités, il faisait avec joie de toutes ses peines le sacrifice de sa pénitence, y remarquant en toutes choses les avantages du christianisme. Il disait souvent qu'autrefois ses incommodités le détournaient de ses études et qu'il en avait de la peine, mais qu'un chrétien trouvait son compte à tout et aux souffrances encore plus particulièrement, parce qu'on y connaissait Jésus-Christ crucifié, qui doit être toute la science d'un chrétien et l'unique gloire de sa vie.*[300]

En fait, ceci correspond à une période plus tardive car, comme l'ont remarqué Mesnard et Gouhier, Pascal était encore très loin d'abandonner la science. D'autre part on pourrait penser qu'il faisait contre mauvaise fortune bon cœur car il était encore soucieux de sa santé puisqu'il était venu à Paris pour s'en occuper et qu'il se soigna pendant plusieurs années. Mais comme les remèdes étaient certainement peu efficaces il accepta ses souffrances avec stoïcisme puis avec joie car elles le rapprochaient du Christ qui avait souffert sur la croix pour sauver les hommes.

Ses symptômes : dysphagie, difficultés à parler et à écrire, parésie et refroidissement des membres inférieurs, évoquent une origine neurologique. Seules les sueurs sembleraient correspondre à une autre pathologie mais, nous

299 Pascal, *Œuvres complètes*, p. 271
300 Ib., p. 21

l'avons dit, elles peuvent s'expliquer par son état de faiblesse générale dû aux multiples saignées et lavements.

C. L'engagement de Jacqueline Pascal (1648)

En 1648, Jacqueline avait déjà pris la décision de se faire religieuse à Port-Royal et de se retirer du monde. Le déménagement de la famille, après qu'Étienne Pascal soit revenu s'installer à Paris en octobre 1648, rue de Touraine (aujourd'hui au 13 rue de Saintonge) dans le Marais, facilita cet isolement, qui fut renforcé quand ils partirent le 22 mai 1649 à Clermont rejoindre les Périer en raison des troubles provoqués par la Fronde. Son père refusa qu'elle se sépare de lui. Elle dut se rendre à Port-Royal en cachette. Elle fut découverte. Évaluant que sa résolution était de plus en plus ferme il la laissa libre, mais lui demanda de ne pas le quitter, car il pensait que sa vie ne serait plus très longue (il avait alors soixante ans).

D. Premier séjour à Clermont (mai 1649 – novembre 1650)

À Clermont, Pascal, Jacqueline et leur père, restèrent un an et demi, jusqu'en novembre 1650. Gilberte ne parle pas de ce séjour dans sa biographie de Pascal, mais elle le fait dans celle qu'elle a consacrée à Jacqueline. Celle-ci s'isola de plus en plus, abandonna ses dons de poète et travailla pour les pauvres. Elle fit des bas de grosse laine, des camisoles, et d'autres petites choses commodes, qu'elle portait à un hôpital où l'on entretenait des enfants pauvres. Gilberte raconte qu'ayant en ce temps quelques indispositions de santé sa sœur lui tenait compagnie tout le jour, sans inquiétude. Ses enfants eurent des maladies graves et une de ses filles mourut à deux ans d'une petite vérole pourprée. Elle témoigne que Jacqueline assista sa fille jusqu'à sa mort, durant les quatorze jours que dura la maladie, n'allant dans sa chambre que pour dire son office. Elle la servit avec tout le soin imaginable, la veillant toutes les nuits.

Elle ira plus loin dans son mépris du corps par sa pratique des mortifications corporelles qu'elle s'infligeait et qui inquiétaient son entourage : privation de chauffage, abstinence de certains mets, veilles prolongées, qui abimèrent beaucoup sa santé.[301]

---

[301] *Comme nous avions peu de logement, on avoit été contraint de faire un retranchement pour la loger dans un lieu où il n'y avait point de cheminée, et qui est même assez loin de toutes les chambres. Elle y passa tout un hiver* [hiver 1648-1649] *sans vouloir permettre qu'on lui donnât le moindre soulagement ; on ne pouvoit pas même obtenir d'elle de s'approcher du feu, lorsqu'elle venoit pour prendre ses repas : cela nous donnoit à tous beaucoup d'inquiétude. Son abstinence nous faisoit aussi bien de la peine ; car quoiqu'elle mangeât des mêmes viandes que nous, c'étoit néanmoins en si petite quantité que, comme elle étoit d'un tempérament fort délicat, elle diminua par là ses forces, et ruina son estomac, de sorte que, quand on vouloit l'obliger à prendre plus de nourriture, elle ne pouvoit le digérer. Ses veilles étoient aussi extraordinaires* [...] (Cousin V., *Jacqueline Pascal*, 4e éd., Didier et Cie, Paris, 1861, p. 70-71)

5. Retour à Paris ; mort d'Étienne Pascal et vie mondaine (novembre 1650 – décembre 1653)

Pascal, avec sa sœur Jacqueline et son père, revinrent à Paris en novembre 1650. Descartes était mort en février. Pascal informa Gilberte que Jacqueline menait à Paris la même vie qu'à Clermont.

Il est probable qu'en revenant à Paris Pascal consulta à nouveau des médecins. On a très peu d'information médicale sur cette période. On ne note pas d'évènement médical nouveau. Peut-être s'était-il accoutumé à ses maux ou ceux-ci s'étaient-ils en partie amendés ! Il ne s'engagea sans doute pas dans les traitements lourds qu'il avait subis après son retour à Paris en juin 1647. Les remèdes n'ayant pas été très efficaces les médecins prônèrent l'arrêt de tout surmenage intellectuel.

A. Le surmenage de l'esprit, cause invoquée par les médecins des troubles morbides de Pascal

En effet, les remèdes avaient apporté, selon Gilberte, quelque amélioration, mais ne l'avaient pas guéri. Le génie précoce et les productions scientifiques admirables de Pascal devaient susciter la suspicion par les médecins, facile et banale, que ses troubles provenaient d'un excès de travail mental. Ils le persuadèrent de se distraire en allant dans le monde : *La continuation de ces remèdes avec les autres qu'on lui fit pratiquer lui donnèrent quelque soulagement, mais non pas une santé parfaite. De sorte que les médecins crurent que pour le rétablir entièrement il fallait qu'il renonçât à toute occupation d'esprit qui eût quelque suite et qu'il cherchât autant qu'il pourrait toutes les occasions de se divertir l'esprit à quelque chose qui l'appliquât et qui lui fût agréable, c'est-à-dire en un mot aux conversations ordinaires du monde ; car il n'y avait point d'autres divertissements convenables à mon frère. Mais quel moyen a un homme touché comme lui de pouvoir s'y résoudre ? En effet il y eut beaucoup de peine d'abord. Mais on le pressa tant de toutes parts qu'il se laissa enfin aller à la raison spécieuse de remettre sa santé : on le persuada que c'est un dépôt dont Dieu veut que nous ayons soin.*[302]

Nous n'avons aucune information sur les médecins qui soignèrent Pascal avant qu'il n'aille véritablement dans le monde ; de même pour son père avant qu'il ne meure, toute la famille restant très discrète sur eux.

Les médecins ont souvent cru que le surmenage intellectuel pouvait causer des maladies, corporelles ou psychiques. Par exemple, Tissot, dans son ouvrage *De la santé des gens de lettres* (1768), qui connut six éditions en dix ans, explique que la méditation, comme le feraient des évacuations excessives, appauvrissent et épuisent le corps, atténuent trop les humeurs et produisent une trop grande mobilité des nerfs. Mais il voit une différence essentielle entre

[302] Pascal, *Œuvres complètes*, p. 21

l'affaiblissement des nerfs causé par des évacuations trop abondantes ou des travaux forcés du corps qui épuisent aussi en dissipant trop d'esprits animaux, et celui provenant de la tension d'esprit. Selon lui, la première cause ne dérange pas les organes alors que la seconde, les travaux de l'esprit, attaque l'organe même. Celle-ci dérange le cerveau, selon trois lois qu'il expose. La première est qu'une action trop forte du cerveau provoque un vrai délire.[303] Il donne quelques exemples dont Pascal : *M. Pascal, l'une des ames les plus fortes, après des travaux forcés & de profondes méditations, eut tellement le cerveau blessé qu'il croyoit avoir toujours à son côté un gouffre de feu ; l'agitation perpétuelle de quelques-unes de ses fibres lui transmettoit sans cesse cette sensation, & sa raison vaincuë par ses nerfs, ne put jamais triompher de cette idée.*[304]

B. La mort d'Étienne Pascal (septembre 1651) ; la vision de la mort par Blaise

En septembre 1651 le père de Pascal et de Jacqueline tomba malade. Nous ne connaissons ni sa maladie ni quels soins il eut. Jacqueline adopta le même comportement qu'elle avait eu auprès de sa nièce décédée de la variole. Elle s'occupa de lui jour et nuit, pria sans cesse pour lui. Mais il mourut dès le 24 septembre. Pascal écrivit aux Périer pour les en informer. Il n'avait pas terminé la lettre que Jacqueline la leur envoya sans se rendre compte de son inachèvement. Dans sa seconde lettre du 17 octobre il voulut leur répéter *quelques particularités de la conduite de Dieu sur la vie et sur la maladie* en guise de solides consolations. Il les prévint cependant qu'il faut avoir assez de liberté d'esprit pour concevoir, au fort de la douleur, le discours qu'il veut leur tenir. Il ne faut rechercher de consolation dans aucune créature mais dans Dieu seul : *Et la raison en est que toutes les créatures ne sont pas la première cause des accidents que nous appelons maux, mais que la providence de Dieu en étant l'unique et véritable cause, l'arbitre et la souveraine, il est indubitable qu'il faut recourir directement à la source, et remonter jusqu'à l'origine, pour trouver un solide allègement.*[305]

Nous voulons bien qu'on puisse trouver une consolation dans la pensée et l'amour de Dieu, mais il nous paraît trompeur et même délirant de considérer Dieu comme la cause unique de tous nos maux, sans participation humaine active. Cette vision du mal favorise la réfutation de la bonté divine et argue

---

[303] *quand l'ame longtems occupée a imprimé une trop forte action au cerveau, elle n'est plus maîtresse de la réprimer ; cet ébranlement se continuë malgré elle, & réagissant sur elle lui fait éprouver des idées qui sont un vrai délire, parce qu'elles ne répondent plus aux impressions extérieures des objets, mais à la disposition intérieure du cerveau, dont quelque partie devient incapable de recevoir les nouveaux mouvemens que les sens lui transmettent.* (Tissot, *De la santé des gens de lettres* (1768), Slatkine, Genève-Paris, 1981, p. 38-39)

[304] Ib., p. 39

[305] Pascal, *Œuvres complètes*, p. 275

contre l'existence d'un libre-arbitre humain.[306] Pour Pascal, tout est déterminé d'avance et le hasard n'existe pas. Il assure même que les composants du corps vivant n'interviennent pas dans la survenue des maladies et de la mort, leur déniant donc tout rôle : *Que si nous suivons ce précepte, et que nous envisagions cet évènement, non pas comme un effet du hasard, non pas comme une nécessité fatale de la nature, non pas comme le jouet des éléments et des parties qui composent l'homme (car Dieu n'a pas abandonné ses élus au caprice et au hasard), mais comme une suite indispensable, inévitable, juste, sainte, utile au bien de l'Église et à l'exaltation du nom et de la grandeur de Dieu, d'un arrêt de sa Providence conçu de toute éternité pour être exécuté dans la plénitude de son temps, en telle année, en tel jour, en telle heure, en tel lieu, en telle manière ; et enfin que tout ce qui est arrivé a été de tout temps prévu et préordonné en Dieu ; si, dis-je, par un transport de grâce, nous considérons cet accident, non pas dans lui-même et hors de Dieu, mais hors de lui-même et dans l'intime de la volonté de Dieu, dans la justice de son arrêt, dans l'ordre de sa Providence, qui en est la véritable cause, sans qui il ne fût pas arrivé, par qui seul il est arrivé, et de la manière dont il est arrivé ; nous adorerons dans un humble silence la hauteur impénétrable de ses secrets.*[307]

Sénèque et Socrate se sont pour lui fourvoyés.[308] Évidemment, ils précèdent l'ère chrétienne. Car il faut considérer la mort en Jésus-Christ et non sans lui. *Tout est doux en Jésus-Christ, jusqu'à la mort ; et c'est pourquoi il a souffert et est mort pour sanctifier la mort et les souffrances.* Pour le chrétien, la mort est un bien qui perpétue notre sacrifice : *Ce sacrifice se continue par la vie, et s'accomplit à la mort, dans laquelle l'âme, quittant véritablement tous les*

---

[306] Auguste Comte, dans une lettre de novembre 1850 répondant à l'annonce d'un décès d'un jeune disciple, fera, des morts prématurées et paraissant absurdes de grands créateurs, un argument contre l'existence d'une Providence : *De telles pertes raniment involontairement les éternels regrets de l'Humanité sur les fatalités exceptionnelles qui lui ravivent avant le temps plusieurs de ses meilleurs organes, Bichat, Vauvenargues, Bellini, Raphaël, etc. Ces existences, brisées au début de leur maturité, ne sont jamais remplacées complètement, rien ne pouvant réparer la perte correspondante de force et de soins. Le vrai Grand-Être est ainsi conduit à sentir douloureusement les étroites limites de sa puissance réelle, qui ne peut éviter de tels coups. Rien n'est plus propre à confirmer tristement que le cours général des évènements humains n'est dirigé par aucune providence supérieure à celle de l'Humanité elle-même. Car, l'autorité quelconque qui pourrait prévenir ces désastres serait certainement inexcusable de les laisser surgir, tout en permettant, au contraire, la funeste prolongation de tant d'existences stériles ou nuisibles.* (Comte Auguste, *Correspondance générale et confessions*, Vrin, Paris, 1990, T. V, p. 216)

[307] Pascal, *Œuvres complètes*, p. 275-276

[308] *Il est sans doute que Sénèque et Socrate n'ont rien de persuasif en cette occasion. Ils ont été sous l'erreur qui a aveuglé tous les hommes dans le premier : ils ont tous pris la mort comme naturelle à l'homme ; et tous les discours qu'ils ont fondés sur ce faux principe sont si futiles, qu'ils ne servent qu'à montrer par leur inutilité combien l'homme en général est faible, puisque les plus hautes productions des plus grands d'entre les hommes sont si basses et si puériles. Il n'en est pas de même de Jésus-Christ* [...] (Ib., p. 276)

vices et l'amour de la terre, dont la contagion l'infecte toujours durant cette vie, elle achève son immolation et est reçue dans le sein de Dieu. Ne nous affligeons donc pas comme les Païens qui n'ont point d'espérance.[309] Le chrétien honore les reliques des morts parce que *les corps des saints sont habités par le Saint-Esprit jusqu'à la résurrection, qui se fera par la vertu de cet Esprit qui réside en eux pour cet effet.*[310] Pascal ne dit pas néanmoins qu'il ne faut pas aimer la vie.[311] Il ne dit pas non plus que l'on doive se réjouir de la mort d'un proche parce qu'il retourne alors à Dieu.[312] De larges extraits de cette lettre apologétique seront adjoints par les éditeurs à la première édition des *Pensées*.

La mort de leur père affligea grandement Pascal, dit Gilberte, qui ne put venir à Paris qu'en décembre car elle était en couches. Jacqueline consola beaucoup son frère qui crut qu'elle demeurerait avec lui pendant au moins un an. Elle était impatiente de rentrer en religion, entrée déjà retardée par leur père, mais elle ne voulut pas contrarier le désir de Pascal. Le 4 janvier 1652, juste après la succession de leur père effectuée le dernier jour de l'année, elle entra, à vingt-six ans, comme novice à Port-Royal. Elle simula pour ménager Pascal une simple retraite, ce dont il ne fut peut-être pas dupe car il déménagea juste avant, le 25 décembre 1651, rue Beaubourg, dans un logement plus modeste, mais avec cour et écurie. Il se retrouva alors à vivre seul, hormis avec son cocher et la servante de la famille.

En septembre 1652 les Périer achetèrent le château de Bien-Assis (ou Bienassis) près de Clermont et Pascal s'y rendit en novembre pour régler entièrement la succession de son père. Il y restera jusqu'en mai 1653.

C. La période mondaine (1651 – 1653)

Pascal va suivre les conseils des médecins et vivre sa période « mondaine ». Elle fut sans doute très limitée avant le séjour familial à Clermont de juin 1647 à mai 1649, qui fractionna sa vie parisienne. En effet, durant les deux ans qui suivirent son arrivée à Paris il fut, apparemment, assez sévèrement malade.

Cette période mondaine fut pour Gilberte la phase la plus mauvaise de la vie de Pascal sur laquelle elle donne d'ailleurs peu de détails, ne consacrant qu'une page sur sa vie entre vingt-quatre et trente ans. Il faut dire qu'elle demeura très peu à Paris auprès de lui durant ces sept années, uniquement de décembre 1651 à janvier 1652, après la mort de leur père. Elle le côtoya

[309] Ib., p. 277.

[310] Id.

[311] *Ne quittons donc pas cet amour que la nature nous a donné pour la vie, puisque nous l'avons reçu de Dieu ; mais que ce soit pour la même vie pour laquelle Dieu nous l'a donné, et non pas pour un objet contraire.* (Ib., p. 278)

[312] *Ce n'est pas que je souhaite que vous soyez sans ressentiment : le coup est trop sensible, il serait même insupportable sans un secours naturel. Il n'est donc pas juste aussi que nous soyons sans douleur comme des anges qui n'ont aucun sentiment de la nature.* (Id.)

surtout à Clermont lors de son premier séjour d'une année et demie en 1649-1650 et quand il y revint de novembre 1652 à mai 1653. Elle en eut de toute façon l'écho, mais elle passe pudiquement sur cette vie mondaine puisqu'elle précéda la « seconde conversion » de Pascal, et qu'il s'agit pour elle de louer son engagement chrétien authentique : *Le voilà donc dans le monde : il se trouva plusieurs fois à la Cour, où des personnages qui étaient consommés remarquèrent qu'il en prit d'abord l'air et les manières avec autant d'agrément que s'il y eût nourri toute sa vie.* [...] *Ce fut le temps de sa vie le plus mal employé : car, quoique par la miséricorde de Dieu il s'y soit préservé des vices, enfin, c'était toujours l'air du monde qui est bien différent de celui de l'Évangile.*[313]

Selon Marguerite, la vie mondaine de Pascal s'aggrava même après la mort de son grand-père, jusqu'à envisager un mariage.[314] Racine (1639-1699), dans son *Abrégé de l'histoire de Port-Royal*, croit aussi que Pascal, durant cette période postérieure à son séjour à Clermont, renonça à un mariage très avantageux qu'il était sur le point de conclure[315], peut-être, ce que ne croit pas Cousin vu la différence de rang, avec la sœur du duc de Roannez qui aurait été amoureuse de lui. Sa « seconde conversion » l'aurait fait renoncer, ce que le duc fera plus tard.

Les deux périodes parisiennes, d'abord de soins physiques puis de distraction mondaine, durèrent plusieurs années puisque, selon Gilberte, Pascal n'abandonna la vie mondaine qu'à l'âge de trente ans, donc seulement après juin 1653 ou peut-être même en 1654, un ou deux ans après son second séjour à Clermont : *Il avait trente ans quand il résolut de quitter ces nouveaux engagements qu'il avait dans le monde ; il commença à changer de quartier et pour rompre davantage toutes ces habitudes il alla à la campagne, d'où étant de retour après une retraite considérable* [à Port-Royal des Champs] *il témoigna si bien qu'il voulait quitter le monde que le monde enfin le quitta.*[316]

Pascal, après la mort de leur père et l'entrée de Jacqueline à Port-Royal en janvier 1652, persista dans ses réunions mondaines. En avril 1652, il fit une conférence scientifique pour le grand monde au Petit Luxembourg, chez la duchesse d'Aiguillon (1604-1675), nièce de Richelieu. Elle connaissait bien Pascal puisque c'est elle qui mit en contact en 1639 les trois enfants Pascal avec Richelieu, ce qui avait permis à leur père de rentrer en grâce. Il fréquenta aussi les salons de la duchesse de Longueville (1619-1679), sœur du Grand Condé, et de la marquise de Sablé (1598-1678), qui ira loger dans Port-Royal

---

313 Ib., p. 21

314 *Mon grand-père mourut ; il continua à se mettre dans le monde avec même plus de facilité, étant maître de son bien ; et alors, après s'y être un peu enfoncé, il prit la résolution de suivre le train commun du monde, c'est-à-dire de prendre une charge et se marier* [...]. (Cousin, *Des pensées de Pascal*, éd. revue et augmentée, Didier, Paris, 1844, p. 433)

315 *Oeuvres de Jean Racine*, Paris, P. Didot l'aîné, an VII, 4 tomes, T. IV, p. 172

316 Pascal, *Œuvres complètes*, p. 22

de Paris en décembre 1656 et deviendra une de ses grandes amies. Il se lia avec Arthus Gouffier, duc de Roannez (1627-1696).

Aux armées pendant dix ans, celui-ci était devenu maréchal de camp en 1649 puis gouverneur du Poitou en 1651, à la suite du duc de la Rochefoucauld. Il portera l'épée de Louis XIV à son sacre à Reims en juin 1654. Il entrera en contact avec les messieurs de Port-Royal l'année suivante, et présidera de 1664 à 1670 le comité chargé de publier les *Pensées* de Pascal. Cousin en fera le principal responsable des altérations et de la fausse composition de l'édition de Port-Royal par rapport au manuscrit original.

Le duc introduit probablement Pascal à la cour et lui fit faire connaissance avec le chevalier de Méré et le riche bourgeois Damien Mitton, tous deux disciples de Montaigne. Pascal fréquenta assidument ce trio qui lui fit découvrir des œuvres plus légères que les traités scientifiques. En octobre 1654, il déménagea une nouvelle fois, dans la rue des Francs-Bourgeois-Saint-Michel (aujourd'hui 54 rue Monsieur le Prince).

Qu'en est-il, durant cette période mondaine, de sa santé et des médecins qui le soignèrent ou qu'il fréquenta ?

6. La médecine du Christ supérieure à la médecine d'Hippocrate (1654 – 1656)

A. L'abandon du monde (septembre 1654)

Gilberte rapporte dans sa *Vie de Pascal*, qui est surtout une apologétique de la vie et de la morale chrétiennes telles que la famille les conçoit, que ce fut leur sœur Jacqueline qui le *persuada, ce qu'il lui avait persuadé le premier, de quitter le monde et toutes les conversations du monde, dont les plus innocentes ne sont que des inutilités continuelles, tout à fait indignes de la sainteté du christianisme à laquelle nous sommes tous appelés, et dont Jésus-Christ nous a donné l'exemple.*[317] Jacqueline s'était vouée depuis plusieurs années à une vie chrétienne rigoureuse et austère, et engagée en religion à Port-Royal. Elle était entrée en noviciat en mai 1652, devenue sœur Sainte-Euphémie l'année suivante, et fit sa profession définitive à laquelle assista Pascal en juin 1653.

Durant l'année 1654, ou même dès l'automne 1653, Pascal se dégoûta progressivement des choses du monde sous le regard approbatif mais incrédule[318] de sa sœur Sainte-Euphémie, qu'il alla voir régulièrement à Port-Royal et très souvent après septembre 1654. Cette prise de conscience aboutit

---

[317] Ib., p. 21

[318] Elle lui écrivait encore le 19 janvier 1655 après la retraite qu'il avait faite à Port-Royal : *il me semble que vous aviez mérité, en bien des manières, d'être encore quelque temps importuné de la senteur du bourbier que vous aviez embrassé avec tant d'empressement* […] *après avoir eu tant d'éloignement de ce qui vous en pouvoit délivrer.* (Cousin, *Jacqueline Pascal*, 4e éd., Didier et Cie, Paris, 1861, p. 251)

à une crise religieuse le 23 novembre 1654 qu'il enregistra par écrit. Ce fameux « mémorial » exprimait sa soumission totale à Jésus-Christ et au Dieu biblique.

B. Le Mémorial (23 novembre 1654)

Dans la nuit du 23 au 24 novembre 1654 Pascal écrivit des notes sur une feuille de papier qu'il copia sur un parchemin plus résistant dans lequel il mit le papier, le tout cousu dans la doublure d'un pourpoint. Ceci fut découvert après sa mort par un domestique. Le début du texte montre le rejet par Pascal de tout dieu rationnel, philosophique (tel celui de Descartes ou d'Aristote) ou justifié simplement par la science savante[319]. Il ne fait place qu'au Dieu de la Bible, au Dieu des chrétiens : *feu ; Dieu d'Abraham, dieu d'Isaac, dieu de Jacob, non des philosophes et scavans. Dieu de Jésus-Christ*[320]. Gouhier souligne dans son interprétation du mémorial que ceci n'a pas le sens d'une vérité, d'une connaissance devenue certaine, car l'opposition entre science et foi, entre raison et cœur n'était pas nouvelle. Comme nous avons vu que, pour Pascal, Dieu détermine tout, Dieu a aussi déterminé sa conversion, lui en a donné le pouvoir, infusé la vertu.

Condorcet a vu dans ces manuscrits une « amulette mystique ». Le psychiatre Lélut (1804-1877), dans une communication de décembre 1844 à l'Académie des sciences morales et politiques dont il était membre, puis dans son ouvrage de 1846 *L'Amulette de Pascal, pour servir à l'histoire des hallucinations*, reprit le terme d'amulette. Pour lui, le mot « feu » exprime une fausse sensation, une hallucination qu'a eue Pascal. Il trouvait que le mémorial ressemblait beaucoup aux papiers que griffonnaient ses patients de la Salpêtrière.[321] Littré a commenté dans le *National* du 29 mai 1848 l'ouvrage de Lélut, comme il l'avait déjà fait en août 1836 pour *Le Démon de Socrate* que Lélut avait auparavant publié. Il est d'accord avec lui pour assurer qu'il s'agit dans les deux cas d'une simple hallucination.[322] Sainte-Beuve a par contre contesté le diagnostic de folie hallucinatoire posé par Lélut.[323]

Le Dr Just-Navarre (1849-1922), dans *La Maladie de Pascal* (1911), a soutenu que les visions ou les hallucinations n'étaient pas synonyme de folie. Le feu a pour lui une signification spirituelle.[324] Ce n'est pas sûr d'ailleurs que Pascal ait eu une quelconque sensation visuelle ou une hallucination. Jacqueline Pascal, qui n'a jamais eu de vision et qui ignora l'existence du

---

[319] Peut-être pense-t-il au déisme ou théisme de certains savants qu'avait déjà condamné Mersenne !

[320] Gouhier, *op. cit.* p. 14

[321] Ib., p. 59

[322] Littré Émile, « Socrate et Pascal », *in : Médecine et médecins*, 2e éd. Paris, Didier, 1872, p. 82-110

[323] Sainte-Beuve, *Port-Royal*, La Pléiade, 3 vol., Paris, Gallimard, T. I, p. 1035

[324] Gouhier, *op. cit.* p. 60

mémorial, parle, dans une lettre de février 1660 à ses nièces Marguerite et Jacqueline, de feu qui est dans le cœur.[325]

Pour le Dr René Onfray, dans *L'Abime de Pascal* (1949), la clarté spirituelle au moment de sa crise religieuse n'exclut pas des phénomènes organiques pathologiques concomitants. Une enquête historique sur les maladies de Pascal et un examen clinique de ses manuscrits démontrent, selon lui, qu'il souffrait de migraines ophtalmiques : *Pascal a une crise d'insomnie migraineuse, il en note exactement la durée. C'est une de ces migraines feux d'artifice dont parle Terson. Pascal en note aussi le caractère lumineux qui lui fournit en même temps une image et le symbole de clarté qui résume sa méditation.*[326]

Feu peut aussi exprimer, au lieu d'une vision, une sensation de chaleur. Les théologiens et certains auteurs profanes l'interprètent simplement comme une ferveur brûlante dénuée de tout phénomène physique.

Selon le point de vue que l'on prend, ou ses croyances personnelles, l'expérience de Pascal peut donc être interprétée de façon opposée, comme un phénomène de lucidité éclatante, révélation ou infusion d'une vérité supranaturelle, ou bien comme un phénomène psychique délirant aigu.

C. La santé de l'âme supérieure à celle du corps (janvier 1655)

Nous avons vu que Gilberte, dans sa vie de Pascal, avait trouvé spécieux de s'occuper de sa santé, ce qu'exprimera clairement Pascal plus tard. Jusque-là Pascal avait suivi les conseils des médecins et voulait préserver sa santé. Gouhier a relaté la transformation de Pascal avant sa seconde conversion. Pascal a d'abord *préféré la guérison du corps dans le monde au salut de l'âme hors du monde*[327]. Mais pour le véritable chrétien *ce qu'il était impossible d'admettre, c'est l'alibi humaniste, l'idée qu'un chrétien a des devoirs envers son corps, l'équivoque qui identifie maladie à mal, la ruse qui rend le monde digne d'être habité. Parce qu'il a souci de son corps, Pascal rentre dans le monde et, ce qui était inévitable, le monde l'a repris. C'est pourquoi, quand la grâce le délivrera du monde, il n'aura plus de souci de son corps.*[328]

Pascal ne trouva plus d'intérêt à s'occuper de sa santé corporelle et à se soigner, non pas à cause de l'inefficacité ou de la faible efficacité des remèdes, mais pour la raison que la maladie est une pénitence nécessaire et méritée pour le chrétien. Gilberte, malgré sa vie familiale traditionnelle, les maladies de ses

---

[325] *Car la charité estant un feu qui est dans le cœur, il faut nécessairement qu'il agisse ; et quand il ne se produit point au dehors, il se fait ressentir au-dedans avec plus de force ; pourveu que ce ne soit pas par foiblesse et par tiédeur qu'il ne se fait pas voir au dehors ; car allors il est sans doutte qu'il se diminue d'autant plus qu'il paroist moins, comme un feu qui n'a point d'air et que l'on laisse etteindre manque de luy fournir de quoy brusler.* (Cousin, *Jacqueline Pascal*, 4e éd., Didier et Cie, Paris, 1861, p. 298)

[326] Gouhier, *op. cit.* p. 61

[327] Ib., p. 27

[328] Id.

six enfants et la mort d'une de ses filles, s'en convainquit aussi : *La raison de sa santé qui l'avait touché auparavant lui parut si pitoyable qu'il en eut honte lui-même. La lumière de la vraie sagesse lui fit voir à découvert que le salut devait être préférable à toutes choses et que c'était raisonner faux que de s'arrêter à un bien passager de notre corps quand il s'agissait du bien éternel de notre âme.*[329]

Jacqueline s'est parfaitement rendu compte de cette mutation juste après la crise religieuse de Pascal du 23 novembre 1654 qu'elle n'a sûrement pas connue car celui-ci l'a tenue secrète. Elle est fort satisfaite qu'il soit devenu, bien que davantage malade, indifférent à sa santé : *Quoiqu'il se trouve plus mal qu'il n'ait fait depuis longtemps, cela ne l'éloigne nullement de son entreprise, ce qui montre que ses raisons d'autrefois n'étaient que des prétextes.*[330] En janvier 1655, elle confirma à Gilberte qu'il était complètement converti. La santé morale prime la santé physique. On peut négliger la seconde mais non la première. Elle est fière d'écrire à Pascal le 19 janvier 1655 : *J'ai éprouvé la première que la santé dépend plus de Jésus-Christ que d'Hippocrate.*[331] Le signe par lequel elle reconnaît que son frère est vraiment détaché du monde, rapporte Gouhier d'après une lettre de Jacqueline à Gilberte du 25 janvier, *c'est qu'à Port-Royal des Champs* (lors de sa retraite), *il « brave toutes les règles de la médecine » en se levant à cinq heures du matin et en jeûnant, ce qui lui avait été interdit.*[332]

Cet engagement pour le renoncement de la santé physique est bien sûr absurde et même révoltant pour un médecin. On peut le juger comme une option spirituelle ou idéologique sincère, mais en réalité assez symbolique car nous verrons que Pascal ne négligera pas de consulter des médecins les mois précédant sa mort. L'abbaye de Port-Royal des Champs comprenait le médecin Hamon (1618-1687), célèbre pour son dévouement et son désintérêt, qui n'y laissait pas mourir les pensionnaires. Après le miracle de la Sainte-Épine en 1656, reconnu par plusieurs médecins, Pascal se fit certainement des amis parmi eux.

Du 7 au 28 janvier 1655, Pascal, converti de manière définitive mais peut-être encore fragile, fit une retraite aux Granges de Port-Royal, sans jamais pour autant devenir un solitaire. Dans sa lettre du 25 janvier 1655 Jacqueline raconta à Gilberte l'histoire de la conversion de leur frère. À la demande de

---

[329] Pascal, *Œuvres complètes*, p. 21

[330] Gouhier, *op. cit.* p. 27

[331] Id. Citons la suite reproduite par Cousin : *et que le régime de l'âme guérit le corps, si ce n'est que Dieu veut nous éprouver et nous fortifier par nos infirmités. Il est vrai que c'est un grand avantage d'avoir assez de santé pour pouvoir faire tout ce qu'on nous conseille pour guérir notre âme ; mais ce n'en est pas un moindre que de recevoir une pénitence de la main de Dieu même. Si nous sommes à lui, nous serons toujours bien, soit en vivant, soit en mourant. Il n'est pas dit : si quelqu'un veut venir après moi, qu'il fasse des ouvrages bien pénibles et qui demandent de grandes forces, mais qu'il renonce à soi-même ; un malade le peut peut-être mieux faire qu'un homme bien sain.* (Cousin, *Jacqueline Pascal*, p. 252)

[332] Gouhier, *op. cit.* p. 28

Jacqueline, Singlin (1607-1664), confesseur de Port-Royal et son directeur, devint aussi celui de Pascal, le médecin de son âme. Elle nous apprend que celui-ci avait toujours de la peine à parler, ce qui rendait la direction de Singlin difficile : *mais son infirmité qui continue toujours lui en a ôté presque le moyen, parce qu'il ne sauroit presque parler sans se faire un grand mal*[333]. Pascal obtint une chambre ou une cellule parmi les solitaires de Port-Royal, aux Granges, l'une des fermes de l'abbaye, et Singlin lui donna Le Maistre de Sacy comme directeur. Elle rapporte qu'il n'avait aucune incommodité à se lever à cinq heures du matin. Par contre le souper commençait à lui faire mal à l'estomac et elle croit qu'il s'en privera, comme si Dieu, interprète-t-elle, l'avait appelé aussi bien à jeûner qu'à veiller, deux choses que les médecins lui avaient défendues.

Pascal alla si loin dans la négligence de son corps, sous prétexte de pouvoir se priver des services de valets, que Jacqueline finit par lui reprocher sa saleté à la fin de l'année 1655.[334]

D. Le miracle de la Sainte-Épine (mars 1656)

Il s'agit de la guérison admise comme miraculeuse d'une des filles de Gilberte Périer, Marguerite, née le 6 avril 1646. Pour le récit de cette guérison faisons confiance à la déposition que Pascal fit le 8 juin 1656 devant la juridiction archiépiscopale pour attester de sa réalité, parmi vingt-cinq témoins. Cette déposition a fait partie de recueils détenus par la principale intéressée, Marguerite Périer. Transmise successivement elle fut léguée à la bibliothèque Mazarine en 1902 et découverte en 1952 par Mesnard. Pascal a été requis comme témoin et il fit serment de dire la vérité. Probablement, la déposition a été orale et enregistrée par écrit simultanément car elle se termine par l'indication *Lecture à lui faite a persisté et signé ainsi*.

a/ La déposition de Pascal (8 juin 1656)

Pascal raconte que vers la fin de l'année 1652, alors qu'il demeurait chez son beau-frère, le sieur Périer, à Clermont, où il séjourna jusqu'en mai 1653, il arriva à sa nièce et filleule Marguerite, âgée à peine de sept ans, *un mal à l'œil gauche, dont il ne connaissait point la nature, lequel mal consistait pour lors en quelques gouttes d'eau qui lui tombaient sur le coin dudit œil gauche,*

---

333 Cousin, *Jacqueline Pascal*, p. 246

334 *On m'a fort congratulée pour la grande ferveur qui vous élève si fort au-dessus de toutes les manières communes, que vous mettez les balets* [valets ou peut-être balais] *au rang des meubles superflus... Il est nécessaire que vous soyez, au moins durant quelques mois, aussi propre que vous êtes sale, afin qu'on voie que vous réussissez aussi bien dans l'humble diligence et vigilance sur la personne qui vous sert que dans l'humble négligence de ce qui vous touche ; et après cela, il vous sera glorieux et édifiant aux autres de vous voir dans l'ordure, s'il est vrai toutefois que ce soit le plus parfait, dont je doute beaucoup, parce que saint Bernard n'étoit pas de ce sentiment.* (Ib., p. 253)

proche du nez, qui en peu de temps devinrent plus fréquentes et plus épaisses, et qui enfin se convertirent en boue, ce qui obligea de faire visiter cet enfant par les sieurs de La Porte, médecin, et Coissette, chirurgien de ladite ville de Clermont, qui déclarèrent que c'était une fistule lacrymale qui ne pouvait être guérie que par le feu ; qu'ensuite ils en envoyèrent la relation, faite par ledit seigneur de La Porte, au sieur Thévenin, oculiste en cette ville [Paris où se fait la déposition], *pour en avoir son avis ; lequel ils reçurent quelque temps après, signé de lui, concluant que c'était une fistule lacrymale, à laquelle il fallait appliquer le feu, et amener pour cet effet ledit enfant en cette ville.*[335]

Bien que le voyage fût décidé de suite, un long délai se passa puisque Marguerite ne vint à Paris qu'un an plus tard environ, en décembre 1653, accompagnée par sa mère Gilberte. Elles logèrent chez Pascal. Gilberte *fit voir ladite malade aux sieurs Renaudot le jeune, médecin, Dalencé, chirurgien, et autres, qui dirent que cette fistule lacrymale serait difficile à guérir, ayant remarqué que la boue sortait non seulement par l'œil, mais encore par le nez, et d'autres accidents fâcheux, dont ils jugèrent ce mal ne pouvoir être guéri que par le feu, mais qu'il fallait pour cela attendre le printemps.*[336] Les parents de Marguerite apprirent que ce remède était le seul qui pouvait la guérir, mais qu'il n'était pas infaillible, *qu'il y en avait peu de ceux à qui, le mal étant si invétéré, ledit remède pût réussir, et que quelques-uns mêmes en meurent*[337].

Pascal déclara alors qu'une personne [M. de Châtillon] promit de guérir la malade en six mois, sans feu et au moyen de quelques eaux. Comme il fallait attendre l'intervention Marguerite fut remise entre les mains de cette personne. À cet effet Gilberte Périer *mit ladite malade, avec une autre sienne fille en pension dans le monastère de Port-Royal.* Cette seconde fille, Jacqueline Périer (1644-1695) se prénommait comme la sœur de Gilberte, Jacqueline Pascal (1625-1661), laquelle se trouvait déjà à Port-Royal, étant sœur Sainte-Euphémie. Gilberte s'en retourna à Clermont. Pascal, qui voyait souvent Marguerite, informa ses parents de l'inutilité et de l'inefficacité des eaux, qui furent prolongées six mois de plus pour tenter d'éviter l'usage du feu. Après ces six nouveaux mois, *le mal étant encore pire, et la puanteur telle qu'on avait été obligé de séparer la malade de ses compagnes, lesquelles ne la pouvaient souffrir, et les sieurs Renaudot l'aîné, médecin, Cressé, Dalencé et Guillard, chirurgiens, déclarant que tels remèdes ne servaient de rien, icelui déposant* [Pascal] *le manda audit sieur Périer père, qui néanmoins fit réponse qu'il désirait qu'on essayât encore autres six mois desdites simples remèdes.*[338]

Pascal et sa sœur, sœur Sainte-Euphémie, informèrent plusieurs fois leur beau-frère Florin Périer que les remèdes étaient toujours entièrement inutiles.

---

335 Pascal, *Œuvres complètes*, p. 672

336 Id.

337 Ib., p. 673

338 Id.

En juillet 1655, celui-ci demanda de les stopper et de laisser sa fille sans remède, ne voulant pas risquer l'intervention et connaissant des personnes porteuses de fistules coulant depuis quarante ans. On arrêta donc les remèdes en août 1655. Mais *le mal augmenta si fort qu'outre la puanteur et les autres accidents ordinaires, elle avait encore perdu l'odorat, et qu'il s'était formé une enflure au coin de l'œil de la grosseur d'une noisette avec dureté, et un sac plein de cette boue qui, quand on le pressait, se vidait par l'œil et le nez.* De plus *ledit sieur Dalencé ayant un jour remarqué qu'il n'en sortait pas autant par ces deux endroits que le sac en contenait, il considéra ce mal de plus près et remarqua qu'il en sortait aussi par la bouche, ce qu'il fit voir audit sieur Renaudot l'aîné et à plusieurs religieuses et pensionnaires.* Marguerite croyait que c'était du sang qui coulait dans sa gorge. Pascal informa Florin Périer *qu'il fallait nécessairement en venir à l'opération, que, cette fistule étant des plus malignes, il y avait à craindre d'étranges suites, que les plus habiles médecins et chirurgiens de cette ville assuraient que le mal menaçait, que le nez en pouvait tomber, et qu'elle en perdrait l'œil et peut-être la vie, qu'ils en avaient des exemples et qu'ainsi le remède étant moindre que le mal, il fallait absolument s'y résoudre.*[339]

Le père se résolut à l'intervention, exigeant cependant qu'on ne fasse rien avant qu'il ne vienne au printemps à une date qui conviendrait pour l'intervention. Le mal s'aggrava en janvier, en février et au commencement de mars 1656, de telle sorte que *ladite malade ne dormait presque plus, qu'elle avait une fièvre lente et qu'elle était dans une langueur qui l'avait obligée à rompre le Carême.* Pascal informa son beau-frère qu'il devait venir promptement pour faire appliquer le remède. Sœur Sainte-Euphémie lui écrivit la même chose dans une lettre datée du 24 mars.

Ce fut ce même jour que le « miracle » s'accomplit : *Que ce jour-là même, sur les trois heures de relevée, quelques heures après cette lettre écrite et envoyée à la poste, ladite malade fut guérie sur-le-champ par l'attouchement d'un reliquaire dans lequel il y a une épine de la couronne de Notre-Seigneur, comme ladite sœur Euphémie lui a raconté depuis ; et qu'en effet, ayant vu ladite malade le mercredi depuis sa guérison, il la trouva parfaitement guérie, tant de la puanteur, de la tumeur, de la boue de l'œil, du nez et de la bouche, de la perte de l'odorat, de la peine à dormir, de la maigreur, du mauvais teint, de la faiblesse, et enfin entièrement saine et plus qu'il ne l'avait vue de sa vie. Ensuite de quoi il la fit voir le vendredi ensuivant, dernier jour dudit mois de mars, audit sieur Dalencé, qui l'assura que la guérison était parfaite et miraculeuse.*[340]

Florin Périer partit de Clermont à la réception des deux lettres de Pascal et de sœur Sainte-Euphémie et arriva à Paris le mardi 4 avril. Pascal lui *apprit la merveilleuse guérison faite en un instant du mal invétéré depuis trois ans et*

---

[339] Id.

[340] Id.

demi qu'il venait faire traiter ; et a ledit sieur déposant vu depuis ladite malade très souvent et même encore le jour d'hier, et toujours dans une pleine et parfaite santé, et est tout ce qu'il a dit savoir.[341]

b/ Les médecins et chirurgiens qui sont intervenus et qui ont constaté la guérison

À son arrivée à Paris le 4 avril Florin Périer mit tout en œuvre pour faire reconnaitre le miracle. Le 14 avril il convoqua les sept médecins et chirurgiens appelés auprès de Marguerite avant sa guérison. Ils revirent l'enfant et signèrent tous une attestation qui conclut que *comme cette sorte de guérison faite ainsi en un instant d'une maladie de cette importance ne peut être qu'extraordinaire, de quelque façon qu'on la puisse prendre, nous estimons qu'elle surpasse les forces ordinaires de la nature, et qu'elle ne s'est pu faire sans miracle, ce que nous assurons être véritable*[342]. Gouhier recense les sept qui ont apposé leur signature. Cinq sont cités par Pascal dans sa déposition : Dalencé, Isaac Renaudot (l'aîné des trois frères), Eusèbe Renaudot (le jeune), Pierre Cressé et Étienne Guillard. Les deux autres sont Charles Bouvard, ex-premier médecin du Roi, âgé de 84 ans, et Jean Hamon, médecin de Port-Royal des Champs.

Le 20 avril, cette attestation fut soumise à Jean Gellot, premier chirurgien du Roi, qui examina l'enfant et qui signa une déclaration où il juge la guérison de nature miraculeuse. Il vit Marguerite *dans une disposition tellement naturelle qu'il ne paraît pas à présent que ladite Demoiselle y ait souffert aucun mal par le passé, de sorte que j'estime sa guérison être tout-à-fait extraordinaire et miraculeuse*[343].

Qu'est-ce qu'une fistule lacrymale ? Une fistule est une communication externe évacuatrice d'un foyer infectieux interne localisé. Elle est lacrymale quand elle fait suite à une infection, en général staphylococcique, du sac lacrymal par imperméabilité des voies lacrymales, notamment du canal lacrymo-nasal. Cette dacryocystite peut devenir chronique, provoquer une infection des os ethmoïdes contigus puis une fistule, engendrant un écoulement permanent ou récurrent comme dans le cas de Marguerite, mais insuffisant pour guérir.

Disons maintenant quelques mots sur quelques-uns des médecins qui ont examiné Marguerite.

- Léger La Porte ou Laporte (?-1681) est sans doute le premier médecin qui ait constaté sa maladie. Ce fut le médecin de la famille Périer à Clermont jusqu'à sa mort. Florin Périer en parle dans sa lettre à Pascal du 22 septembre 1648, trois jours après qu'il ait réalisé l'expérience de l'équilibre des liqueurs au sommet du Puy-de-Dôme que Pascal lui avait

[341] Id.
[342] Gouhier, *op. cit.* p. 140
[343] Ib., p. 141

demandé de faire. La Porte fit partie des *personnes aussi savantes qu'irréprochables* que Florin Périer a fait venir pour témoigner de l'expérience. Celui-ci indique qu'il est docteur en médecine, exerce à Clermont, et qu'il est très capable comme médecin et en toutes belles connaissances.[344] La Porte a alors appelé le chirurgien Coissette sur lequel nous n'avons aucune information. De concert avec Coissette La Porte a alors écrit au chirurgien parisien Thévenin.

- François Thévenin, selon les notices biographiques de L.-B. Bégin (1825)[345], et de Chéreau dans le dictionnaire de Dechambre (1887), naquit vers la fin du XVIe siècle et mourut en octobre 1658. Il acquit une grande réputation dans toutes les opérations chirurgicales. En 1637 il se qualifiait « chirurgien opérateur du roi pour la pierre ». Avec Ambroise Paré (1509-1590) il contribua aux progrès de la chirurgie. On publia ses œuvres en 1658, rééditées en 1669.

Arrivée à Paris, Marguerite fut d'abord montrée au médecin Renaudot le Jeune et au chirurgien Dalencé, qui fut le premier consultant à constater la guérison.

- Eusèbe Renaudot (1613-1679) était un des deux fils médecins de Théophraste Renaudot (1586-1653), le gazetier, dont il continua le journal avec son frère aîné Isaac. À la différence de son père, médecin de l'université de Montpellier, il fut médecin de la faculté de Paris qui, pourtant, lui fut aussi hostile et qui retarda sa réception au doctorat jusqu'en 1648. En effet une guerre s'était engagée entre les médecins provinciaux et ceux de Paris. Elle avait commencé avec Théophraste Renaudot qui avait bénéficié du soutien de Richelieu, de Mazarin et de Louis XIII. Son fils Eusèbe devint en 1642 médecin ordinaire de Richelieu qui mourut cette année-ci. En avril 1644 la faculté de Paris condamna trois médecins pour exercice illégal et établit une commission de surveillance. Pendant quatre ans les médecins montpelliérains furent réduits au silence. Ils firent appel au grand Conseil du roi qui renvoya les deux parties dos à dos. Ceux de la faculté de Paris leur firent alors une guerre mesquine, en encourageant les mauvais payeurs des empiriques et en refusant, s'appuyant sur un serment statutaire, qu'un médecin de leur faculté consulte avec eux. Eusèbe a été médecin des couvents de Saint-Magloire et de la rue Saint-Honoré. Il a participé très activement à la bataille de l'antimoine qui dura un siècle, jusqu'en 1666. En effet, il publia en 1653

[344] Une liste, tirée de la correspondance de la famille Périer par Jovy, des soins que La Porte donna à celle-ci entre 1666 et 1676, n'est qu'une litanie des saignées que le médecin effectuait à chaque consultation. D'ailleurs, les Périer demandaient souvent, en même temps, l'avis de Vallant, leur médecin parisien. Un désaccord intervint d'ailleurs entre les deux médecins à propos de l'usage du quinquina que préconisa Vallant lors d'une fièvre quarte de Gilberte et de Marguerite en 1673. (Jovy, *op. cit.* T. V, p. 84-103)

[345] *Dictionnaire des sciences médicales. Biographie médicale.* 7 tomes, Paris, Panckoucke, 1820-1825, article « Thévenin François », 1825, T. 7, p. 321

un double pamphlet *L'Antimoine justifié et l'Antimoine triomphant* qui contribua à la victoire de l'antimoine car soixante et un médecins de la faculté de Paris adhérèrent à son manifeste.[346]

- Martin Dalencé (?-1675) aurait été estimé le chirurgien le plus habile de Paris.

  Au bout d'un an, devant l'aggravation de la maladie, Marguerite fut aussi vue par Isaac Renaudot (1611-1680), l'aîné des trois frères, reçu docteur en 1647. Outre à Isaac Renaudot et à nouveau à Dalencé on montra aussi Marguerite à deux autres chirurgiens, Pierre Cressé et Étienne Guillard.

- Pierre Cressé (1638-1714), diplômé en 1659, aura à partir de 1672 la chaire de chirurgie et d'anatomie du Jardin du Roi, avec comme démonstrateur Dionis (1643-1718), qui enseignera la circulation du sang sur ordre de Louis XIV.
- Étienne Guillard (?-1674) nous est inconnu.

Deux autres médecins consultèrent Marguerite avant la guérison miraculeuse, mais que ne cite pas Pascal dans sa déposition, Jean Hamon et Charles Bouvard.

- Jean Hamon (1618-1687) fut bachelier et licencié en 1644 après ses études des humanités à Paris. Il passa sa thèse à la faculté de Paris en 1646, eut du succès comme médecin, mais voulut se retirer du monde. Il eut comme directeur Singlin et entra à Port-Royal des Champs où il mena une vie très dure volontairement, se mortifiant notamment par des diètes excessives. Il remplaça Victor Pallu (1604-1650) comme médecin de Port-Royal des Champs pour les religieuses et les indigents. Il n'a écrit que des œuvres de piété et aucun ouvrage de médecine, secondaire sans doute pour lui. Il fut peint par Philippe de Champaigne (1602-1674).[347] Sainte-Beuve le nomme *un des grands Spirituels du dix-septième siècle*[348]. Sa médecine était une théologie continuelle, nous dit le critique. Il voyait dans la médecine l'imitation de la nature et dans la nature l'œuvre de Dieu. Il adopta le principe d'Hippocrate que la nature fait toujours bien ce qu'elle fait. Il pratiquait, selon Sainte-Beuve, une médecine circonspecte et prudente ayant pour principe qu'il valait mieux jeter de l'eau que de l'huile sur le feu. Sainte-Beuve recense toutes les thèses qu'il a présidées.

---

[346] Delaunay, *op. cit.* p. 340

[347] En 1648, Philippe de Champaigne plaça ses deux filles, sans enthousiasme semble-t-il, comme pensionnaires de Port-Royal. Il fit alors un portrait *post mortem* de Saint-Cyran. Il offrit plusieurs tableaux pour la nouvelle église de Port-Royal de Paris construite de 1646 à 1648. Sa fille aînée y mourra et sa cadette prononcera ses vœux en 1657. Celle-ci, devenue sœur Catherine de Sainte-Suzanne, fut paralysée des deux jambes à la fin de l'année 1660 mais fut guérie en janvier 1662. Philippe de Champaigne illustra cette guérison, pressentie par la mère Agnès, par une grande toile tenant lieu d'*ex-voto*. (Sainte-Fare Garnot N., *Philippe de Champaigne*, dossier de l'art n°140, éd. Faton, 2007)

[348] Sainte-Beuve, *op. cit.* T.II, p. 755

Il fut docteur-régent de la faculté de médecine de Paris en 1647 en ayant présidé une thèse sur les eunuques.[349] Il soigna la dernière maladie de la mère Agnès morte en 1671.[350]

- Charles Bouvard (1572-1658) fut reçu docteur de la faculté de Paris en 1604, devint en 1627 premier médecin de Louis XIII, qui l'anoblit en 1629. Il garda le poste jusqu'en 1642 qu'il transmit à son gendre Cousinot. Lui-même avait épousé la fille de Jean Riolan le père. Il envoya le roi aux eaux de Forge en 1633 pour entérite. On lui contesta la vertu des eaux minérales ce qui entraîna un conflit entre médecins de la faculté de Paris. Bouvard fit annuler, en ayant recours au Conseil d'État, la question de la vertu ou de la nocivité des eaux minérales, sauf qu'il présida une thèse en faveur des eaux minérales. Il triompha quand la reine Anne d'Autriche accoucha d'un héritier, le futur Louis XIV (1638-1715), en 1638, malgré ses soins à base de saignées et de purges au roi valétudinaire Louis XIII. Il fut docteur-régent de la faculté de médecine et professeur au Collège Royal. Envoyé par le roi, il soigna, ou plutôt saigna[351], Richelieu, avant que celui-ci ne meure en décembre 1642.

c/ Historique complémentaire et analyse des faits

On ne peut mettre en doute la réalité de la guérison. Marguerite Périer, après avoir été chassée de Port-Royal de Paris comme les autres pensionnaires en 1661, vécut chez sa mère, au château de Bien-Assis près de Clermont, et se consacra à des oeuvres de charité. Elle hérita du château et le vendit en 1702. Elle mourut en 1733 à l'âge de 87 ans.

Gouhier a décrit l'historique des faits à partir de la déposition de Pascal et d'autres sources. Apportons quelques précisions sur les faits non déclarés par Pascal.

Marguerite entra avec sa sœur Jacqueline à Port-Royal de Paris le 1er janvier 1656. Le 24 mars, un reliquaire, prêté par un prêtre ami de Port-Royal et collectionneur de reliques nommé de La Potherie, fut exposé l'après-midi dans le chœur de la chapelle de Port-Royal. Les sœurs, à la prière de la Passion, allèrent baiser le reliquaire à genoux, puis les enfants pensionnaires, l'une après l'autre, les imitèrent. Jacqueline, la tante, dans sa lettre à sa sœur Gilberte du 28 mars 1656, qu'elle ne termina que le 31 mars une semaine après la guérison, raconte ce qui se passa ensuite :

Ma sœur Flavie, leur maîtresse, qui en étoit tout proche, voyant approcher Margot [diminutif de Marguerite], *lui fit signe de faire toucher son œil, et elle-même prit la sainte relique et l'y appliqua, sans réflexion néanmoins ; chacun*

---

[349] Ib., T. II, p. 1052-1053

[350] Hamon a décrit sa maladie et son traitement dans une lettre à Brayer recopiée par Vallant. (Jovy, *op. cit.* T. V, p. 46-49)

[351] On a dit qu'il avait saigné Louis XIII quarante-sept fois et donné deux cent douze médecines et deux cent quinze lavements en un an.

étant retiré, on le rendit à M. de La Potherie. Sur le soir, ma sœur Flavie, qui ne pensoit plus à ce qu'elle avoit fait, entendit Margot qui disoit à une de ses petites sœurs : « Mon œil est guéri, il ne me fait plus de mal. » Ce ne fut pas une petite surprise pour elle ; elle s'approche et trouve que cette petite enflure du coin, qui étoit le matin grosse comme le bout du doigt, fort longue et fort dure, n'y étoit plus du tout, et que son œil qui faisoit peine à voir avant l'attouchement de la relique, parce qu'il étoit fort pleureux, paroissoit aussi sain que l'autre sans qu'il fût possible d'y marquer aucune différence ; elle le presse, et au lieu qu'auparavant il en sortoit toujours de la boue ou au moins de l'eau bien épaisse, il n'en sortit rien non plus que du sien propre. Je vous laisse à penser dans quel étonnement cela la mit.[352]

La sœur Flavie raconta l'évènement à la mère Agnès (sœur du grand Arnauld et de mère Angélique, la réformatrice de Port-Royal des Champs), qui en informa Jacqueline (sœur Sainte-Euphémie) le lendemain. Huit jours après la guérison, le 1er avril, celle-ci était confirmée car Marguerite n'avait plus aucune trace de son mal de telle sorte, assure Jacqueline, qu'*il faut à présent sans comparaison plus de foi à ceux qui ne l'ont pas vu pour croire qu'elle l'a eu qu'il n'en faut à ceux qui l'ont vu pour croire qu'elle n'en peut avoir été guérie en un moment que par un miracle aussi grand et aussi visible que de rendre la vue à un aveugle.*[353] Elle rapporte que le chirurgien Dalencé, qu'elle écrit « d'Alençai », avait beaucoup vu Marguerite après l'abandon du traitement hydrique. Elle termine sa lettre en l'informant qu'il a revu Marguerite et qu'il *a jugé la guérison pleine et miraculeuse, mais il a remis à huit jours pour en assurer ; on n'en dit mot jusque-là.*[354]

Le jour même de la visite de Dalencé, le 31 mars, Jacqueline rédigea une seconde lettre à Gilberte où elle reprend l'histoire de la maladie : *M. d'Alançai est venu ce matin ; mais avant de vous dire en quel état il a trouvé la petite, il faut vous dire celui où il l'avoit vue, premièrement seule avec quelques unes de nos sœurs, et ensuite en présence de M. Renaudot et de M. Desmarets, qui est de la maison de Bailleul.*[355] Ils avaient été tous trois témoins que non seulement le coin de l'œil était enflé mais aussi le dessous de l'œil et la joue. Elle dit qu'après avoir vidé la boue l'enflure et la poche ne paraissaient plus, mais se reformaient en deux ou trois heures. Elle ajoute que Dalencé s'était aperçu, environ deux mois auparavant, que l'os du nez était percé et qu'une partie de la boue sortait dans la gorge par cette ouverture, et qu'il en tira de toute espèce avec sa spatule. Il affirma alors qu'il fallait employer le feu aussitôt le printemps car l'os ne ferait que se pourrir de plus en plus. À sa visite du 31 mars il l'examina comme d'habitude et ne trouva plus rien. La sœur Flavie lui raconta ce qui s'était passé, plusieurs fois, car c'était, selon

---

352 Cousin, *Jacqueline Pascal*, p. 268-269

353 Ib., p. 269-270

354 Ib., p. 271

355 Ib., p. 271-272

Jacqueline, un homme sage et prudent. Il semble avoir conclu d'emblée à une guérison miraculeuse : *après avoir écouté paisiblement, et après avoir demandé si cela s'en étoit allé sur l'heure, et que l'enfant même a répondu qu'oui, il a dit qu'il donneroit, quand on voudroit, son attestation qu'il étoit impossible que cela se pût faire sans miracle. Il ne veut pas assurer non plus que nous que le mal ne reviendra pas, parce qu'il n'y a que Dieu qui le sache ; mais il assure que pour le présent il n'y en a point du tout, et qu'elle est parfaitement en bon état. Voilà les propres termes ou l'équivalent.*[356]

E. L'interprétation de la guérison (mars – novembre 1656)

a/ La confirmation par l'Église de la guérison miraculeuse (22 octobre 1656)

Gouhier, après avoir exposé les faits parfaitement, passe à la seconde histoire, celle de l'exploitation du miracle par la famille.

L'autorité ecclésiastique consulta les médecins et les chirurgiens pour authentifier le fait du miracle puisque le savant, détenteur de la science, est tenu pour objectif. Nous savons qu'aujourd'hui elle reconnaît très difficilement les guérisons miraculeuses, et qu'en deux siècles elle n'a reconnu à Lourdes qu'une cinquantaine de telles guérisons que la science n'a pu expliquer. Pascal va d'ailleurs établir une critériologie méthodique des miracles.

Le 27 mai 1656 le Promoteur de la Cour et Juridiction Archiépiscopale et Métropolitaine, averti par la voix publique, requit la permission de poursuivre l'information sur le caractère miraculeux du fait. Elle fut accordée aussitôt par A. du Saussay, évêque de Toul, vicaire général de l'archevêque, le cardinal de Retz, alors en exil à Rome comme frondeur. Le 30 mai du Saussay se rendit à Port-Royal de Paris et interrogea Marguerite. Il poursuivit l'enquête jusqu'au 12 juin auditionnant vingt-cinq témoins, dont les quatre médecins et les quatre chirurgiens qui avaient signé les attestations, et Pascal le 8 juin qui fit alors sa déposition.

On fit appel aussi aux médecins et aux chirurgiens les mieux placés en cour. La reine mère envoya à Port-Royal, François Félix, premier chirurgien du Roi, père de Charles-François Félix (1653-1703), célèbre pour avoir opéré avec succès en 1686 Louis XIV, âgé de 48 ans, de sa fistule anale. Il signera aussi le 8 août un certificat de miracle de même que Moussaint, premier médecin du Roi, le 24 septembre. Marguerite fut encore examinée par deux chirurgiens nommés d'office, Jean Ménard et Jacques Le Large, sur demande du Promoteur, qui trouvèrent Marguerite sans signe de mal antérieur. C'est une véritable contagion, ou propagande, qui serait plus, selon Gouhier, le fait du corps médical.

---

[356] Ib., p. 274

Le dossier complet est alors remis à une commission de cinq docteurs en théologie qui signèrent le 22 octobre une *Sentence* imprimée par l'archevêché de Paris[357], par laquelle l'autorité ecclésiastique, en l'occurrence le vicaire général, reconnaît le miracle. C'est une victoire pour Port-Royal en pleine bataille des *Provinciales*, mais de courte durée, un simple sursis de quelques années avant le démantèlement des abbayes.

La relique ne fit d'abord aucun miracle nouveau, mais, remise à Port-Royal, elle en fit quinze jusqu'en novembre. Ces miracles ou faux miracles entraînèrent des querelles théologiques, à coup de libelles contradictoires surtout entre Jésuites et gens de Port-Royal, dans lesquelles nous ne rentrerons pas. Elles ont été analysées exhaustivement par Gouhier.[358]

b/ Interprétation moderne de la guérison miraculeuse

Gouhier soutient que personne, ou presque, douta de l'effet miraculeux de la Sainte-Épine, même les adversaires de Port-Royal. Gui Patin, alors professeur au Collège Royal, fut une des rares autorités, bien que favorable à Port-Royal et adversaire des Jésuites, à discuter de la pertinence de la signature des médecins, surtout par mépris de leurs compétences.[359]

Gouhier s'est arrêté sur la personnalité de sœur Flavie. Âgée de quarante-sept ans *on ne compte plus les guérisons miraculeuses dont ses maladies variées furent l'occasion, de sorte qu'elle a renoncé aux remèdes trop humains de la médecine*[360]. La guérison de Marguerite est authentique, mais on pourrait penser qu'elle était au courant des guérisons réalisées par sa maîtresse et en ait été influencée, plus ou moins inconsciemment, ce qui aurait

---

357 Le titre complet est : *Sentence de Monsieur le Vicaire général de Monseigneur l'Eminentissime Cardinal de Retz, Archevêque de Paris, portant approbation du Miracle arrivé en l'Eglise de Port-Royal au faubourg S. Jacques à Paris, le vendredi 24 mars 1656, sur les quatre heures du soir, en la personne de Damoiselle Marguerite Périer, pensionnaire de cette Maison, ensuite de l'attouchement du Reliquaire d'une Sainte Epine de la Couronne de N. Seigneur Jésus-Christ, qui est dans ledit Monastère. Avec permission d'informer des autres Miracles qui s'y sont fait depuis.*

358 Gouhier, *op. cit.* p. 140-162

359 *Je m'étonne comment ils* [les Jésuites] *n'ont rien dit contre ces approbateurs de miracles* qui non carent suis nervis (qui ne manquent pas de toupet) *: le bonhomme Bouvard est si vieux que* parum abest a delirio senili (il n'est plus bien loin de la démence sénile) *; Hamon est le médecin ordinaire et domestique du Port-Royal des Champs,* ideoque recusandus tamquam suspectus (et pour cette raison il doit être récusé comme suspect) *; les deux autres* [Isaac et Eusèbe Renaudot] *ne valurent jamais rien, et même l'aîné des deux est le médecin ordinaire du Port-Royal de Paris qui est dans le faubourg Saint-Jacques.* Imo, ne quid deesse videatur ad insaniam saeculi (Qui plus est, pour que rien ne semble manquer à la folie du siècle), *il y a cinq chirurgiens barbiers qui ont signé le miracle. Ne voilà-t-il pas des gens bien capables d'attester de ce qui peut arriver* supra vires naturae (par-delà les lois de la nature), *des laquais revêtus et bottés et qui n'ont jamais étudié !* (*Correspondance complète et autres écrits de Guy Patin*, édités par Loïc Capron, Paris : B.I.U. de santé, 2018, lettre à Spon n° 450 du 7 novembre 1656) Cet extrait est aussi cité par Sainte-Beuve, *op. cit.* T. II, p. 182.

360 Gouhier, *op. cit.* p. 135

pu induire un effet placebo dans la guérison. Gouhier ne parle pas d'effet de suggestion car, malgré une âme trop naturellement portée vers l'extraordinaire, le témoignage de sœur Flavie repose sur la vérité objective de la guérison. Nonobstant, il souligne que *la scène se joue dans un milieu où l'interprétation surnaturelle s'impose tout naturellement aux esprits*[361]. L'application de reliques pour tenter de guérir une malade n'était pas rare à Port-Royal.

Le chirurgien Dalencé fut probablement un sympathisant de Port-Royal. Soit il était convaincu d'un vrai miracle, ce qui est possible compte-tenu de l'époque, soit il interpréta la guérison dans le sens que voulaient entendre les personnes de Port-Royal, étant un habitué de la maison. Apparemment, il accepta d'emblée de fournir une attestation de guérison miraculeuse. Après tout, si l'on croit en un Dieu créateur et tout puissant pourquoi ne serait-il pas capable d'agir à tout moment ! Nous croyons que Dalencé était sincère dans sa croyance à la non-possibilité de guérir naturellement, mais qu'il s'est trompé, ce qui peut arriver aux meilleurs chirurgiens, d'autant plus à cette époque. Les autres chirurgiens Cressé et Guillard ont pu aussi se tromper, signer l'attestation par l'influence de Dalencé ou par légère complaisance.[362] Quant au premier chirurgien du Roi, Jean Gellot, son témoignage a peu de valeur puisqu'il ne vit pas l'état de Marguerite avant sa guérison. De même, les certificats des médecins et chirurgiens l'ayant vue seulement après sa guérison sont peu fiables, étant certainement préparés à accepter l'interprétation de leurs confrères.

Aujourd'hui, aucun chirurgien, sauf exception, ne reconnaîtrait la réalité d'un miracle à l'origine de la guérison. Qu'ils fussent sept chirurgiens et médecins à signer l'attestation le 14 avril ne prouve pas du tout la réalité d'une guérison due à la volonté divine. Car si l'on analyse bien les faits on peut l'expliquer naturellement. Sainte-Beuve tentait déjà dans les années 1840 de donner une explication physique du miracle.[363] Charcot (1825-1893), aussi,

---

[361] Ib., p. 138

[362] D'après la mère Angélique, qui fit le récit de la guérison dans une lettre à la reine de Pologne du 5 mai 1656, Dalencé crut bon d'informer et d'attester rapidement du miracle et l'a publié avec tant de zèle qu'il l'a persuadé à tout le monde et principalement à la cour. (Ib., p. 143)

[363] *En fait, et à réduire les phénomènes mentionnés (on me dispensera d'énumérer les plus répugnants), à ce qu'ils peuvent signifier en bonne médecine, en bonne pathologie, la petite Marguerite avait non pas précisément une fistule, mais une tumeur lacrymale causée par l'obstruction du canal des larmes* [...] *Les rapports anatomiques des fosses nasales et de l'arrière-gorge avec le conduit lacrymal permettent de rendre compte des divers accidents, dont les chirurgiens du temps avaient l'air de s'étonner plus qu'il n'avait besoin. Rien ne prouve le moins du monde qu'il y eût carie ; il y avait le conduit naturel que bouchait un obstacle incomplet, et cet obstacle cédait en partie si l'on pressait. De tels cas sont assez simples.* [...] *Il suffit que, d'une manière ou d'une autre, le libre écoulement des larmes se rétablisse à l'intérieur, pour que tous les désordres cessent presque à l'instant même. Or, dans le cas présent, qu'arriva-t-il ? La sœur Flavie, en reprenant le Reliquaire et en l'appliquant sur la tumeur, opéra-t-elle par la simple pression le dégorgement complet du sac ? Cette pression, un peu énergique peut-être et proportionnée à la ferveur, fut-elle suffisante pour*

dans son article *La Foi qui guérit* (1892), rédigé à la sollicitation des Anglais qui voulaient savoir ce qu'il pensait des guérisons constatées dans les sanctuaires, juge que les guérisons miraculeuses sont des phénomènes naturels causés par la suggestion, qui témoignent de la force de l'esprit sur le corps.[364] Il encourage le recours à cette foi quand les moyens de la médecine ordinaire sont inefficaces, car elle est puissante même si son pouvoir est limité.[365] Il admet que cette thérapeutique miraculeuse par la foi peut être efficace contre des ulcères, des tumeurs, et les centaines de convulsions et paralysies psychodépendantes, c'est-à-dire d'origine hystérique, dynamique et non organique. Elle peut agir contre toute autre maladie dépendante du mental, toutes les manifestations très nombreuses de la névrose, mais elle ne pourra pas faire repousser un membre amputé. Pour lui, le miracle thérapeutique n'échappe pas à l'ordre naturel des choses et au déterminisme, et la science seule en rendra compte à plus ou moins long terme par l'étude des faits et de ce déterminisme. Il juge que la soudaineté de la guérison est souvent plus apparente que réelle. Charcot conclut que la guérison effective par la foi ne concerne que des malades particuliers et certaines maladies.[366]

Dans le cas de Marguerite, si l'on peut douter de l'action mécanique de l'application du reliquaire, encore qu'elle soit possible comme effet déclencheur, la collection purulente a très bien pu s'évacuer spontanément car nous savons qu'il existait une infection osseuse du maxillaire supérieur ou des

---

forcer l'obstacle et désobstruer, une fois pour toutes le canal ? Il n'y aurait que rien d'assez naturel à le supposer. […] *La cause du mal venant à cesser, les effets disparaissent très-vite, et chez les enfants particulièrement.* (Sainte-Beuve, *op. cit.* T. II, p. 180-181)

364 *La guérison, d'apparence particulière, produit direct de la* faith-healing, *que l'on appelle communément en thérapeutique du nom de miracle, est, on peut le démontrer, dans la majorité des cas, un phénomène naturel qui s'est produit de tout temps, au milieu des civilisations et des religions les plus variées, en apparence les plus dissemblables, de même qu'actuellement on l'observe sous toutes les latitudes. Les faits dits miraculeux, et je n'ai pas la prétention d'exprimer ici rien de bien neuf, ont un double caractère : ils sont engendrés par une disposition spéciale de l'esprit du malade ; une confiance, une crédibilité, une suggestibilité, comme on dit aujourd'hui, consécutives de la* faith-healing *dont la mise en mouvement est d'ordre variable.* (Charcot Jean-Martin, *La foi qui guérit*, préface de P. Galanopoulos, Payot & Rivages, Paris, 2015, p. 54)

365 *D'autre part, le domaine de la* faith-healing *est limité ; pour produire ses effets, elle doit s'adresser à des cas dont la guérison n'exige aucune autre intervention que cette puissance que possède l'esprit sur le corps, dont le Dr Hack Tuke a donné, dans son beau livre* [Illustrations of the influence of the mind upon the body in health and disease : designed to elucidate the action of the imagination (1872)], *une si remarquable analyse.* (Ib., p. 55)

366 *En résumé, je crois que, pour qu'elle trouve à s'exercer, il faut à la* faith-healing *des sujets spéciaux et des maladies spéciales, de celles qui sont justifiables de l'influence que l'esprit possède sur le corps. Les hystériques présentent un état mental éminemment favorable au développement de la* faith-healing, *car ils sont suggestibles au premier chef, soit que la suggestion s'exerce par des influences extérieures, soit surtout qu'ils puisent en eux-mêmes les éléments si puissants de l'auto-suggestion. Chez ces individus, hommes ou femmes, l'influence de l'esprit sur le corps est assez efficace pour produire la guérison de maladies que l'ignorance, où on était il n'y a pas longtemps encore, de leur nature véritable faisait considérer comme incurables.* (Ib., p. 85-86)

os du nez avec un orifice osseux de drainage que Dalancé a constaté deux à trois mois avant la guérison. L'état s'est aggravé ensuite. On peut donc supposer que cet orifice s'est élargi progressivement par l'ostéonécrose infectieuse, ce qui a pu libérer d'un coup toute la collection purulente qui ne se drainait pas suffisamment auparavant.

7. L'occultation de la santé ; la rechute de la maladie de Pascal (1656 – 1660)

A. Le renoncement aux plaisirs et aux superfluités

Gilberte n'a pas donné beaucoup de précisions quant aux dates où Pascal changea ses habitudes. On peut penser que ce fut surtout après sa retraite à Port-Royal des Champs de janvier 1655. Il commença par éliminer tout plaisir des sens : *quand il était obligé par nécessité de leur donner quelque plaisir, il avait une adresse merveilleuse pour en détourner l'esprit afin qu'il n'y prît point de part*[367]. Par exemple, il ne louait jamais, rapporte Gilberte, les viandes qu'il mangeait, et si on lui servait quelque chose de plus délicat il ne prenait pas garde si cela était bon. Il condamnait comme sensuel le fait de vanter la bonté d'une viande parce que c'était contenter le goût. Il ne permettait pas que l'on fasse un ragoût ou une sauce, qu'on lui donne de l'orange ou du verjus, et toute chose qui excite l'appétit et qu'il aimait auparavant. Depuis sa retraite il avait réglé la quantité de nourriture qu'il mangeait et la nature de ce qu'il devait manger quelque dégoût qu'il en eût. Il en était de même des remèdes qu'il prit, nous apprend-elle, pendant quatre ans : *Mais la mortification de ses sens n'allait pas seulement à se retrancher ainsi de tout ce qui pouvait leur être agréable, soit pour la nourriture, soit pour les remèdes : il a pris quatre ans de suite des consommés sans témoigner le moindre dégoût. C'était assez qu'on lui ait ordonné quelque chose, il la prenait sans peine et lorsque je m'étonnais qu'il n'avait point de répugnance à certaines médecines fort dégoûtantes il se moquait de moi et me disait qu'il ne pouvait comprendre lui-même comment on pouvait témoigner de la répugnance quand on prenait une chose volontairement et après qu'on avait été averti qu'elle était mauvaise.*[368]

Pascal a donc repris des remèdes pendant quatre ans de suite sans discuter du dégoût qu'ils pouvaient lui inspirer. Il était donc très compliant. Cette période se situe après sa phase mondaine, puisque le traitement pendant celle-ci consistait à aller dans le monde, apparemment sans médicaments ou sans régime, laquelle se termina vers la fin de l'année 1654. Ces quatre années ont pu commencer à partir de 1655, mais peut-être postérieurement à l'année du miracle, c'est-à-dire à partir de 1657. Nous savons qu'il connaissait alors au moins quatre médecins : les deux fils Renaudot, Charles Bouvard, et Jean

[367] Pascal, *Œuvres complètes*, p. 22
[368] Id.

Hamon. Il connaissait aussi Bourdelot mais celui-ci vivait alors auprès de la reine de Suède.

Pascal renonça aussi aux choses qu'il jugea superflues : l'aide de domestiques, sauf pour ce qu'il ne pouvait pas faire ; les tapisseries dans sa chambre ; les visites. Il voulut se limiter aux conversations pouvant servir autrui et non pour son plaisir. Il alla plus loin dans sa dureté envers lui-même en se soumettant à des mortifications. C'est ainsi qu'il eut l'idée de porter, quand il ne pouvait éviter une conversation, une ceinture pleine de pointes sur sa peau nue. S'il sentait en lui un plaisir de vanité ou à la conversation il se donnait des coups de coude pour redoubler la violence des piqûres et se souvenir de son devoir. Il s'en servit aussi contre l'inapplication à laquelle il fut réduit dans les dernières années de sa vie, ne pouvant plus dans cet état ni lire ni écrire. Il se piquait alors le corps pour exciter son esprit et sa ferveur. Gilberte dit avoir appris sa pratique des mortifications après la mort de Pascal qui les tenait secrètes. Pourtant on s'aperçut, à la mort de son mari Florin Périer, que celui-ci usait de mortifications semblables : planche en bois dans son lit et ceinture pleine de pointes.

Avec le retour de ses infirmités Pascal devint incapable de servir les autres, mais il compensa cela par une plus grande ferveur et une plus grande sévérité envers lui-même pour se conformer à son idée de ce que Dieu voulait qu'il soit.

B. La rechute de la maladie

Il n'est pas impossible que ce mépris du corps qu'eut Pascal depuis sa seconde conversion, dont témoignent ses privations et ses mortifications, ait entraîné une dégradation de sa santé. Mais pour Gilberte sa maladie ne survint que de la volonté divine, et Pascal la justifia par ses fautes de pécheur dans sa *Prière pour demander à Dieu l'usage des maladies* qu'il composa durant ces quatre dernières années d'infirmité.[369] Cette prière, que Gilberte trouva admirable, circula à Port-Royal dès l'année de sa mort et fut éditée en 1666, 1669 et 1670.

Le miracle de la Sainte-Épine et les autres miracles impressionnèrent Pascal et déclenchèrent son projet de faire l'apologie de la religion chrétienne. Pour lui ils prouvaient l'existence de Dieu, et ceux réalisés par Jésus qu'il était le Messie de Dieu. Il voulut réfuter les athées et les déistes. Ainsi, il commença à rédiger des réflexions en vue de cet ouvrage. Ce fut sa mauvaise santé qui empêcha son achèvement : *toutes les différentes réflexions que mon frère fit sur les miracles lui donnèrent beaucoup de nouvelles lumières sur la religion.* [...] *il se sentit tellement animé contre les athées que, voyant dans les lumières*

---

[369] *Vous* [Dieu] *m'avez donné la santé pour vous servir, et j'en ai fait un usage tout profane. Vous m'envoyez maintenant la maladie pour me corriger : ne permettez pas que j'en use pour vous irriter par mon impatience. J'ai mal usé de ma santé, et vous m'en avez justement puni.* (Ib., p. 362)

que Dieu lui avait données, de quoi les convaincre et les confondre sans ressources, il s'appliqua à cet ouvrage, dont les parties qu'on a ramassées nous font avoir tant de regret qu'il n'ait pas pu les rassembler lui-même et avec tout ce qu'il aurait pu ajouter encore en faire un composé d'une beauté achevée. Il en était assurément très capable, mais Dieu qui lui avait donné tout l'esprit nécessaire pour un si grand dessein ne lui donna pas assez de santé pour le mettre ainsi dans sa perfection.[370]

Ce furent ses infirmités qui l'empêchèrent de travailler davantage à son dessein. Il avait trente-quatre ans quand il commença de s'y appliquer ; il employa un an entier à s'y préparer ; en la manière que ses autres occupations lui permettaient, qui était de recueillir les différentes pensées qui lui venaient là-dessus et à la fin de l'année, c'est-à-dire la trente-cinquième qui était la cinquième de sa retraite, il retomba dans ses incommodités d'une manière si accablante qu'il ne put plus rien faire les quatre années qu'il vécut encore, si l'on peut appeler vivre la langueur si pitoyable dans laquelle il les passa.[371]

Selon Gilberte donc, Pascal retomba malade pendant sa trente-cinquième année, durant la première moitié de l'année 1659, puisque cela arriva cinq ans après sa retraite, qui date de janvier 1655, et la quatrième année avant sa mort qui eut lieu en août 1662.

Mesnard croit que l'aggravation de sa maladie, qu'il situe pour sa part en février et, surtout, en mars 1659, joua un rôle déterminant dans sa pratique et son mysticisme religieux, et l'entraîna vers un nouveau degré dans sa conversion sans jamais, pourtant, l'avoir fait renoncer totalement à ses relations mondaines et à toute activité scientifique.[372]

C. La médecine de 1656 à 1662

a/ La découverte des globules sanguins

Borelli (1608-1679), médecin, physiologiste et physicien d'Italie, signala en 1656 la présence d'éléments figurés dans le sang. Le Hollandais

[370] Ib., p. 24

[371] Ib., p. 25-26

[372] *on ne peut vraiment constater un effort de Pascal vers la sainteté qu'à partir du moment où une grave maladie, lui interdisant presque tout travail intellectuel, orienta plus nettement sa vie vers le mysticisme et la pratique de la charité. Il importe donc de déterminer avec précision le moment où Pascal tomba malade. Ce fut vers la fin de sa trente-cinquième année, c'est-à-dire vers le mois de juin 1658 si l'on en croit Gilberte : la maladie aurait commencé avec la rage de dents qui amena la solution du problème de la roulette. Affirmation excessive : l'activité de Pascal n'a jamais été si grande qu'alors* [...] *En février 1659, pour la première fois, Carcavi annonce à Huygens que l'état de santé de Pascal est peu satisfaisant.* [...] *C'est seulement au début de mars que, sous l'effet du surmenage qu'il s'était imposé, Pascal tomba dans un état d'abattement qui lui rendait insupportable tout effort d'attention. Les témoignages alors se succèdent et se multiplient.* (Mesnard, *op. cit.* p. 109-110)

Swammerdam (1637-1680), deux ans plus tard, aperçut les globules rouges au microscope.

b/ L'observation des canaux glandulaires

En 1641, Wirsung (1600-1643) avait découvert le canal pancréatique qui prendra son nom. En 1656, ce fut le médecin et anatomiste anglais Thomas Wharton (1610-1673) qui décrivit le canal de la glande sous-maxillaire qui portera aussi son nom. De même, le danois Nicolaus Sténon (1638-1686) donnera son patronyme au canal excréteur de la parotide en 1660.

c/ Les épidémies

En 1656, lors d'une épidémie de peste à Rome, A. Kircher (1602-1680), médecin et jésuite érudit, rechercha sur les malades et les cadavres les *morbi pestiferi seminaria* qu'il tint pour responsables de la peste. Deux ans plus tard il soutint, dans son ouvrage *Scrutinium Physico-Medicum*, les avoir décelés au microscope. Il les décrit comme des petits vers (*vermiculi*) et les compare à des atomes. Il est probable cependant qu'il n'a pas observé le bacille de Yersin responsable de la peste.

En 1657 le paludisme sévit en Grande-Bretagne et Willis, dans son *De febribus* (1660), constata qu'il avait transformé l'Angleterre en un vaste hôpital.[373]

d/ Les causes des apoplexies

En 1658, le suisse J.J. Wepfer (1620-1695), précurseur de l'anatomie-pathologique, dans son ouvrage *Observations anatomiques tirées de l'autopsie des morts par apoplexie et du siège des lésions* (Observationes anatomicae ex cadaveribus eorum quas sustulit apoplexia cum exercitatione de ejus loco affecto), démontra que l'apoplexie est due à une hémorragie cérébrale.

e/ Un élément anatomique à l'appui de la circulation sanguine

En 1661, Malpighi (1628-1694), médecin et anatomiste bolognais, apporta un argument déterminant en faveur de la circulation du sang. Il publia ses *Observations anatomiques sur les poumons* (De pulmonibus observationes anatomicae) où il expose sa découverte des vaisseaux capillaires, structure anatomique qui permet de boucler la physiologie de la circulation par la communication du sang qu'ils assurent des artères aux veines.

---

373 Mollaret Henri, « Les grands fléaux » *in : Histoire de la pensée médicale en Occident*, sous la direction de M.D. Grmek, 4 vol. Paris, Seuil, 1997, T. 2, p. 260

f/ La physiologie rénale

La même année Bellini (1643-1704), dans son *Exercitatio de structura et usurenum* (Recherche sur la structure et le rôle du rein), fit état de sa découverte des canaux rénaux qui collectent l'urine, qu'on appellera tubes de Bellini, et développa une théorie physique de la sécrétion urinaire.

8. Trois années d'une maladie de langueur (février 1659-1662)

A. Une étrange maladie

Gilberte raconte que le renouvellement des maux de son frère commença par un mal de dent qui le rendit insomniaque. Ayant deux écrits sous presse au fur à mesure qu'il les rédigeait, ce surmenage, plus physique que mental, ruina sa santé : *Ce n'était pas trop pour son esprit, mais son corps n'y put résister, car ce fut le dernier accablement qui acheva de ruiner entièrement sa santé et qui le réduisit dans cet état si affligeant que nous avons dit de ne pouvoir avaler.*[374] Ces écrits concernaient des querelles théologiques, après la mise à l'Index en septembre 1657 de ses *Provinciales*, et les problèmes mathématiques de la roulette (cycloïde), dont il avait trouvé des solutions nouvelles. Marguerite prétend que ce fut la résolution de la roulette qui guérit Pascal de son mal de dent.[375] À la suggestion du duc de Roannez il proposa en juin 1658 le problème sous forme de concours adressé aux mathématiciens du monde entier, ce qui l'occupa jusqu'à la fin de l'année.

Gilberte rapporte que Pascal regarda son état de langueur, proche de celui d'un mourant, avec joie.[376] Il crut sa mort plus proche qu'elle n'arriva par la suite. Aussi reprit-il ses réflexions sur la mort, qu'il sentait venir, comme il l'avait fait après celle de son père. Gilberte décrit les idées de Pascal sur le sens des maladies et de la mort

Sa maladie de langueur, commencée en février 1659, serait donc due, selon Gilberte, à un surmenage surtout physique. Cependant, elle n'en décrit pas les symptômes car elle vivait alors à Clermont et n'était donc pas en contact avec Pascal sinon par lettres.

---

[374] Pascal, *Œuvres complètes*, p. 26

[375] *Pendant que M. Pascal travailloit contre les athées, il arriva qu'il lui vint un très-grand mal de dents. Un soir M. le duc de Roannez le quitta dans des douleurs très-violentes ; il se mit au lit, et son mal ne faisant qu'augmenter, il s'avisa pour se soulager, de s'appliquer à quelque chose qui fût capable de lui faire oublier son mal ; pour cela il pensa à la proposition de la roulette faite autrefois par le père Mersenne, que personne n'avoit jamais pu trouver, et à laquelle il ne s'était jamais amusé. Il y pensa si bien qu'il en trouva la solution et toutes les démonstrations ; cette application détourna son mal de dents, et quand il cessa d'y penser, il se sentit guéri de son mal.* (Cousin, *Des pensées de Pascal*, Didier, Paris, 1844, p. 435-436)

[376] *C'est pourquoi l'état mourant où il fut réduit pendant les dernières années de sa vie était un moyen pour l'accomplissement de son sacrifice qui se devait faire par la mort. Il regardait cet état de langueur avec joie et nous voyions tous les jours qu'il en bénissait Dieu de toute l'étendue de sa reconnaissance.* (Pascal, *Œuvres complètes*, Id.)

Dans une lettre à C. Huygens du 14 août 1659 P. de Carcavy[377] décrit la maladie de Pascal ainsi : *sa maladie consiste en une espèce d'anéantissement et d'abattement général de toutes ses forces ... il ne saurait s'appliquer à quoi que ce soit qui demande tant soit peu d'attention qu'il n'en sente une incommodité considérable*[378]. Il l'informe cependant qu'*il se porte un peu mieux depuis quelques jours qu'il est allé prendre l'air de la campagne*[379]. Car Pascal s'était alors rendu à Port-Royal des Champs, sans doute pour une nouvelle retraite.

En mars 1660, Étienne Périer (1642-1680), le fils aîné des Périer, fut recueilli par Pascal chez lui après la fermeture des Petites Écoles du Chesnay, près de Versailles, où il était élève.[380] Il lui aurait servi de secrétaire durant sa maladie.

À la fin du mois de mai 1660 Pascal se rendit à Clermont chez sa sœur à Bien-Assis et y resta jusqu'en septembre 1660. Le 28 juillet, une lettre de Du Gast (Saint-Gilles) indique que *M. Pascal se porte notablement mieux qu'il ne faisait.*

Au cours de son séjour le mathématicien Fermat (1601-1665), avocat et conseiller au parlement de Toulouse, l'invita à venir à Toulouse. Il voulut se hâter d'y répondre de sa main malgré *quelque peine que j'aie encore d'écrire et de lire.* Sa réponse du 10 août nous donne plusieurs informations sur son état de santé et les soins que lui ont prescrits les médecins, bien qu'on ne sache toujours pas qui ils sont. Il déclina l'offre de Fermat en raison de sa santé. Il justifia en partie son refus par sa faiblesse et par la cure thermale qu'on lui a ordonnée : *ma santé n'est pas encore assez forte ; car je suis si faible que je ne puis marcher sans bâton, ni me tenir à cheval. Je ne puis même faire que trois ou quatre lieues au plus en carrosse ; c'est ainsi que je suis venu de Paris ici en vingt-deux jours. Les médecins m'ordonnent les eaux de Bourbon pour le mois de septembre* [...][381] Il doit ensuite rejoindre le duc de Roannez, gouverneur du Poitou, à Saumur, y venant d'Orléans par la rivière, si son état de santé le lui permet, puis revenir directement de Saumur à Paris.

Pascal revint à Paris en octobre. Le 10 novembre Jacqueline lui écrivit pour le remercier de se charger à cause d'elle d'Étienne Périer et de ses autres neveux (Louis et Blaise Périer). Elle craint que cela lui donne de la peine et

---

377 Pierre de Carcavy (1607-1684) était conseiller au parlement de Toulouse, comme Fermat dont il était l'ami. Colbert lui confia la fonction de gardien de la Bibliothèque Royale. Il fut élu en 1666 à l'Académie des sciences fondée par Colbert et reçu membre de la société Royale de Londres en 1674. Il fut l'ami de Pascal qui le choisit comme arbitre dans l'affaire de la roulette.

378 Gouhier, *op. cit.* p. 357

379 Ib., p. 358

380 Étienne Périer fit des études de droit à Orléans de 1666 à 1669. Il s'occupa de la préparation de l'édition des *Pensées* et en rédigea la préface. En 1672 il succéda à son père comme conseiller à la Cour des aides de Clermont. Il se maria en 1678 mais mourut en 1680 sans laisser de descendance.

381 Pascal, *Œuvres complètes*, p. 282

de l'incommodité et, de ce fait, l'engage à les renvoyer quand il veut à leurs précepteurs.

En décembre, Pascal remercia son amie, la marquise de Sablé, de lui avoir fait connaître le médecin Antoine Menjot[382] dont il vante un ouvrage, certainement son *Historia et curatio febrium malignarum*, publié d'abord anonymement en 1662.[383]

L'année 1661 fut dramatique pour Port-Royal, la famille Périer et Pascal. Le pape Alexandre VII avait émis en octobre 1656 une bulle renouvelant la condamnation de Jansenius et du jansénisme par le précédent pape Innocent X. En mars 1657, l'archevêque de Toulouse avait rédigé un texte appelé « le Formulaire » qui devait obliger tous les prêtres, moines et religieuses, à reconnaître par leur signature que les cinq propositions condamnées par Rome comme hérétiques figuraient dans l'*Augustinus* de Jansenius. Louis XIV, qui détestait les jansénistes, croyant qu'ils avaient soutenu la Fronde, fit enregistrer la bulle papale par le Parlement qui n'y était pas favorable. L'obligation de la signature fut différée jusqu'à la mort de Mazarin en mars 1661. Après celle-ci Louis XIV exigea de l'assemblée du clergé qu'elle rende obligatoire la signature du Formulaire, ce que ne pouvaient faire les jansénistes sans trahir leur foi. Les pensionnaires et les novices de Port-Royal de Paris, dont Marguerite et sa sœur Jacqueline, furent expulsés de leur abbaye en avril et mai. Un mandement du clergé de Paris restreignant le Formulaire permit aux religieuses de Port-Royal de Paris de le signer en conscience en juin. Par contre Jacqueline Pascal, devenue sous-prieure de Port-Royal des Champs, exprima durant le même mois son hostilité à cette signature dans une lettre qu'elle adressa à Arnauld. De toute façon ce mandement ne servit à rien puisque le Conseil du roi le cassa le 14 juillet. Cependant, il créa des drames. La mère Angélique, sœur d'Arnauld, tombée malade, décéda le 6 août. Jacqueline mourut le 4 octobre 1661, après trois mois de langueur, à 36 ans. Selon Cousin, elle est morte de douleur et de

[382] Antoine Menjot (1615-1694), docteur de Montpellier en 1636, huguenot, dut s'exiler à Limoges, et devra abjurer pour rester en France.

[383] *Encore que je sois bien embarrassé, je ne puis différer davantage à vous rendre mille grâces de m'avoir procuré la connaissance de M. Menjot, car c'est à vous sans doute, Madame, que je la dois. Et comme je l'estimais déjà beaucoup par les choses que ma sœur m'en avait dites, je ne puis vous dire avec combien de joie j'ai reçu la grâce qu'il m'a voulu faire. Il ne faut que lire son épître pour voir combien il a d'esprit et de jugement ; et quoique je ne sois pas capable d'entendre le fond des matières qu'il traite dans son livre, je vous dirai néanmoins, Madame, que j'y ai beaucoup appris par la manière dont il accorde en peu de mots l'immatérialité de l'âme avec le pouvoir qu'a la matière d'altérer ses fonctions et de causer le délire. J'ai bien de l'impatience d'avoir l'honneur de vous en entretenir.* (Ib., p. 283) Cousin a, le premier, publié ce billet comme neuvième appendice de son ouvrage sur les *Pensées* de Pascal. Il indique la date de 1662, l'année de la mort de Pascal, puisque le livre de Menjot sur les fièvres parut cette année-là. Jovy et l'éditeur des *Œuvres complètes* le datent de décembre 1660, le livre ayant pu circuler d'abord en manuscrit.

remords, dans l'incertitude si sa fatale signature ne lui a pas fait perdre son âme et lui sera pardonnée.

Un second mandement sans concession fut imposé fin octobre. Les jansénistes se réunirent pour débattre de ce revers. Au cours d'une concertation chez Pascal ils se divisèrent. La majorité des assistants, dont Antoine Arnauld et Pierre Nicole (1625-1695), se prononça pour la signature. Pascal y était opposé et, d'après Marguerite, fut si troublé par cet avis de la majorité qu'il s'évanouit : il *en fut si pénétré de douleur qu'il se trouva mal et perdit la parole et la connoissance. Tout le monde en fut surpris et s'empressa pour le faire revenir.*[384] Il s'en serait remis tout à fait. Il semble que ce fut l'intensité de la contrariété qui entraîna cette syncope. Finalement, les religieuses de Port-Royal des Champs suivirent Arnauld et Nicole et signèrent le Formulaire.

En 1705, le pape Clément XI exigera la signature d'un nouveau formulaire. L'année suivante les religieuses de Port-Royal ne voulurent signer qu'un certificat restrictif. En 1709, l'archevêque de Paris décida la suppression de l'abbaye qu'on commença à démolir l'année d'après.

B. La Prière pour demander à Dieu le bon usage des maladies

Pascal a écrit ce texte, selon Gilberte, durant les quatre dernières années de sa vie quand il recommença à être très malade. C'est pour elle le meilleur témoignage des souffrances qu'il endurait à cette époque du fait de toutes ses nouvelles incommodités.

Pascal y considère ses troubles morbides comme la pure action de Dieu, ce qui nous paraît extravagant aujourd'hui : *Je vous loue, mon Dieu, et je vous bénirai tous les jours de ma vie, de ce qu'il vous a plu me réduire dans l'incapacité de jouir des douceurs de la santé, et des plaisirs du monde.*[385] Sa maladie est uniquement le produit de ses fautes.[386] Les maux du corps sont la punition des maux de l'âme, mais ils doivent aussi en être les remèdes : *Mais, Seigneur, faites aussi qu'ils en soient le remède en me faisant considérer, dans les douleurs que je sens, celle que je ne sentais pas dans mon âme, quoique toute malade et couverte d'ulcères. Car, Seigneur, la plus grande de ses maladies est cette insensibilité, et cette extrême faiblesse qui lui avait ôté tout sentiment de ses propres misères.*[387] Il confesse qu'il a estimé la santé un bien, seulement pour jouir de la vie. Il demande à Dieu la grâce de souffrir en chrétien, de ne pas être abandonné aux douleurs de la nature sans les consolations de son Esprit, ce qui est la malédiction des Juifs et des Païens.

---

[384] Cousin, *Jacqueline Pascal*, p. 316

[385] Pascal, *Œuvres complètes*, p. 362

[386] *Vous m'avez donné la santé pour vous servir, et j'en ai fait un usage tout profane. Vous m'envoyez maintenant la maladie pour me corriger : ne permettez pas que j'en use pour vous irriter par mon impatience. J'ai mal usé de ma santé, et vous m'en avez justement puni.* (Id.)

[387] Ib., p. 364_

Le chrétien ne doit souhaiter la santé et la vie que pour la gloire de Dieu.[388] Pascal prie le Sauveur de le reconnaître comme son disciple et d'unir ses douleurs aux siennes : *Reconnaissez-moi donc pour votre disciple dans les maux que j'endure et dans mon corps et dans mon esprit pour les offenses que j'ai commises.*[389]

9. La dernière maladie et la mort (20 juin – 19 août 1662)

A. La symptomatologie clinique

C'est Gilberte qui vit au plus près les derniers symptômes morbides et la mort de Pascal car elle vivait alors à Paris et Pascal alla s'installer chez elle près de deux mois avant sa mort.

Elle raconte que *sa dernière maladie commença par un dégoût étrange qui lui prit deux mois avant sa mort.*[390] Il hébergeait une famille, qui ne lui rendait pas de service, mais qu'il gardait comme un dépôt de la providence divine dont il était très soucieux. Un des enfants de la famille attrapa la petite vérole, ce qui entraîna l'emménagement de Pascal chez sa sœur : *Il était nécessaire que je fusse auprès de mon frère et, comme il y avait danger que je ne prisse le mauvais air de la vérole et que je ne le donnasse à mes enfants, on délibéra de faire sortir cet enfant, mais la charité de mon frère en décida bien autrement, car elle lui fit prendre la résolution de sortir lui-même de la maison et de venir dans la mienne.*[391] Remarquons qu'elle conçoit la variole comme contagieuse, pouvant se transmettre d'un individu à un autre par l'intermédiaire de l'air. Pascal, déjà fort malade, se fit donc transporter le 29 juin 1662 chez sa sœur qui habitait rue du cardinal Lemoine où il mourra.

Le 2 juillet son état s'aggrava : *Trois jours après qu'il fut chez nous il fut attaqué d'une colique très violente qui lui ôtait absolument le sommeil ; mais comme il avait beaucoup de force d'esprit et un grand courage, il ne laissait pas de se lever tous les jours et de prendre lui-même ses remèdes sans vouloir souffrir qu'on lui rendît le moindre service. Les médecins qui le voyaient trouvaient son mal considérable ; mais comme il n'avait pas la fièvre ils ne crurent pourtant pas qu'il y eût danger.*[392] Il n'était pas encore cloué au lit et fut quelquefois un peu moins mal. Il en profita pour faire le 3 août son testament où il n'oubliait pas les pauvres. Il assurait que si les médecins

---

[388] *Que mes souffrances servent à apaiser votre colère. Faites-en une occasion de mon salut et de ma conversion. Que je ne souhaite désormais de santé et de vie qu'afin de l'employer et de la finir pour vous, avec vous et en vous. Je ne vous demande ni santé, ni maladie, ni vie, ni mort ; mais que vous disposiez de ma santé et de ma maladie, de ma vie et de ma mort, pour votre gloire, pour mon salut et pour l'utilité de l'Eglise et de vos saints, dont j'espère par votre grâce faire une portion.* (Ib., p. 365)

[389] Id.

[390] Ib., p. 31

[391] Id.

[392] Ib., p. 32

disaient vrai et que Dieu permette qu'il se relève de sa maladie il consacrerait le reste de ses jours aux pauvres. D'un autre côté il appréhendait de guérir parce qu'il connaissait les dangers de la santé et les avantages de la maladie. Il refusait qu'on le plaigne parce que la maladie était pour lui l'état naturel des chrétiens où l'on devrait être toujours, c'est-à-dire dans les souffrances, dénué de biens, de plaisirs des sens et de passions, et dans l'attente de la mort.

Il appela plusieurs fois le curé de la paroisse (le père Beurrier de Saint-Étienne du Mont) et voulut communier, *mais les médecins s'y opposaient toujours parce qu'ils ne le croyaient pas assez malade* et qu'ils ne voulaient pas le laisser à jeun. Ses coliques ne cédaient pas : *Cependant la colique continuant toujours, ils lui ordonnèrent des eaux et elles le soulagèrent pendant quelques jours, mais au sixième* [jour] *de ces eaux il sentit un grand étourdissement avec une grande douleur de tête. Encore que les médecins ne s'étonnassent pas de cet accident et qu'ils disent que ce n'était que la vapeur des eaux, il ne laissa pas de se confesser et demanda avec des instances incroyables qu'on le fit communier* [...][393] Une personne présente jugea la communion en viatique avec le Saint Sacrement inopportune parce qu'il n'avait presque plus de fièvre et qu'il y avait espérance qu'il serait bientôt en état d'aller à l'Église pour cette communion. Il répondit : *On ne sent pas mon mal, on y sera trompé ; ma douleur de tête a quelque chose d'extraordinaire.*[394] Il voulut assister un pauvre, mais le curé lui dit qu'il fallait attendre sa guérison, dont il ne doutait pas selon Gilberte. Il demanda même qu'on le transportât à l'hôpital des Incurables pour mourir près des pauvres. Mais il était en l'état intransportable.

La douleur augmenta si considérablement que lors d'un accès il demanda une consultation, avec scrupule. Les médecins lui ordonnèrent du petit lait, assurant encore qu'il n'y avait aucun danger et qu'il ne souffrait que d'une « migraine » combinée avec l'effet des eaux. Quoi qu'ils pussent dire il ne les crut pas. Gilberte le trouva si mal qu'elle prépara les cierges et la communion pour le lendemain. Ils servirent plus tôt qu'on ne le pensait. En effet, vers minuit il eut une convulsion si violente qu'on le crut mort après son arrêt. Grâce à Dieu qui voulait satisfaire son désir de communion, dit Gilberte, la convulsion avait cessé et il retrouva entièrement son jugement comme dans sa parfaite santé. Il fit un effort et se leva à moitié seul pour recevoir la communion, puis le Saint Viatique et l'extrême-onction. Il recommença ensuite à convulser : *un moment après les convulsions le reprirent, qui ne le quittèrent plus et ne lui laissèrent plus un instant de liberté d'esprit ; elles durèrent jusqu'à sa mort, qui fut vingt-quatre heures après : savoir le dix-neuvième d'août mil six cent soixante-deux à une heure du matin, âgé de trente-neuf ans et deux mois.*[395]

---

[393] Id.
[394] Id.
[395] Ib., p. 33

B. Les médecins qui soignèrent Pascal lors de sa dernière maladie et les traitements qu'ils lui infligèrent

La famille de Pascal est muette sur les médecins qui ont soigné Pascal. Aucun n'est cité. On peut se demander pourquoi.

Ernest Jovy (1859-1933)[396], grâce à ses recherches, et de Sinéty à sa suite, ont nommé les médecins qui soignèrent Pascal lors de sa dernière maladie. Vallant, médecin des Périer et de Mme de Sablé, fut son médecin ordinaire pendant cette maladie. Vallant fit appel à Guénault[397], Brayer[398], Hommets[399] et Renaudot[400], et prit note soigneusement des avis de ses confrères. On les trouve dans un recueil de quatorze registres d'archives et de commentaires sur la société de son temps auquel on a donné le nom de « Portefeuilles de Vallant ». Tous s'accordèrent pour la saignée, qu'on infligea cinq fois à Pascal pour sa colique. Ils proposèrent des recettes différentes pour la purgation. Elles contenaient toutes du séné. Vallant y ajouta finalement du tamarin et de la manne dissous dans de l'eau de chicorée. La première prise causa à Pascal de grandes douleurs, mais lui ôta ses douleurs antérieures comme par enchantement. La seconde prise le purgea très bien.

---

[396] Jovy, *op. cit.* T. V, p. 146-154

[397] Guénault fut appelé avec Vallot (1594-1671) pour assister trois autres médecins quand Louis XIV attrapa la variole en 1647 à neuf ans. Deux médecins (les Séguin, oncle et neveu, premiers médecins de la Reine) furent contre la saignée, mais l'avis des trois autres prévalut. Il fut aussi appelé quand le roi attrapa une typhoïde à Calais en 1658 à vingt ans. Six médecins s'y trouvèrent. Le roi fut saigné et purgé près de vingt fois, soumis au vin émétique suggéré par Esprit, médecin du duc d'Anjou, jeune frère du roi, ou par un empirique d'Abbeville nommé Du Saulcy, avec approbation de Mazarin. Malgré ces traitements débilitants il en réchappa grâce peut-être à l'antimoine, remède pernicieux de charlatan selon Patin. Un grand pas fut ainsi fait en faveur de l'antimoine dont Guénault fit vanter l'efficacité dans la *Gazette de France* (voir *Journal de santé de Louis XIV*, édition établie par S. Perez, Million, 2004, p. 115-128 et p. 421-425). Cependant, Patin accusa Guénault d'avoir tué une nièce de Mazarin, la duchesse de Mercœur, avec Vallot et Esprit en lui donnant trois fois de l'antimoine. Il se moque aussi du quatuor Guénault, Vallot, Brayer et des Fougerais qui soignèrent en mars 1661 Mazarin tout en divergeant sur la nature de sa maladie, dont il mourut. (Delaunay, *op. cit.* p. 242) Molière avait déjà caricaturé ces quatre médecins du roi dans *L'Amour médecin.*

[398] Brayer était un médecin aux forts revenus puisqu'il gagnait 80 000 livres par an et laissa une rente de 30 000 écus. Il fut médecin de la duchesse de Longueville qui l'emmena avec elle aux eaux de Bourbon.

[399] Pierre Hommets (?- 1666) n'est pas cité par les historiens de la médecine. Jovy lui consacre quelques pages en tant que médecin qui a consulté Pascal à la fin de sa vie. C'était l'oncle de Hamon. Il recommanda à Pascal un lavement de *10 grains ou douze avec demy once de diaphoenic, ou bien six grains de scamonée et x. de mercure doux dans la conserue de rose, et un uerre de ptisane de séné par-dessus.* (Jovy, *op. cit.* T. V, p. 151)

[400] Il s'agit d'Eusèbe Renaudot, le jeune fils Renaudot, qui avait consulté plusieurs fois Marguerite lors de sa fistule, et dont nous avons déjà parlé. Il défendait l'antimoine, et conseilla le vin émétique pour traiter Pascal, en lavements comme Hommets, mais aussi dans les purgatifs oraux. Jovy donne la description du vin émétique, puis sa composition à l'époque de Pascal, celle de la *Pharmacopée royale* de Charas de 1676 (Jovy, *op. cit.* p. 223, et p. 260-261)

Noël Vallant (1632-1685), après des études à Montpellier, reçut son diplôme à la faculté de Reims. Arrivé à Paris en 1657 il fut le médecin d'Anne d'Autriche, femme de Louis XIII, et de Mme de La Fayette. Il fut engagé par Mme de Sablé le jour de Noël 1658 et lui servit de médecin, de secrétaire et d'intendant. Il l'accompagna dans son logis de Port-Royal de Paris. Il la quittera en 1671 pour reprendre son indépendance, mais la soignera jusqu'à sa mort en 1678. Il soigna beaucoup de jansénistes dont Antoine Arnauld, Nicole, le duc de Roannez et sa fille.

Guénault, alors âgé de soixante-seize ans et premier médecin d'Anne d'Autriche, établit pour Pascal le diagnostic *d'un embarras des entrailles qui provient d'une humeur mélancolique ; cette humeur, tandis qu'elle fermente, émet des vapeurs qui produisent des symptômes différents, suivant la diversité des parties qu'elles atteignent ; elles fermentent parce qu'elles bouillent, et cette ébullition provient de la chaleur. Aussi faut-il saigner le malade aux deux bras, puis le purger ainsi* [...][401] Il donna sa recette à base de séné, de crème de tartre et de prunes acides. Il recommanda ensuite une saignée au pied puis, à nouveau, le même purgatif. Pascal devait terminer cette cure par des eaux vitriolées, de préférence les eaux de Saint-Myon en Auvergne. Celles-ci étaient reconnues fort bonnes pour les mélancoliques, tel Pascal, selon Guénault.

Hommets et Renaudot, selon Jovy, lui firent prendre du vin émétique, plus énergique que les purgatifs précédents, en lavement et même en boisson.

C. L'autopsie

Le père oratorien de Clermont, Pierre Guerrier, recueillit de Marguerite le compte-rendu de l'autopsie qu'ont reproduit successivement Brunschwicg, Jovy et de Sinéty :

L'ayant fait ouvrir, on trouva l'estomac et le foie flétris, et les intestins gangrenés, sans qu'on pût juger précisément si ç'avoit été la cause des douleurs de colique ou si c'en avoit été l'effet. Mais ce qu'il y eut de plus particulier, fut à l'ouverture de la tête dont le crâne se trouva sans aucune suture que la...[402] *ce qui apparemment avoit causé les grands maux de tête auxquels il avoit été sujet pendant sa vie. Il est vrai qu'il avoit eu autrefois la suture qu'on appelle fontale ; mais, ayant demeuré ouverte fort longtemps pendant son enfance, comme il arrive souvent en cet âge, et n'ayant pu se refermer il s'étoit formé un calus qui l'avoit entièrement couverte et qui étoit si considérable qu'on le sentoit aisément au doigt. Pour la suture coronale, il n'y en avoit aucun vestige. Les médecins observèrent qu'il y avoit une prodigieuse abondance de cervelle, dont la substance étoit si solide et si condensée que cela leur fit juger que c'étoit la raison pour laquelle la suture*

[401] Citation traduite du latin par Jovy, *op. cit.* T. V, p. 158 ; reproduit par de Sinéty, *op. cit.* p. 13

[402] De Sinéty marque ici « (lambdoïde) ».

fontale n'ayant pu se refermer, la nature y avoit pourvu par ce calus. Mais ce que l'on remarqua de plus considérable et à quoi on attribua particulièrement sa mort et les derniers accidents qui l'accompagnèrent, fut qu'il y avoit au-dedans du crâne, vis-à-vis les ventricules du cerveau, deux impressions comme du doigt dans de la cire, qui étoient pleines d'un sang caillé et corrompu, qui avoit commencé à gangrener la dure-mère.[403]

Attali donne comme interprétation moderne de cette autopsie l'existence chez Pascal d'une nécrose de l'intestin, d'un infarctus mésentérique et d'une hémorragie cérébrale, diagnostics peu précis qui ne renseignent pas sur les causes principales. Relevons les hypothèses qui ont été faites, déjà discutées par Jovy.[404]

D. Les hypothèses diagnostiques

a/ L'intoxication par l'antimoine ou par le plomb

Comme Renaudot et Hommets ont prescrit du vin émétique contenant de l'antimoine, Jovy a émis l'hypothèse que Pascal était mort d'une intoxication antimoniale, ce que Patin aurait été sans doute prêt à accepter car il traitait Renaudot et Guénault d'empoisonneurs chimiques. Il remarque que les médecins ont d'abord prôné la prudence dans son usage, même Eusèbe Renaudot, mais que la plupart des médecins des XVIIIe et XIXe siècles l'ont rejeté. Il en recense un certain nombre dont certains spécialisés en toxicologie ou en médecine légale : Plenck, Fodéré, Virey, Orfila, Littré et Robin, Dorvault. Il cite Sérullas qui avertit en 1820 que la plupart des compositions antimoniales contenaient de l'arsenic. Friedrich Hoffmann a vu des doses de six ou sept grains d'antimoine provoquer la mort.

Jovy n'étant pas diplômé en médecine les médecins se sont montrés sceptiques. Just-Navarre a récusé ce diagnostic en 1912 parce que Pascal ne prit, selon lui, de l'antimoine qu'en lavement. De Sinéty fait, quant à lui, valoir que Pascal n'a pris l'antimoine qu'en dernier lieu, après sa dernière crise de colique dont il ne pouvait donc être responsable.

En 1910, le Dr Carry a soupçonné une intoxication chronique par le plomb contenu dans l'étain de la vaisselle que l'on utilisait à cette époque. Il suppose que ce saturnisme a pu être à l'origine de la « paraplégie », des troubles digestifs, des céphalées ou migraines, de Pascal. Surtout, elle expliquerait ses coliques terminales et ses convulsions par encéphalopathie terminale. Cette intoxication rendrait compte aussi, selon lui, du foie ratatiné, de la gangrène de l'intestin, et des deux foyers cérébraux hémorragiques qu'il attribue à un athérome vasculaire causé par le plomb. Le Pr Monoyer a douté fortement de ce diagnostic car les autres membres de la famille ayant vécu avec Pascal

---

403 Jovy, *op. cit.* T. V, p. 138 ; De Sinéty, p. 16

404 Ib., p. 139-145, p. 168-197, p. 276-295

auraient dû aussi être atteints. Les lésions cérébrales observées à l'autopsie ne paraissent pas pour lui celles d'une intoxication lente.

b/ La tuberculose

Just-Navarre a cru, pour sa part, que la famille Pascal a été frappée par le fléau tuberculeux : *La tuberculose paraît avoir été la maladie dominante de cette famille ; Antoinette Bégon, mère de Pascal, Blaise Pascal et sa sœur Jacqueline, Jacqueline Périer, Marguerite Périer, ses neveux et nièces, sans parler des enfants morts en bas âge, furent victimes du fléau tuberculeux ; pour Blaise Pascal et Marguerite Périer, la chose est maintenant hors de doute ; pour les autres membres de cette famille, les probabilités touchent à la certitude.*[405]

Il a interprété le carreau de Pascal à un ou deux ans comme une atteinte de tuberculose intestinale. Sa maladie à l'âge de dix-huit ans serait selon lui une reprise de sa tuberculose, qui pourrait expliquer aussi ses difficultés à avaler et à parler, par une atteinte organique au niveau de l'œsophage et du larynx. La tuberculose entéro-péritonéale lui semble pouvoir expliquer les douleurs abdominales et les lésions intestinales constatées à l'autopsie. Il attribue la mort à une encéphalite hémorragipare ou, moins probablement, à une hémorragie méningée d'origine toxi-infectieuse.

De Sinéty conteste son diagnostic d'encéphalite infectieuse aiguë, adopté et précisé par le Dr Paul Savy, du fait qu'il n'explique pas les céphalées chroniques. Il croit qu'on peut attribuer le carreau à de multiples causes autres que tuberculeuse, et que la tuberculose n'est pas du tout prouvée. Le Dr Carry a nié en 1911 le diagnostic d'entérite tuberculeuse du fait que Pascal n'a eu ni hémorragie intestinale, ni diarrhée, et jamais de symptôme pulmonaire.

Signalons que Just-Navarre était un spécialiste de la tuberculose, ce qui a pu inspirer son diagnostic, et qu'il la croit héréditaire. Il fait manifestement des erreurs car il classe parmi les tuberculeux de génie, outre Pergolèse, Spinoza, Chopin et Laennec, ce qui est quasiment certain, Mozart et Descartes, ce qui est très douteux. Marguerite Périer a peut-être eu le mal de Pott car, en 1674, on lui découvrit trois vertèbres déboitées et deux autres qui commençaient à saillir, mais elle est morte à 87 ans. Son médecin La Porte, qui avait découvert sa fistule lacrymale vingt ans auparavant, lui fit appliquer un fer sur ses vertèbres, pensant pouvoir contenir par ce moyen sa maladie.[406] De Sinéty pense que la tuberculose n'est prouvée que pour elle et pourrait venir aussi bien des Périer que des Pascal.[407]

---

[405] Cité par de Sinéty, *op. cit.* p. 3

[406] Voir Jovy, *op. cit.* T. V, p. 106-109

[407] Notons que de Sinéty décharge Marguerite de toute affection hystérique bien qu'il la reconnaisse d'un tempérament assez nerveux et aux récits peu exacts. Il suppose qu'elle a peut-être abrégé le temps entre l'attouchement du reliquaire et la guérison de sa fistule qui peut s'expliquer par le fait qu'*une collection purulente s'évacue quelquefois assez vite dans des*

c/ L'hypothèse cancéreuse

Just-Navarre a considéré le diagnostic de cancer moins probable que celui de tuberculose. Par contre, de Sinéty a défendu ce diagnostic dans son article de 1923. Il donne les raisons qui le font *pencher pour l'hypothèse d'un cancer primitivement développé dans l'appareil digestif et ayant donné par métastase un néoplasme encéphalique expliquant assez bien et les souffrances et la mort de Pascal.*[408] Il se base sur l'autopsie et sur un caractère du cerveau auquel on n'aurait pas assez prêté attention. D'après l'autopsie le cerveau était solide et condensé. Selon lui, il y a au moins deux cas d'anatomie pathologique dans lesquels la dureté de la substance nerveuse s'accroît dans de grandes proportions : une dégénérescence scléreuse, ou une tumeur généralisée de nature plus ou moins fibreuse.

Il croit que Pascal a pu souffrir très jeune des premières atteintes d'un *néoplasme encéphalique à évolution lente* ce qui expliquerait assez naturellement la plupart de ses incommodités entre 18 et 39 ans. Il explique ainsi ses céphalées, ses névralgies. Il fait correspondre ses crises de paralysie à l'envahissement ou à la compression de certaines régions motrices du cerveau et leur amélioration aux suppléances qui s'établissent parfois dans les centres moteurs.

Il interprète les deux impressions, simulant du doigt dans de la cire vis-à-vis des ventricules du cerveau, observées à l'autopsie, comme une altération néoplasique dans le voisinage des plexus choroïdes. Elle expliquerait aussi les céphalées atroces de Pascal dans ses derniers jours. Le foyer néoplasique a pu provoquer une hémorragie qui a déterminé, selon lui, les convulsions et le coma. Il explique la gangrène de la dure-mère et les dépressions de la substance nerveuse, soit par le processus dégénératif qui aurait atteint celle-ci soit par un néoplasme localisé dans les méninges.

Enfin, il suppose volontiers qu'un néoplasme intestinal a précédé cette tumeur encéphalique, parce que Pascal s'est plaint presque toute sa vie de troubles gastro-intestinaux qui peuvent y correspondre. Ils concordent avec l'autopsie, l'intestin gangréné, l'estomac et le foie flétris pouvant témoigner d'un néoplasme plus ou moins généralisé. Seule l'absence de vomissements et de sang dans les selles pourrait aller contre cette interprétation, mais il fait valoir que l'hémorragie a pu être occulte par sa faible abondance et invoque la variété d'expression des néoplasmes.

En note, il signale que Léon Daudet lui dit qu'il avait l'intention d'écrire un ouvrage justifiant le diagnostic de syphilis dont il soupçonnait Pascal. Cette hypothèse ne lui paraît pas fondée sur des bases bien solides. Ce serait en effet très surprenant, étant donné la vie et la foi qu'on connaît de Pascal, de son

---

fistules lacrymales en voie de guérison et que *certaines influences organopsychiques mal connues mais indubitables peuvent accélérer ces évacuations en agissant par voie réflexe sur le système vaso-moteur.* (Ib., p. 6)

[408] Ib., p. 29

intégrité et de son amour de la vérité. Il s'agit plutôt d'une obsession de Léon Daudet pour la syphilis dont son père était atteint.

10. Conclusion personnelle

A. Le psychisme de Pascal

Pascal est un génie et un héros ; un génie, par ses capacités intellectuelles hors normes que manifestent notamment ses dons mathématiques et logiques, reflet d'une intelligence supérieure ; un héros par son combat contre les institutions religieuses liées au pouvoir royal et inféodées au pape et aux Jésuites, et contre la morale religieuse laxiste d'une partie du clergé. Néanmoins, nous ne le qualifierons pas de martyr car, si le jansénisme a été persécuté par l'Église et le pouvoir royal de Louis XIV, il n'a pas été sanctionné par une élimination physique des individus qui ont défendu le jansénisme, contrairement, par exemple, aux Templiers éradiqués par Philippe le Bel (1268-1314). Pascal s'est martyrisé en partie lui-même.

Nous pouvons reconnaître l'aspiration éthique élevée de Pascal, inspirée de Saint-Augustin et de Jansenius, qu'il exprime par les sacrifices qu'il s'est imposés, par sa rigueur envers les plaisirs, par son apport scientifique à l'humanité, et par sa volonté de dévouement à autrui et à la pauvreté. Nous rejoignons cependant Victor Cousin qui, en épilogue de son livre sur Jacqueline Pascal, rabaisse la philosophie religieuse du Grand Siècle, bien qu'il crût lui-même à un Dieu personnel. Une vie sans plaisirs n'est pas une vie.[409] Bien qu'admirant la philosophie du siècle il voit bien l'inconséquence de la négation totale du libre-arbitre humain et de l'affirmation de la seule action divine.[410]

Pour nous la foi de Pascal relève de la liberté de conscience de chaque individu et n'a pas à être jugée. Certains sont en droit de la qualifier, par son

---

409 *Pascal, avec sa sœur Jacqueline, nous est le représentant extrême de Port-Royal. Leur principe avoué était le retranchement de tout attachement et de tout plaisir ; dès lors la vie, qui sans aucun plaisir et sans aucune affection est à peine possible, au lieu d'être une épreuve grande et bonne, n'est plus qu'un mal, un exil qu'il faut abréger le plus qu'on peut ; et la vertu se réduit à l'apprentissage de la mort, à une mort anticipée, à un lent suicide.* (Cousin, *op. cit.* p. 338)

410 *Il faut pourtant le reconnaître, une erreur essentielle est au fond de toutes ses théories : à force de penser à Dieu, elle oublie un peu trop l'homme. Pour elle, il n'y a de vraie cause que la cause éternelle et partout agissante. Tous les mouvements du monde physique sont des effets directs de Dieu. Nos actes eux-mêmes viennent de Dieu. Il est presque impie de supposer en nous une force qui ne dérive de la force suprême, non pas seulement en principe, mais dans tous ses effets actuels. Toutes nos pensées et nos actions, hors le crime et l'erreur, relèvent de Dieu et lui appartiennent. Dans nos œuvres les meilleures, notre mérite apparent n'est qu'un mérite emprunté dont le fondement n'est pas en nous. Le XVIIe siècle nie ou néglige la volonté de l'homme ; là est le commun principe qui égare tout ensemble Malebranche et Spinoza, et sert de point de départ et de rendez-vous aux erreurs les plus contraires. Ce défaut de la philosophie régnante passe en théologie dans la théorie de la grâce.* (Ib., p. 340)

excès apparent, d'obsession ou de manie religieuse. Les psychiatres aujourd'hui la qualifieraient volontiers, par son extrémisme et son dogmatisme quasi fanatique, de folie religieuse. Selon Attali, Leibniz, Voltaire et d'Holbach ont vu dans Pascal une part de folie.[411] Chacun est libre d'en penser ce qu'il veut et de douter par exemple des miracles. Peut-on être fou d'un côté et très intelligent de l'autre ? Sainte-Beuve[412], Just-Navarre, de Sinéty ont récusé le diagnostic de folie de Pascal, et Attali semble aussi l'en dédouaner. Il est difficile en effet de découper l'âme d'un individu en plusieurs composants par l'unité qu'en principe elle constitue et que le sujet ressent par sa conscience individuelle. Cependant, on peut arguer des phénomènes de dissociation connus des psychiatres et du rôle de l'inconscient dans le comportement. La dualité nous semble davantage relever de la démarcation trop prégnante chez Pascal entre la foi et la raison, entre la vérité religieuse et la vérité scientifique qui, pour nous, peuvent s'influencer et ne pas être entièrement séparées. Leur séparation, du moins, ne nous semble pas pouvoir être déterminable et objectivable, bien que nous reconnaissions l'existence d'un domaine irrationnel distinct. Les croyants peuvent calmer le vertige que ce trou noir peut engendrer par leur foi en une religion révélée.

Nous déplorons, en tant que médecin, que Pascal ait pu nuire à sa santé par ses privations, ses mortifications, par sa faiblesse critique envers les thérapeutiques de son temps et par sa trop grande compliance. À la différence de Descartes il ne semble avoir critiqué ni les saignées ni les remèdes chimiques, et paraît avoir absorbé sans discussions tous les remèdes qu'on lui a proposés, peut-être par sa trop grande confiance envers les médecins. En ce domaine, comme en religion, il est apparu, à certains, innocent comme un enfant. Cependant, nous ne croyons pas que son attitude et son comportement aient beaucoup influencé l'évolution de sa maladie. Sa maladie et sa mort nous semblent beaucoup plus directement déterminées par une pathologie organique et corporelle.

---

[411] Attali, *op. cit.* p. 432

[412] Il reproduit puis commente un fragment d'une lettre de Voltaire : « *Vous trouverez dans les Mélanges de Leibniz que la mélancolie égara sur la fin la raison de Pascal ; il le dit même un peu durement. Il n'est pas étonnant, après tout, qu'un homme d'un tempérament délicat, d'une imagination triste, comme Pascal, soit, à force de mauvais régime, parvenu à déranger les organes de son cerveau. Cette maladie n'est ni plus surprenante ni plus humiliante que la fièvre et la migraine.* » [...] *En recherchant le passage de Leibniz auquel Voltaire fait allusion, on trouve simplement ce mot dans les* Leibnitiana : « *En voulant approfondir les choses de la religion, il est devenu scrupuleux jusqu'à la folie.* » *C'est un de ces mots, on le voit, qui se disent en l'air, et qui ne reposent sur aucun fait.* (Sainte-Beuve, *op. cit.* T. II, p. 329) On remarque qu'il n'attribue les troubles de Pascal qu'à un dérangement cérébral et organique dû à son mauvais régime, en faisant totalement abstraction d'une autre cause organique éventuelle, et surtout des causes purement psychologiques et sociologiques, loin d'être négligeables.

Mesnard assure que son génie ne s'explique pas par sa maladie.[413] Cela nous paraît valable. Il reste qu'il est sans doute lié à des conditions organiques et physiologiques spéciales pouvant être responsables en même temps de sa maladie et de sa mort.

B. La pathologie organique de Pascal

Il est incontestable que la mort de Pascal eut pour cause immédiate un état de mal épileptique. Il ne s'agit pas d'une maladie épileptique puisque Pascal n'avait jamais eu de convulsions auparavant et il n'eut qu'une convulsion très grave qui s'est arrêté avant qu'elle ne reprenne définitivement. Jusque-là les médecins ne croyaient pas qu'il allait mourir ni même qu'il fût en danger, notamment parce qu'il n'avait pas de fièvre. Gilberte, toujours présente avec Pascal lors de ses derniers jours de vie, nous apprend qu'il eut une première convulsion vers minuit, la veille de sa mort, qui céda difficilement, et si forte qu'on le crut mort. Il revint cependant à lui, apparemment complètement, mais les convulsions reprirent bientôt et durèrent vingt-quatre heures, selon Gilberte. Il mourut donc vingt-cinq heures environ après sa première convulsion, à une heure du matin.

Ces convulsions et ce mal épileptique terminal signent une atteinte cérébrale, quelle qu'elle soit, laquelle fut cause de la mort, car les coliques abdominales dont il souffrit durant ses dernières semaines de vie, si elles témoignent d'une pathologie digestive, ne sont pas la cause directe du décès, même si celle-ci pourrait être initiale par rapport à l'atteinte cérébrale. Une cause infectieuse paraît douteuse puisqu'il n'y a pas eu de symptôme fébrile, même si la fièvre n'a été mesurée que de manière clinique et non instrumentale, le thermomètre n'étant pas encore d'usage courant. La gangrène de la dure-mère peut s'expliquer par un phénomène d'anoxie locale dû à une compression tumorale ou à l'obstruction d'un vaisseau par une autre cause.

Un état de mal épileptique peut être dû à un trouble métabolique aigu ou à une lésion structurale majeure. On ne voit pas de cause qui aurait pu déclencher un tel problème métabolique. Les troubles gastro-intestinaux de Pascal ne furent pas majeurs puisque ni vomissements ni diarrhées ne furent constatés. Ils se sont exprimés sous forme de coliques, ce qui est assez banal. Une intoxication par l'antimoine ou le plomb semble peu probable pour les raisons déjà invoquées. Rien ne dit qu'il ait pris une grande quantité d'antimoine dans les dernières semaines de sa vie, et l'intoxication par le plomb n'aurait pu être que chronique. On doit donc se tourner vers un processus expansif tumoral, qu'il soit bénin ou malin.

---

[413] *Que de faits attribués à la maladie qui s'expliquent beaucoup plus simplement lorsqu'on suit les documents de près ou qu'on se replace dans l'atmosphère de l'époque !* [...] *Le génie de Pascal ne s'explique pas par la maladie ; au contraire, s'il a pu s'épanouir, c'est malgré la maladie.* (Mesnard, *op. cit.* p. 167-168)

La constatation à l'autopsie de sang inclus dans des cavités imprimées dans la substance cérébrale peut être due à un infarctus cérébral d'origine vasculaire, à une malformation cérébrale, ou à une tumeur ayant pu saigner. Une malformation vasculaire telle qu'un hémangiome aurait pu saigner, mais n'aurait pas provoqué de crise comitiale aiguë.

Une malformation cérébrale est possible puisqu'il existait à l'autopsie une hypertrophie cérébrale, apparue dès la naissance puisqu'elle a empêché la fermeture de la fontanelle et créé un cal de substitution. La solidité et la densité du cerveau témoignent sans doute de cette hypertrophie et d'une gêne à son expansion, et non forcément à un cancer primaire ou secondaire comme le suggère de Sinéty.

Au total, le diagnostic le plus probable paraît donc être une tumeur cérébrale ayant saigné ou provoqué un saignement, peut-être située dans une région cérébrale dont l'altération pourrait expliquer les troubles de la déglutition et de la parole dont souffrait Pascal.

CHAPITRE V

Spinoza et la phtisie

(1632-1677)

Jean Colerus, pasteur luthérien de La Haye, publia dans cette ville en 1706, soit près de trente ans après la mort du philosophe, une des premières biographies de Spinoza. Son titre indique qu'elle est *tirée de ce fameux philosophe et du témoignage de plusieurs personnes dignes de foi, qui l'ont connu particulièrement*. Outre de témoins ayant connu Spinoza il se sert de différents auteurs qui ont écrit sur sa vie : Pierre Bayle, Halma et Musaeus qui, tous trois, ont voulu réfuter le philosophe. La biographie de Colerus fut traduite en français peu après son édition hollandaise. Elle a été reproduite dans l'appendice des *Œuvres complètes* de Spinoza publiées en 1954 dans la collection La Pléiade. En tête de ce volume Roland Caillois a également rédigé une courte vie de Spinoza. Une traduction française de la seconde édition revue de la biographie de l'américain Steven Nadler (2018) vient de paraître en 2021. Nous l'utiliserons pour mettre à jour notre texte.

1. L'enfance et la scolarité à Amsterdam (1632-1656)

A. Une famille juive tôt décimée

Baruch Spinoza est né à Amsterdam le 24 novembre 1632, la même année que Locke, Vermeer et Van Leeuwenhoek, dans le quartier où sera construite en 1639 la première synagogue, son père Micaël de Spinoza étant issu de la communauté juive portugaise, émigrée d'Espagne du fait de l'Inquisition espagnole. 1632 est aussi l'année où Rembrandt (1606-1669), dont la maison était proche, peignit *La leçon d'anatomie du professeur Tulp*.

Veuf de sa première femme Micaël se remaria avec la mère de Spinoza. Le couple eut cinq enfants, deux filles et trois fils. La fille et le fils aînés mourront jeunes, en 1651 et 1649. Seul survécut à Baruch, troisième de la fratrie, la seconde fille, Rebecca, qui mourut de la fièvre jaune en 1695 dans les Antilles hollandaises. Leur mère mourut en 1638 vers trente ans, peut-être de la tuberculose, quand Baruch avait six ans. On est frappé par l'âge de décès des mères à cette époque. Elles mouraient souvent jeunes, dès la trentaine comme celles de Descartes, de Pascal et de Spinoza, souvent après leurs couches car les accouchements et leurs suites étaient risqués. Tous trois ne connurent que quelques années leurs mères, et les nourrices ou les servantes y suppléaient.

Micaël se remaria une troisième fois en 1641 pour être à nouveau veuf en 1653. Lui-même mourra en 1654, âgé d'environ soixante-cinq ans, Baruch n'ayant pas encore vingt-deux ans. Descartes était mort en 1650, quatre ans auparavant.

B. Spinoza élève de l'école juive (1639 - 1650)

De 1639 à 1650, Spinoza suivit les cours de la nouvelle école juive, donnés en espagnol. Il y apprit l'hébreu. En 1640, il assista à la flagellation publique d'Uriel da Costa. Celui-ci, d'origine juive, mais d'éducation catholique par conversion obligée de sa famille au Portugal, adopta le judaïsme et émigra en 1612 à Amsterdam avec sa famille pour se convertir. Il ressentit bientôt une contradiction entre la raison et la foi, et un fossé entre la Loi de Moïse énoncée par Dieu, la Torah, et la religion des rabbins avec leurs règles et leurs coutumes de pharisiens, superflues et infondées, le Talmud. Il nia l'immortalité de l'âme. Il soutint dans plusieurs livres qu'elle est engendrée naturellement par les parents, et naît avec le corps lui-même car elle en est une partie, à savoir l'esprit vital qui réside dans le sang. L'âme humaine ne diffère pas, selon lui, de celle des animaux, sauf qu'elle est rationnelle.[414]

La communauté religieuse juive jugea hérétiques ces thèses et excommunia da Costa. On brûla ses livres. Il renchérit en assurant que puisque Dieu était l'auteur de la nature les lois régis par les hommes ne pouvaient être contraires à la loi de la nature. Il s'efforça de rentrer dans le rang, mais fut excommunié une seconde fois. Il fut condamné pour expier sa faute à trente-neuf coups de fouet. Il accepta finalement de s'y soumettre en 1640, mais se suicida par arme à feu quelques jours après la cérémonie et l'achèvement de son manuscrit autobiographique *Exemplar Vitae Humanae* dans lequel il raconte son supplice.[415]

À la mort de son frère aîné en 1649 Spinoza travailla dans la maison de commerce de son père, enrichi par l'importation de produits coloniaux. Du fait de la conjoncture internationale et de certains interdits commerciaux son père fit de mauvaises affaires et se trouvait criblé de dettes à sa mort en 1654. Spinoza pérennisa l'entreprise commerciale avec son frère cadet, mais dut le laisser la poursuivre après son excommunication en 1656.

C. Spinoza étudiant dans un établissement tenu par un ex-jésuite docteur en médecine, Van den Enden ; l'anatomiste Kerckring (1638-1693)

a/ Une grande école laïque

Vers 1655 Spinoza fréquenta, pour apprendre le latin et, sans doute, diverses sciences, les cours d'une école située non loin de la synagogue, tenue par Franciscus Van den Enden (1602-1674). Nadler donne des détails sur la vie de celui-ci. Né à Anvers en 1602 il fut admis à dix-sept ans dans la Compagnie de Jésus mais fut renvoyé deux ans plus tard. Néanmoins, il étudia dans un collège jésuite de Louvain le latin, le grec et les belles-lettres qu'il enseigna à Anvers où il acquit un diplôme de grammaire. En 1629, il étudia la théologie à Louvain en vue de devenir prêtre jésuite, mais une nouvelle exclusion par les Jésuites le fit renoncer à la vie religieuse. Il obtint ensuite le titre de docteur en médecine à Anvers. Colerus croit qu'il exerça la profession

[414] Nadler Steven, *Spinoza, une vie*, trad. de l'anglais par J.-F. Séné et O. Bosseau, H&O éditions, 2021, p. 120-121

[415] Damasio A.R., *Spinoza avait raison*, Odile Jacob, Paris, 2003, p. 241

de médecin, mais rien ne le prouve. En 1642, il se maria à Anvers puis s'installa l'année suivante à Amsterdam où il tenta de tenir une librairie et une galerie d'art, commerce qui échoua. Il se tourna alors vers l'enseignement du latin et fonda son école en 1652. Sur ses cinq enfants, dont l'aînée naquit en 1643, deux moururent en bas âge.

Son enseignement eut beaucoup de succès auprès des bonnes familles, mais Colerus assure, grâce à différents témoignages, qu'elles découvrirent qu'il répandait dans l'esprit de ses élèves les semences de l'athéisme. Il le juge fort pernicieux et impie, et son école celle de Satan, admettant des « libertins ». Il était sans doute déiste ou, au pire, libre-penseur. Il écrivit des ouvrages politiques défendant un état démocratique et laïc. Il poursuivit son enseignement à Amsterdam jusqu'en 1670. La République hollandaise n'appréciant pas ses idées trop démocratiques il se rendit à Paris où il finit pendu pour complot contre la monarchie de Louis XIV.[416] Selon Colerus il aurait pratiqué la médecine durant ses années parisiennes.

Après quelques années d'étude de la théologie, Spinoza, grâce à sa connaissance du latin, apprit, de façon approfondie selon Colerus, la physique, notamment les œuvres de Descartes. Celles-ci lui fournirent sa méthode philosophique, axiomatique et rationaliste : commencer par des vérités certaines et en déduire de façon logique toutes les autres. Selon Damasio, il étudia dans l'école de Van den Enden la médecine, outre la philosophie, la physique, l'histoire et la politique.[417]

Colerus raconte que Spinoza devint amoureux de la fille aînée de Van den Enden et aurait souvent avoué qu'il voulait l'épouser. Mais un autre étudiant, Theodor Kerckring (1638-1693), appelé aussi Dirk Kerckerinck, qui entra à l'école en 1657 au moment où Spinoza y étudiait, en aurait été jaloux et serait devenu son rival. Le protestant P. Bayle, réfugié en Hollande en 1681, rapporte, avant Colerus, cette histoire à l'article « Spinoza » de son *Dictionnaire historique et critique*. Nadler la juge apocryphe car la jeune fille n'avait alors que treize ou quatorze ans et Spinoza vingt-cinq ans, tandis que Kerckring en avait seulement dix-huit. Celui-ci, malgré son départ à Leyde en 1659 pour étudier la médecine, réussit à conquérir le cœur de la jeune fille et l'épousa en 1671. Elle lui aurait fait abjurer sa religion luthérienne pour la foi

---

[416] Van den Enden s'installa à Paris en 1670 et recréa une école de latin qui eut un certain succès. Il se remaria deux ans plus tard et créa avec sa femme un salon érudit où Leibniz se serait rendu. Il voulut passer à l'action politique et fut dénoncé comme comploteur contre la monarchie. Un complot aurait été forgé chez lui pour instaurer une république en France. Les meneurs en étaient le chevalier Louis de Rohan, ancien maître des chasses royales, et Gilles du Hamel de Latréaumont, ancien élève de Van den Enden à Amsterdam. Tous trois déploraient les guerres de conquête de Louis XIV, en particulier celle contre la République des Pays-Bas. Une juridiction d'exception fut instaurée à l'Arsenal et, en novembre 1674, Louis de Rohan fut décapité, Van den Enden pendu, Latréaumont ayant été abattu lors de son arrestation. Le délateur, du Cause de Nazelle, qui aurait entendu l'exposé des plans préparatifs du complot, relata cette aventure dans un mémoire historique. (Nadler, *op. cit.* p. 178-180)

[417] Damasio, *op. cit.* p. 235

catholique. Ceci fait douter si le père de la jeune fille était vraiment athée. Il était sans doute plutôt partisan de la liberté de conscience, ce qui montrerait plutôt un grand esprit de tolérance en ce temps de guerres de religions et de multiples confessions concurrentes.

Rappelons-nous que les guerres de quatre-vingts ans et de trente ans, opposant catholiques et protestants, empire espagnol et Pays-Bas, venaient de se terminer. Elles s'étaient conclues par les traités de Westphalie de 1648, qui rendirent indépendantes les sept Provinces-Unies (Pays-Bas du Nord). En 1650, le stadhouder Guillaume II d'Orange-Nassau était mort de la variole et les Provinces-Unies furent gouvernées par le républicain Johan de Witt (1625-1672) de 1653 jusqu'en 1672 où il fut assassiné avec son frère lors d'une émeute orangiste. Guillaume III d'Orange (1650-1702) prit alors le pouvoir, devenant stadhouder de Hollande et de Zélande. En 1689, il deviendra roi d'Angleterre et Locke, émigré en Hollande, le suivra et aura sa faveur.

Nadler doute aussi d'une vraie idylle romantique de Spinoza avec la fille de Van den Enden et de sa rivalité avec Kerckring parce qu'il continua à fréquenter ce dernier après avoir quitté Amsterdam. Il posséda plusieurs livres de médecine publiés par Kerckring qui se servit, pour son microscope, de lentilles polies par Spinoza.

b/ Theodor Kerckring (1638-1693)

Kerckring, comme Spinoza, fut élève de Van den Enden en 1657 et 1658. Il devint anatomiste et pratiqua la médecine sans avoir été reçu docteur. Jourdan nous dit que beaucoup de biographes ont raconté sur lui des anecdotes scandaleuses, dues peut-être à la haine qu'il inspira aux protestants du fait de son abjuration du catholicisme exigée par sa fiancée.

Il naquit à Hambourg. Il fit ses études médicales à Leyde à partir de 1659, puis exerça à Amsterdam. Il devint célèbre par ses recherches en anatomie et en chimie. En 1670, il publia un traité d'anatomie *Spicilegium anatomicum...* que Spinoza possédait dans sa bibliothèque. Dans ce livre il loue Van den Enden de lui avoir transmis la passion du savoir et de l'avoir initié aux arts libéraux et à la philosophie. Il publia un autre traité l'année suivante qui contient, selon Jourdan, des observations très intéressantes sur l'ostéogénie et la formation du fœtus.[418] La même année, il fit paraître un commentaire, ou une simple traduction de l'allemand, du *Char triomphal de l'Antimoine* de Basile Valentin, ce moine bénédictin d'Erfurt disciple de Paracelse, qui vécut au XVIIe siècle et prôna la chimie en médecine.

Il quitta Amsterdam vers 1675 et séjourna en France et en Italie. En 1678, il retourna à Hambourg avec le titre de résident du grand-duc de Toscane et y mourut en 1693. Ses œuvres furent réunies et publiées à Leyde en 1717. Notons que Mesmer le cite dans sa thèse médicale en latin de 1766, intitulée

---

418 *Dictionnaire des sciences médicales. Biographie médicale.* 7 tomes, Paris, Panckoucke, 1820-1825, article « Kerckring Théodore », 1825, T. 5, p. 416

Dissertation physico-médicale sur l'influence des planètes. Il cite un cas clinique qui figure dans le premier ouvrage de Kerckring.

Outre le premier traité d'anatomie de Kerckring Spinoza posséda celui de Tulp[419] que Rembrandt, en 1632, a représenté faisant une démonstration anatomique dans son amphithéâtre.

2. L'excommunication (herem) (27 juillet 1656)

En 1656, Spinoza fut dénoncé à la synagogue. Les juifs crurent qu'il allait se convertir au christianisme, ce qu'il n'a jamais fait. Un fanatique juif aurait même tenté de l'assassiner avec un poignard, mais ne fit que percer son manteau que Spinoza continua à porter en mémoire de ce geste. Bayle et Colerus relatent cette histoire dont Nadler doute devant l'absence de preuves et le silence de Spinoza à ce sujet. Le 27 juillet, le conseil des rabbins publia l'arrêt d'exclusion de Spinoza, qui ne vint pas l'entendre comme il aurait dû. On le frappa d'excommunication, d'expulsion, d'anathème et de malédiction, l'accusant d'actions monstrueuses et d'hérésies effroyables.

Deux raisons principales, parmi vingt-huit, justifiaient aux yeux des docteurs juifs l'excommunication d'un individu : des dettes impayées et une vie licencieuse et épicurienne, que Spinoza, semble-t-il, n'a jamais eues. L'épicurien est défini dans le *Traité du Talmud Sahédrin* comme celui qui n'a que du mépris pour la parole de Dieu, pour la majesté divine, et pour l'enseignement des sages qu'il tourne en ridicule. On voit qu'il ne s'agit pas du vrai Épicure, qui imaginait des dieux et vécut avant l'ère du monothéisme. Colerus reproduit le *Formulaire d'excommunication générale en usage parmi les juifs.* Parmi les malédictions multiples qui y figurent se trouvent *l'orage et les vents les plus contagieux*, qui doivent tomber sur la tête des impies. Les juifs ont eu en effet très tôt l'idée de contagion et ont pratiqué l'isolement des malades.

Spinoza protesta contre cette excommunication en rédigeant une réponse en espagnol, qui n'a pas été retrouvée. Banni de la nation d'Israël, il changea son prénom juif en prénom latin, Benedictus.

3. L'indépendance intellectuelle et financière

En 1660, il abandonna entièrement le commerce et apprit le métier de polisseur de lentilles de verre pour subvenir à ses besoins, récalcitrant à toute aide financière extérieure et désirant mener dorénavant une vie tranquille. Il

---

419 Nicolas Tulp (1593-1674) fit ses études de médecine à Leyde avec comme professeurs, entre autres, Vorstius et Heurnius qu'avaient rencontrés Gassendi. Il exerça à Amsterdam pendant cinquante-deux ans. En 1636 il fit paraître une pharmacopée. Selon Haller, il aurait vu, dès 1639, les veines lactées. Il eut une grande réputation. Il publia un ouvrage d'observations médicales et un autre sur les calculs. Il fut six fois échevin et quatre fois bourgmestre, et fit prendre en 1672 des mesures qui sauvèrent Amsterdam de sa conquête par Louis XIV.

fabriquait aussi des lunettes astronomiques et des microscopes. Il fut recherché pour son travail, qui fit l'admiration de son compatriote Christiaan Huygens (1629-1695), grand physicien et théoricien de l'optique. Leibniz le qualifia d'« opticien exceptionnel ». Dans son ouvrage anatomique de 1670 Kerckring loua un microscope de Spinoza qui lui permit, dit-il, de voir les vaisseaux lymphatiques et de faire d'autres découvertes.[420]

Spinoza pratiqua aussi de lui-même l'art du dessin et du portrait. Durant l'été 1661 il se retira à Rijnsburg, à 16 km de La Haye et non loin de Leyde, dans une maison qu'on peut encore aujourd'hui visiter. Elle appartenait au chirurgien apothicaire Homan. Spinoza y vécut jusqu'en 1663. Des étudiants et des amis vinrent le voir de Leyde ou d'Amsterdam, pour discuter ou prendre des leçons, surtout sur Descartes. Ceux d'Amsterdam formèrent un cercle d'études dédié plus spécialement aux idées propres que Spinoza esquissait dans de petits traités philosophiques.

A. Le philosophe de Rijnsburg et le cercle d'élèves d'Amsterdam (1661-1663)

Parmi les disciples ou les élèves de Spinoza à Amsterdam figura Simon Joosten de Vries (1634-1667), qui lui écrivit en février 1663 pour lui demander des explications sur son *Court traité de Dieu, de l'homme et de son bien-être*, qui ne sera publié que deux siècles plus tard, en 1862. On apprend par cette lettre que Spinoza avait sous son toit, comme hôte ou pensionnaire, un élève nommé Casearius (1642-1677) qui deviendra pasteur et mourra de dysenterie dans les colonies hollandaises de l'Inde. Cependant, Spinoza répondit à de Vries que cet élève lui pesait et qu'il n'était personne dont il se gardait autant. Il le prévint de ne pas lui communiquer ses opinions car il n'était qu'un enfant qui cherchait la nouveauté plutôt que la vérité. Mais il pensait qu'il se guérirait de ce défaut à en juger par son caractère qui l'incitait à l'aimer. C'est pour lui qu'il écrira en latin *Les Principes de la philosophie de Descartes*, et ses *Pensées métaphysiques* présentées comme un appendice, mais rédigées antérieurement et simplement revues pour la publication.

Ces deux traités parurent ensemble durant l'automne 1663 avec l'aide d'un ami fidèle de Spinoza, le médecin Lodewijk Meijer (ou Meyer) (1629-1681) docteur en philosophie et en médecine depuis 1660, qui rédigea une préface à l'ouvrage, en accord avec Spinoza. Celui-ci avait fait un séjour à Amsterdam de quelques semaines, juste après son déménagement à Voorburg, pour satisfaire les vœux de son cercle d'amis de leur faire connaître puis d'éditer ses leçons sur la philosophie cartésienne et ses idées philosophiques propres. Spinoza, qui publia ce seul ouvrage sous son nom, voulait tester la réaction

---

[420] *Je possède un microscope de toute première qualité fabriqué par ce Benedictus Spinoza, ce noble mathématicien et philosophe, qui me permet de voir les faisceaux vasculaires lymphatiques... Eh bien, ce que j'ai découvert clairement au moyen de mon merveilleux instrument est en lui-même encore plus merveilleux.* (Nadler, *op. cit.* p. 306)

d'hommes avisés à ses idées et mesurer le risque qu'il prenait à les exposer dans de futurs ouvrages.

Meyer participera aussi à l'édition, sans nom d'éditeur, des *Œuvres posthumes* de Spinoza, parues l'année de la mort de celui-ci.[421] Il assista Jellesz, un autre ami de Spinoza, à la rédaction de la préface en hollandais, en fit la traduction latine et en fournit un index détaillé en latin.

La lettre de Vries de février 1663 montre que Spinoza s'intéressait à la médecine, puisque celui-ci l'avait encouragé à l'étudier en suivant des cours d'anatomie et de chimie : *J'ai commencé d'aller à un cours d'anatomie ; j'en suis presque à la moitié. Quand il sera achevé, je commencerai la chimie, et ainsi, suivant votre conseil, je parcourrai toute la médecine.*[422] On sait que de Rijnsburg Spinoza se rendait souvent à l'université de Leyde pour assister aux dissections qu'y effectuait l'anatomiste danois Niels Stensen (Nicolas Sténon en latin) (1638-1686), fameux par sa découverte du canal excréteur de la parotide en 1660. Celui-ci déclara que Spinoza lui faisait à cette époque des visites quotidiennes pour voir ses investigations anatomiques sur le cerveau des animaux et découvrir le lieu d'où le mouvement commence et où la sensation finit.[423] Spinoza avait dans sa bibliothèque les *Observationes anatomicae* de Sténon, publié à Leyde en 1662.

Sténon se convertit au catholicisme en 1667, abandonna l'anatomie et devint vicaire apostolique pour les missions nordiques puis évêque. Bien qu'ayant été un ami proche de Spinoza à Leyde, il le dénonça au Saint-Office et à l'inquisition romaine en 1677 après avoir lu une copie du manuscrit de l'*Éthique*, encore inédit, qu'il s'était procurée. Il compare la philosophie de l'ouvrage à un mal infectieux susceptible de se propager et de provoquer de nouvelles infections.[424] Après cette dénonciation l'Église romaine mit tous les ouvrages de Spinoza à l'Index.

B. À Voorburg (avril 1663 - décembre 1669)

En avril 1663, Spinoza déménagea à Voorburg, à 21 km à l'est de La Haye, où vécut également Christiaan Huygens (1629-1695), qu'il côtoya avant que celui-ci ne s'installe en avril 1666 à Paris où il demeura jusqu'en 1680. La peste commença à sévir en Europe du Nord à partir de l'été 1663. Elle dura

421 L. Meijer fut docteur en médecine et en philosophie de l'université de Leyde. Il était poète et a écrit plusieurs pièces de théâtre qui le rendirent célèbre. Il a fait des recherches sur le langage et a publié anonymement en 1666 en latin *La philosophie interprète de l'Écriture sainte. Traité paradoxal d'un disciple de René Descartes* (voir *Jarig Jellesz et Lodewijk Meyer. Spinoza par ses amis*, trad. du latin, présenté et annoté par M. Rovere, Rivages poche, 2017, p. 9) qui, d'après Rovere, a davantage choqué les esprits que le *Traité théologico-politique* de Spinoza, paru quatre ans plus tard.

422 Spinoza, *Œuvres complètes*, texte nouvellement traduit ou revu, présenté et annoté par R. Caillois, M. Francès, et R. Misrahi, La Pléiade, *nrf*, Gallimard, 1954, p. 1087

423 Nadler, *op. cit.* p. 323

424 Ib., p. 549-552

six ans et fut très meurtrière. À Amsterdam on compta dix mille morts en 1663 et vingt-quatre mille en 1664. Elle toucha tous les Pays-Bas, même les petites villes et les villages. Pour l'éviter Spinoza fut accueilli, de décembre 1664 à février 1665, dans une propriété appartenant à la famille de Vries, à Schiedam près de Rotterdam. Plusieurs membres de la famille étaient décédés auparavant de la peste.

En avril 1665, Oldenburg, le secrétaire de la *Royal Society* de Londres, qui était allé voir Spinoza en juillet 1661 et qui depuis correspondait avec lui, se montra ravi d'apprendre par une lettre de Serrarius que Spinoza était en bonne santé. Pourtant, en juin 1665, Spinoza informa un de ses correspondants, Bouwmeester, un vieil ami et confrère de L. Meijer, qu'il avait été malade et saigné après un voyage à Amsterdam et son retour à Voorburg. Il l'engagea à lui envoyer une certaine confiture qu'il lui a promise, censée être bénéfique pour sa santé : *j'espère aussi recevoir de cette confiture de roses rouges que vous m'avez promise, quoique je me porte beaucoup mieux. Depuis que je suis parti de là-bas* [d'Amsterdam], *j'ai été saigné une fois, sans que la fièvre cessât (je me sentais pourtant un peu mieux avant même qu'on ne m'eût ouvert la veine, à cause peut-être du changement d'air). J'ai eu deux ou trois accès de fièvre tierce, mais j'ai enfin réussi à l'expulser par un bon régime et à l'envoyer je ne sais où, tout mon soin étant, à la vérité, qu'elle ne revienne pas.*[425] Nadler trouve dans cette lettre la première indication des problèmes respiratoires de Spinoza. En effet, cette confiture passait pour un remède contre les affections respiratoires, et le changement d'air de la ville à la campagne sembla lui faire du bien. Il pense qu'il hérita ce mal de sa mère et qu'il en mourra douze ans plus tard.

Spinoza demeura à Voorburg jusqu'en 1670. Il alla ensuite vivre à La Haye durant ses sept dernières années de vie.

C. À La Haye (1670-1677)

En 1670 Spinoza emménagea à La Haye et fit paraître anonymement et sous un faux nom d'éditeur allemand son *Tractatus theologico-politicus* conçu à Voorburg et qui fut condamné par les synodes calvinistes de Hollande les mois suivants puis par la Cour civile de Hollande.

Il habita d'abord dans une pension tenue par une veuve où il se faisait souvent apporter à manger. Il restait parfois des jours sans sortir. Le loyer étant trop chère il loua, plus en périphérie, une grande pièce d'une maison chez le sieur Hendrik Van der Spyck, un artiste peintre. La maison avait appartenu au peintre bien connu Jan van Goyen (1596-1656). Spinoza se fournit lui-même son boire et son manger. Il y demeura cinq ans et demi, jusqu'à sa mort.

Colerus trouve presque incroyable qu'il fut là si sobre et si bon ménager, mais admet qu'il était sobre naturellement et aisé à contenter. Il a pu le

---

[425] Spinoza, *Œuvres complètes*, p. 1172

constater en vérifiant les comptes que Spinoza laissa à sa mort. Par exemple, il vécut un jour entier d'une soupe au lait accommodée de beurre. Un autre jour, il ne mangea que du gruau apprêté avec des raisins et du beurre. Il ne consommait tout au plus que deux demi-pintes de vin par mois.

Colerus raconte encore que Spinoza *parlait souvent à son hôtesse, particulièrement dans le temps de ses couches*[426]*, et à ceux du logis lorsqu'il leur survenait quelque affliction ou maladie. Il ne manquait point alors de les consoler, et de les exhorter à souffrir avec patience des maux qui étaient comme un partage que Dieu leur avait assigné.*[427] Il se divertissait parfois à fumer une pipe de tabac pour se délasser de ses méditations philosophiques.

En février 1673, l'électeur palatin, Karl Ludwig, frère de la princesse Elisabeth, lui offrit une chaire de philosophie à Heidelberg, qu'il refusa. En août, il se rendit à Utrecht où le prince de Condé tenait son quartier général après les victoires des armées de Louis XIV. Il y rencontra le maréchal de Luxembourg en juin et, peut-être Condé, qui désirait le rencontrer et l'aurait même, selon Bayle, invité à venir à la cour de France.

4. La maladie et la mort de Spinoza (février 1677)

En octobre 1674, Spinoza informa un correspondant que sa santé était peu solide. Cependant, en juillet 1675, le même correspondant se déclara ravi d'avoir appris par des amis que sa santé était bonne.

Durant l'année 1676 Spinoza reçut la visite de Leibniz (1646-1716) avec lequel il avait correspondu cinq ans auparavant. Leibniz passa d'abord un mois à Amsterdam et se rendit à Delft pour rencontrer Leeuwenhoek. Il resta quelques semaines à La Haye, et eut de longues discussions métaphysiques avec Spinoza qui lui montra son *Éthique*. Spinoza en avait suspendu l'impression l'année précédente par peur des polémiques et des représailles.

Dans une lettre à Oldenburg de février 1677 Spinoza juge que la force et la santé de l'âme et du corps ne dépendent pas de nous mais de la nature que Dieu nous a octroyée : *Et personne ne peut nier, à moins de s'opposer aussi bien à l'expérience qu'à la raison, qu'il n'appartient pas à la nature de n'importe quel homme d'avoir une âme forte, et qu'il n'est pas plus dans notre pouvoir d'avoir un corps sain qu'une âme saine.*[428] Il nie que tous les hommes, dont la nature est toujours excusable, puissent atteindre la béatitude. Ils peuvent souffrir mille maux. Par exemple, il juge légitime de tuer celui qui a contracté la rage par la morsure d'un chien : *Celui qui devient enragé par la morsure d'un chien est excusable, mais l'on a pourtant le droit de l'étrangler.*[429] Il veut sans doute dire que même si l'individu n'est pas

---

[426] Elle avait trois enfants quand Spinoza arriva et en accoucha de quatre autres pendant qu'il louait.
[427] Ib., p. 1320
[428] Ib., p. 1295
[429] Id.

responsable de ses actes, comme il le croit, rien ne nous interdit de l'empêcher de nuire, malgré cette irresponsabilité qui semblerait devoir exclure toute condamnation. Oldenburg conteste, dans sa réponse à leur controverse théologique, que la santé mentale ne dépend en rien de l'individu, car il lui paraît *qu'il est plus au pouvoir de l'homme de posséder un esprit sain qu'un corps sain, puisque la santé physique du corps dépend des lois de la mécanique, tandis que la santé de l'esprit dépend de la* προαίρεσις *et de la délibération.* L'exemple de la rage ne lui paraît pas convaincant : *en effet, la mise à mort d'un chien serait cruelle si elle n'était pas destinée à préserver de la morsure du chien malade les chiens, les autres animaux et les hommes eux-mêmes.*[430] Spinoza ne démentirait certainement pas cela. Oldenburg veut sans doute dire qu'on peut contrôler nos passions, en l'occurrence celle de tuer sans réflexion, qui ne sont donc pas une nécessité. Dans cet exemple d'un chien enragé on pourrait en effet se contenter de l'isoler, pour empêcher la contagion ou pour voir s'il est vraiment enragé, car on sait que beaucoup de chiens ont été tués parce qu'on les a présumés à tort enragés.

A. Le rapport de Colerus sur la mort de Spinoza

Colerus a traité dans un chapitre de sa biographie *de la dernière maladie de Spinoza et de sa mort.* Il réfute d'abord les on-dit totalement erronés sur cette mort puis déclare : *je rapporterai les circonstances de sa mort sans partialité, et n'avancerai rien sans preuve ; ce que je suis en état d'exécuter d'autant plus aisément que c'est ici à La Haye qu'il est mort et enterré.*[431] Colerus habita en effet à La Haye vingt ans après Spinoza et, de plus, dans le premier logis que le philosophe avait loué en arrivant dans cette ville en 1670. Ils eurent donc la même logeuse, qui lui donna quelques renseignements sur la vie de Spinoza durant l'année et demie qu'il y passa.

Colerus croit que Spinoza était phtisique depuis plus de vingt ans, c'est-à-dire avant 1657 : *Spinoza était d'une constitution très faible, malsain, maigre, et attaqué de phtisie depuis plus de vingt ans ; ce qui l'obligeait à vivre de régime, et à être extrêmement sobre en son boire et en son manger. Cependant, ni son hôte, ni ceux du logis ne croyaient pas que sa fin fût si proche, même peu de temps avant que la mort le surprît, et n'en avaient pas la moindre pensée.*[432] Pour sa biographie il interrogea les propriétaires du second logement de Spinoza, qui vivaient encore en 1706. La veille de sa mort le 21 février Spinoza eut vers quatre heures de l'après-midi une assez longue conversation avec eux. Après avoir fumé une pipe de tabac il se retira dans sa chambre et se coucha de bonne heure. Le lendemain, un dimanche, il descendit de sa chambre et parla encore avec ses hôtes. Colerus raconte encore ce qui se passa :

---

[430] Ib., p. 1297

[431] Ib., p. 1337

[432] Id.

Il avait fait venir d'Amsterdam un certain médecin, que je ne puis désigner que par ces deux lettres, L. M. [à coup sûr L. Meijer] *; celui-ci chargea les gens du logis d'acheter un vieux coq, et de le faire bouillir aussitôt, afin que sur le midi Spinoza pût en prendre le bouillon ; ce qu'il fit aussi, et en mangea encore de bon appétit, après que l'hôte et sa femme furent revenus de l'église. L'après-midi, le médecin L. M. resta seul auprès de Spinoza ; ceux du logis étant retournés ensemble à leurs dévotions. Mais au sortir du sermon, ils apprirent avec surprise que sur les trois heures Spinoza avait expiré en la présence de ce médecin, qui, le soir même, s'en retourna à Amsterdam par le bateau de nuit, sans prendre le moindre soin du défunt.*[433]

Colerus accuse ensuite le médecin d'avoir pris quelque peu d'argent et un couteau à manche d'argent sur la table de Spinoza. Il rapporte les récits qui ont été faits de la maladie et de la mort du philosophe : récits faux en vue d'édification, usage de suc de mandragore que Spinoza tenait près de lui, perte de connaissance et profond sommeil avant sa mort. Il dit avoir recherché soigneusement la vérité de tous ces faits en demandant plusieurs fois à ses hôtes ce qu'ils en savaient. Ils répondirent que tout cela était des mensonges, qu'il n'y avait que le médecin d'Amsterdam quand sa fin approcha. Personne du logis n'envisageait sa mort. Ils dirent que *depuis qu'il était tombé en langueur, il avait toujours marqué, dans les maux qu'il souffrait, une fermeté vraiment stoïque, jusqu'à réprimander les autres lui-même lorsqu'il leur arrivait de se plaindre et de témoigner dans leurs maladies peu de courage ou trop de sensibilité.*[434] Il contredit tous les faux récits. Il n'est pas dit depuis quand Spinoza était tombé en langueur. Personne du logis ne fut au courant de son usage du suc de mandragore qui lui aurait fait perdre connaissance. Cela est infirmé par ceux du logis et par l'apothicaire : *Et cependant c'étaient eux qui lui préparaient tout ce dont il avait besoin pour son boire et son manger, aussi bien que les remèdes qu'il prenait de temps en temps. Il n'est pas non plus fait mention de cette drogue dans le mémoire de l'apothicaire, qui pourtant fut le même chez qui le médecin d'Amsterdam envoya prendre les remèdes dont Spinoza eut besoin les derniers jours de sa vie.*[435] On apprend donc que Spinoza a pris des remèdes les derniers jours avant sa mort, mais on ignore lesquels. On apprend encore qu'alors qu'on se disposait à mettre Spinoza en terre, un apothicaire nommé Johan Schröder s'y opposa, prétendant devoir être payé de quelques médicaments qu'il avait fournis au défunt pendant sa maladie. Il s'agit apparemment d'un pharmacien autre que celui qui fournissait habituellement Spinoza. Dans le compte de ce pharmacien Colerus trouva de la teinture de safran, du baume, des poudres, etc., mais ni opium, ni mandragore. Le compte fut payé par l'hôte de Spinoza,

---

[433] Id.

[434] Ib., p. 1338

[435] Id.

ce qui leva l'opposition, et l'enterrement eut lieu le 25 février. Spinoza n'avait que 44 ans.

Colerus a déclaré que Spinoza fut atteint de phtisie plus de vingt ans avant sa mort. D'où tient-il ce diagnostic ? Avant lui, les auteurs de la préface des *Œuvres posthumes*, Jellesz et Meijer, avaient déjà écrit que Spinoza était mort à cause d'une certaine maladie appelée la phtisie, mais ils ne disent rien sur la durée de sa maladie et paraissent avoir été surpris de sa mort soudaine.[436]

À l'époque la phtisie avait le sens de consomption chronique qui ne signifiait pas forcément la tuberculose. Nous n'avons aucun renseignement sur les symptômes qu'a présentés Spinoza, notamment ceux d'une quelconque symptomatologie pulmonaire, ce qui rend difficile tout diagnostic. Ses parents, un frère et deux sœurs sur les cinq de la fratrie sont morts avant lui, mais on ignore de quoi, et on ne peut conclure à une maladie contagieuse ou héréditaire.

B. La phtisie et la tuberculose jusqu'en 1630

La phtisie signifiant originellement une consomption, elle pouvait désigner, avant la découverte de l'agent pathogène spécifique de la tuberculose par R. Koch en 1882, une autre maladie que celle-ci. Elle pouvait dénoter par exemple des suppurations pulmonaires chroniques, des cancers pulmonaires, ou des dilatations des bronches avec empyèmes et fistules dans les voies aériennes. Le terme ne s'adaptait pas aux tuberculoses aiguës. Après l'apparition de la grande vérole à la fin du XVe siècle la phtisie pouvait aussi traduire l'état de consomption au stade terminal de la syphilis. C'est seulement en 1832 que J. Schönlein (1793-1864) créa le terme *tuberculosis*.

L'archéologie pathologique a prouvé que la tuberculose a existé dès l'époque néolithique, au moins 5000 ans avant J.-C. Des témoignages assez rares de mal de Pott, ou tuberculose osseuse, ont été retrouvés sur des sculptures et des momies égyptiennes datant de 4000 à 1000 avant J.-C. On a trouvé des descriptions cliniques de malades évoquant la tuberculose en Chine dès le troisième millénaire avant J.-C. et au IIe siècle après J.-C. Durant cette période les Chinois ont aussi décrit le mal de Pott. De même, la phtisie fut connue en Inde dès 1200 avant J.-C. et sa symptomatologie est bien décrite vers le IIe siècle après J.-C.

La Bible contient les termes de « consomption » et de « phtisie ». D'après l'historien de la médecine Charles Coury (1916-1973), Hippocrate (460 ?–356 av. J.-C.) et des auteurs du *Corpus hippocraticum* ont distingué quatre espèces de phtisie dont trois pulmonaires, mortelles plus ou moins rapidement en un à neuf ans.[437] Grmek signale que Pline le Jeune (61-114) et son entourage romain croyaient à la contagion de la phtisie, maladie très courante dans l'Antiquité

---

[436] *Spinoza par ses amis*, p. 31 et 76

[437] Coury Charles, *Grandeur et déclin d'une maladie ; la tuberculose au cours des âges*, Lepetit, Suresnes, 1972, p. 16

même si son sens, plus large, ne recouvre pas parfaitement le sens moderne de tuberculose.[438] Coury considère Arétée de Cappadoce (vers 120-200) comme le premier pneumo-phtisiologue par sa remarquable description clinique du tuberculeux confirmé.[439]

En 752, un fonctionnaire chinois décrivit précisément une espèce de fièvre osseuse dont les symptômes signent la tuberculose. Il en établit le pronostic en fonction des symptômes, et donna des données statistiques. Un autre auteur chinois, dans un ouvrage de recettes médicales de 1345, traça un tableau parfait de l'évolution symptomatique de la phtisie.

Au Moyen Âge, en occident, nous trouvons l'idée de contagion de la phtisie dans les textes, souvent anonymes, de l'École de Salerne, qui fut fondée vers 750. Selon Penso[440], cette idée figure dans le *Flos Medicinae vel regimen sanitatis*, poème qui rendit célèbre cette école et qui fut de nombreuses fois édité. Il rassemblerait des textes de différents auteurs du XIe au XIIIe siècle. Nous y trouvons l'idée que plusieurs maladies épidémiques sont contagieuses parmi lesquelles la phtisie (*phtisis*), la gale (*scabies*), les pédiculoses (*pedicon*), l'érysipèle (*sacer ignis*), les abcès (*anthrax*), la lèpre (*lepra*), la frénésie (*frenesis*).

Fracastor (1478-1553), dans le premier grand ouvrage d'épidémiologie, publié en latin en 1546, intitulé *De la sympathie et de l'antipathie des choses - De la contagion, des maladies contagieuses et de leur traitement*, a décrit de nombreuses maladies épidémiques dont la phtisie. Il attribua leur caractère épidémique à la contagion d'un sujet à un autre par des particules vivantes imperceptibles, capables de se reproduire, les *seminaria contagionis*. Il distingua parfaitement trois modes de contage. Il remarqua que les semences contagieuses de la phtisie pouvaient vivre extraordinairement longtemps, résistant plus de deux ans sans perdre leur pouvoir infectant. La phtisie illustre, entre autres maladies, le deuxième mode de contage qu'il décrit, celui par contact médiat, c'est-à-dire par l'intermédiaire d'un foyer où se fixent les semences contagieuses. Cependant, il crut aussi à des formes de phtisie non contagieuses, héréditaires.

En 1575, un auteur chinois, dans son *Introduction à l'Étude de la médecine*, proposa un modèle sanatorial de traitement des phtisiques.

C. La phtisie à l'époque de Spinoza (1632-1677)

Nous avons vu que François de Le Boë (1614-1672), dit Sylvius, établi à Amsterdam puis à Leyde, tout près des villes où vécut Spinoza, fut le premier en 1650 à décrire les tubercules. Il a cru justement qu'ils étaient très souvent à l'origine de la phtisie, et que la fonte caséeuse créait des cavernes. C'est lui aussi qui fit régner la chimie en médecine à Leyde. Nous avons certainement

---

438 Grmek, *op. cit.* p. 286
439 Coury, *op. cit.* p. 13
440 Penso, *op. cit.* p. 98

un écho de son influence en ce que Spinoza conseilla à de Vries d'étudier l'anatomie et la chimie afin de connaître la médecine.

On ne sait si Spinoza a connu Sylvius ou ses œuvres. Mais il avait de nombreux amis médecins et a assisté aux dissections de Sténon. Il connut très bien l'anatomiste Kerckring, qui semble avoir fait aussi des recherches en chimie, et dont il possédait deux ouvrages.

En 1654 fut publié un ouvrage d'un médecin anglais, C. Bennet (1617-1655), qui décrit les adhérences pleurales observées dans des autopsies de phtisiques.

D. Les hypothèses sur la mort de Spinoza

Damasio croit que Spinoza a souffert de difficultés respiratoires pendant des années, qu'il fumait régulièrement, et que sa rhinite chronique est bien documentée. Nous n'avons aucun écho qu'il souffrit d'asthme ce qui se serait su. Son tabagisme a certainement aggravé sa pathologie pulmonaire s'il en était atteint. Damasio constate que Spinoza a survécu aux nombreuses épidémies ou pestes européennes qui firent beaucoup de victimes autour de lui.[441] Il se demande s'il a cru à la vertu protectrice prétendue du tabac contre elles et si le tabac l'a aidé. Rien ne prouve, selon lui, qu'il mourut de tuberculose ou de consomption. Il croit très probable que son mal était moins courant.

Il évoque une pathologie professionnelle, la silicose, induite dans le cas de Spinoza par le polissage quotidien des lentilles de microscopes ou de télescopes et la poussière de verre qu'il inhalait. Il fait référence à deux auteurs récents qui ont suggéré ce diagnostic, M. Gullan-Whur en 2000 et Steven Nadler. Remarquons cependant que, selon Colerus, la phtisie de Spinoza a évolué pendant plus de vingt ans, et donc commencé avant l'âge de vingt-quatre ans et le début de sa tâche quotidienne de polissage. Colerus ne fournit néanmoins aucun argument ou indice faisant suspecter une telle maladie.

Selon Nadler, Spinoza ne fut jamais de santé robuste et souffrit toute sa vie de difficultés respiratoires. Il imagine que sa maladie peut s'apparenter à celle de sa mère, car elle aussi n'eut jamais une santé solide, et a peut-être souffert de difficultés respiratoires dues probablement, selon lui, à la tuberculose.[442] On sait qu'elle est morte très jeune, vers 30 ans. Nadler croit que la pâleur et la minceur de Spinoza étaient des signes de sa maladie. Ce serait donc la tuberculose que sa mère, ou d'autres membres de sa famille, lui auraient transmise. Il croit que la poussière de verre absorbée par Spinoza en polissant a certainement aggravé sa maladie et hâté sa fin.[443] Il suggère que la silice a pu provoquer la tuberculose pulmonaire[444], ce qui en elle-même est impossible.

[441] Damasio, *op. cit.* p. 257
[442] Nadler, *op. cit.* p. 87 et p. 260
[443] Ib., p. 306 et p. 552
[444] Ib., p. 566

Spinoza commença à polir des lentilles vers 1660 et continua donc une quinzaine d'années. Il évoqua pour la première fois ses problèmes respiratoires en 1665. Je remarque que Leeuwenhoek, célèbre microscopiste, né la même année que Spinoza, qui fabriquait lui-même ses lentilles et ses microscopes, vécut jusqu'à 90 ans. On peut donc douter que la silicose fut la pathologie principale du philosophe.

Nadler assure qu'il fut manifestement malade durant l'hiver 1676-1677 et dut subir quelques saignées. Sa mort, cependant, surprit tout le monde du fait, selon lui, qu'il supportait stoïquement son infirmité, avec beaucoup de réserve et de discrétion. On ne sait s'il était conscient de sa mort prochaine.

Nadler met en exergue de son chapitre le fragment d'une phrase de Spinoza : *un homme libre ne pense à aucune chose moins qu'à la mort*. Nous croyons qu'une telle attitude dans la vie serait très imprudente. Sans avoir peur de la mort on peut tenter de se préserver des maladies ou des accidents en ayant en tête leurs conséquences éventuellement mortelles. D'ailleurs, Spinoza reconnaît l'utilité de préserver sa santé. Plus loin, Nadler donne la phrase complète qui la rend plus explicite et qui se termine par : *et sa sagesse* [d'un homme libre] *est une méditation non de la mort mais de la vie.*[445] Spinoza, qui dénonçait la peur de la mort et la crainte des châtiments et des peines après la mort que les religions inculquaient aux fidèles, voulait dire que la vertu devait venir de soi-même pendant la vie et non par peur d'une vie après la mort fictive, la mort étant un phénomène naturel déterminé par la loi divine de la Nature, sans qu'un Dieu anthropomorphique juge les hommes après leur mort.

Nous pourrions nous demander aussi s'il n'a pas été victime d'une pathologie iatrogène par les remèdes qu'il a pris, ou par les saignées que lui a peut-être faites son médecin et ami L. Meijer. Nous savons qu'en 1665 il avait déjà subi une ou plusieurs saignées, probablement par Meijer à Amsterdam et peut-être à Voorburg, pour combattre une fièvre tierce. Meijer, qui était à son chevet à sa mort, lui a peut-être à nouveau tiré du sang, ce qui l'aurait sans doute affaibli et pourrait être une cause immédiate de sa mort, quand bien même sa phtisie éventuelle, ou une autre maladie, avait évolué et en était à sa phase terminale.

Il est curieux que le médecin quelque peu anticlérical, Jean-Maximilien Lucas, de La Haye, qui défend philosophiquement son ami Spinoza contre ses adversaires dans sa biographie du philosophe, rédigée peu après sa mort, dise peu de choses des circonstances de celle-ci. Cette biographie, qui est une apologie de Spinoza, fourmille d'imprécisions quant aux faits historiques concrets de sa vie, et est beaucoup moins exploitable que celle de Colerus, pourtant un adversaire de Spinoza. On note cependant qu'il dit que Spinoza choisit de s'installer à La Haye plutôt que de retourner à Amsterdam parce que l'air y était plus sain. Il raconte aussi que sa santé était fort languissante

---

[445] Ib., p. 565

et avait besoin de relâche, mais qu'il en prenait très peu à cause de son ardeur à la recherche de la vérité et qu'il fut trois mois sans sortir de son logis. Il décrit Spinoza comme étant extrêmement propre, qualité qu'il juge rare chez un philosophe, et cite un propos de Spinoza condamnant la malpropreté comme la marque d'une âme basse et sans sagesse. Ceci contredit Colerus qui rapporte au contraire qu'un conseiller d'État, qui rendit visite à Spinoza, le trouva dans une robe de chambre si malpropre qu'il lui fit quelques reproches et lui en offrit une autre.

Lucas parle peu des circonstances de sa mort mais évoque sa maladie : *Outre qu'il n'était pas d'une complexion fort robuste, sa grande application aidait encore à l'affaiblir ; et comme il n'y a rien qui dessèche tant que les veilles, ses incommodités étaient devenues presque continuelles, par la malignité d'une petite fièvre lente, qu'il avait contractée dans ses méditations. Si bien qu'après avoir langui les dernières années de sa vie, il la finit au milieu de sa course.*[446] Cela pourrait correspondre à une phtisie tuberculeuse d'évolution lente, sans qu'on en ait aucune preuve ou même un indice symptomatique plus déterminant. Pour terminer, il fait une seule allusion à la mort de Spinoza que celui-ci *a regardée d'un œil intrépide, ainsi que nous le savons de ceux qui y étaient présents* [...][447] A-t-il été informé de l'attitude de Spinoza à sa mort par son confrère Meijer qui le soigna et fut à son chevet lors de ses dernières heures de vie ? Cela n'est pas impossible, mais sans doute ignoraient-ils tous deux de quelle maladie le philosophe mourut.

---

[446] Spinoza, *Œuvres complètes*, p. 1355

[447] Ib., p. 1356

CHAPITRE VI

Locke patient et médecin

(1632-1704)

John Locke est né le 29 août 1632 en Angleterre, à Wrington, près de Bristol et de Pensford, la même année que Spinoza, dont il n'a jamais parlé sinon dans des notes sur des œuvres qu'il possédait de lui. Il eut seulement deux frères plus jeunes dont l'un mourut dans l'enfance. L'autre naquit en 1637 et mourut à 26 ans, en 1663. Sa mère décéda à 57 ans, en 1654.

À partir de 1647 Locke fit ses études secondaires à l'école de Westminster où il eut comme condisciples les futurs médecins Richard Lower (1631-1691), John Mapletoft (1631-1721) et Walter Needham, qui devinrent ses amis, surtout le second. Pourvu du titre de *King's Scholar* (Écolier du roi) en 1650 il fut admis en 1652 au célèbre *Christ Church College*, le plus grand et le plus riche collège d'Oxford. Son père le destinait à être *clergyman.*

Duchesneau distingue trois périodes de la vie de Locke dans ses rapports avec la médecine : 1. Ses années de formation à Oxford de 1652 à 1666 ; 2. Son amitié et sa collaboration avec Sydenham de 1666 à 1675 ; 3. La persistance de son intérêt pour la médecine et de son admiration pour Sydenham, malgré son éloignement de la pratique médicale, de 1675 à sa mort en 1704.[448] Cependant, Locke continua à pratiquer la médecine après 1675, année où il eut l'autorisation d'exercer grâce à son nouveau diplôme de *Bachelor of Medicine* acquis en 1674. Il le fit surtout dans le cadre de ses relations privées.

1. La formation physiologique et médicale à Oxford de 1652 à 1666

Parmi ses achats du premier trimestre à *Christ Church* on remarque un antidote contre l'infection de la variole au prix d'une livre. Nous relevons aussi que, durant l'été 1653, il tomba malade et qu'il lui fut prescrit un voyage à la campagne pour changer d'air.

Reçu bachelier en 1656 puis maître ès arts en 1658 il fut nommé *senior student* (tuteur) ce qui devait l'attacher durablement à l'Université.

A. Des carnets de notes sur la médecine (1652-1666)

K. Dewhurst a révélé en 1959 que Locke avait rédigé entre 1652 et 1659 un carnet de notes sur des sujets médicaux pendant qu'il faisait ses études à *Christ Church* et qu'il recueillit l'essentiel de l'enseignement médical de cette époque. Une donation complémentaire ultérieure, et un ensemble de notes de Locke découvert plus récemment à Venise, ont mis au jour pour les chercheurs de nouvelles notes de Locke portant sur ses lectures médicales et sur des sujets médicaux jusque 1675.

---

[448] Duchesneau François, *L'empirisme de Locke*, M. Nijhoff, La Haye, 1973, p. 5

a/ La médecine entre 1651 et 1662

Nous avons déjà retracé le progrès des connaissances médicales durant cette période à propos de Gassendi et de Pascal. Redonnons-en quelques faits majeurs qui peuvent concerner le savoir qu'a pu acquérir Locke au cours de ses études et prolongeons cette période jusqu'en 1666.

La circulation du sang, dans les années 1650, était une donnée acquise que les physiologistes d'Oxford enseignèrent probablement à Locke. Par contre il ne parlera jamais de la découverte en 1661 par Malpighi, au moyen du microscope, des capillaires dans les poumons, observation qui confortait la circulation sanguine.

Durant les années 1650 le réseau lymphatique fut bien mis en évidence par les recherches de Pecquet, Rudbeck et T. Bartholin.

Glisson, professeur d'anatomie à Cambridge pendant quarante ans, introduisit, en 1654, l'idée d'une capacité d'être irrité, pour désigner la faculté de réaction des voies biliaires aux aliments.

b/ La médecine de 1662 à 1666

En 1662, le statisticien John Graunt (1620-1674) exposa ses statistiques sur la morbidité et la mortalité de la peste dans son ouvrage *Natural and political observations upon the bills of mortality*. Une épidémie de peste toucha encore Londres en juin 1665, faisant plus de cent mille victimes, soit un sixième de sa population. Elle fut suivie en septembre 1666 par le grand incendie de la ville. La dernière épidémie de peste à cette époque en Angleterre eut lieu à Nottingham en 1667.

L'année 1664 fut riche pour la médecine. Les deux principaux ouvrages médicaux de Descartes parurent de façon posthume : le *Traité de l'homme* et le *Traité de la formation du fœtus*. Le médecin hollandais Van Diemerbroeck (1609-1664) fit paraître à Utrecht ses *Disputationes practicae in morbis* (Discussions pratiques sur les maladies). Le français P.-M. de la Martinière (1634-1690), dans son *Traité de la maladie vénérienne, de ses causes, et de ses accidents provenant du mercure*, publié à Paris, décrivit les arthrites blennorragiques. Les connaissances sur les glandes se développèrent avec le médecin et anatomiste hollandais Reinier de Graaf (1641-1673), qui étudia la nature et le rôle du suc pancréatique dans son *De natura et usu succi pancreatici*, et à nouveau avec l'anglais Thomas Wharton qui décrivit la glande thyroïde.

La même année, Willis, un des professeurs en médecine de Locke, publia un ouvrage sur l'anatomie du cerveau *Cerebri anatome, cui accessit nervorum description et usus* où il décrit les vaisseaux cérébraux et le cercle vasculaire qui portera son nom. Il y classe aussi les onze paires de nerfs crâniens, identifiant la dernière. Il se fit aider dans son travail par Lower et, pour les planches, par C. Wren (1632-1723), architecte qui fit dans sa jeunesse des recherches médicales.

En 1665, Bellini, qui avait déjà découvert les canaux collecteurs de l'urine en 1662, découvrit cette fois les papilles gustatives. La même année une observation capitale au microscope, mais à l'importance immédiate méconnue, fut la mise en évidence par le naturaliste anglais Robert Hooke (1635-1703) sur différents fragments de végétaux comme du liège, ou sur une plume, de structures formées par un assemblage de cavités qu'il nomma « cells » (cellules). On trouve déjà l'occurrence de ce mot dans le *Novum Organon* (1620) de Francis Bacon.

Malpighi, cinq ans après sa découverte des capillaires dans les poumons en 1661, publia un grand ouvrage d'anatomie *De viscerum structura exercitatio anatomica* (Exercice anatomique sur la structure des viscères). Il y décrit les reins avec les « corpuscules » qui porteront son nom.

L'année 1666 fut aussi celle de la création à Paris de l'Académie Royale des sciences. Molière écrivit sa première pièce sur les médecins : *Le Médecin malgré lui*. Lower fit une transfusion sanguine de chien à chien et, l'année suivante, une transfusion de sang de mouton à l'homme. Également en 1666 parut le premier grand ouvrage de Sydenham, qui s'intitule *Methodus curandi febres propriis observationibus superstructura* (Méthode de traitement des fièvres établie sur des observations personnelles) dont Locke participera à la seconde édition de 1668.

c/ La formation médicale de Locke entre 1652 et 1666

Entre 1652 et 1666 Locke eut des contacts avec des médecins et des chercheurs qui appartenaient aux courants les plus dynamiques de l'investigation médicale. Parallèlement à ses études et à son activité de tutorat il suivit régulièrement, de manière informelle, les cours que Thomas Willis (1621-1675) faisait à *Christ Church*, ainsi que ceux du grand ami de Willis, Ralph Bathurst (1620-1704). À Oxford, Jonathan Goddard (1617-1675), qui fut le médecin personnel de Cromwell, développait avec Willis les théories iatrochimistes. Richard Lower et Robert Hooke (1635-1703) étudiaient le sang et le processus de la respiration pulmonaire. Robert Boyle (1627-1691), physicien, chimiste et médecin amateur, ouvert à toutes les branches de la philosophie expérimentale, dirigeait les *virtuosi* d'Oxford. Il rémunérait Hooke pour les recherches qu'ils faisaient ensemble. Il fut le principal mentor scientifique de Locke, qui étudia sous sa direction les sciences naturelles, expérimentales ou d'observation, telles que la botanique, la chimie et la météorologie. Ils devinrent amis, amitié qui dura jusqu'à la mort de Boyle.

B. Le souci de la santé ; la mort de son père (1661) et de son frère (1663)

La dernière lettre que Locke écrivit à son père le 20 décembre 1660 montre son souci des maladies et sa volonté de préserver la santé de ses proches : *Je ne doutais pas que le bruit d'une maladie fort dangereuse régnante ici ne vous arrivât ; mais ce qui m'alarme, c'est une autre maladie plus dangereuse encore, dont la nouvelle m'arrive de Pensford. Si j'étais aussi rassuré sur votre santé que je le suis, Dieu merci, sur la mienne, je ne me croirais point en péril. Mais je ne saurais être en sûreté, tant que j'entends dire que vous êtes faible et que votre mal s'aggrave. Ce mal, je vous en prie, faites tout ce qu'il faut pour le chasser par des remèdes appliqués en temps utile. Le Dr Meary en a plus d'une fois arrêté les progrès. La même habileté est encore à notre service, et les mêmes ressources et le même Dieu pour vous bénir.* [...] *ne négligez rien pour votre santé, qui est aussi la nôtre ; n'allez pas, par un souci exagéré de vos enfants, mettre en danger le seul bien qui leur reste.* [...] *De grâce donc, monsieur, faites votre vie aussi confortable et durable que possible ; ne vous laissez pas abattre par des préoccupations à notre sujet.*[449]

Il lui signifia avoir de grandes obligations envers une personne qu'il pouvait deviner, et ne penser parfois à une subsistance libre et facile que pour elle. On comprend qu'il songe à une union, mais que cela ne doit pas gêner son père, qui compte plus que tout le reste, dit-il.

La première maladie à laquelle il fait allusion dans cette lettre est, selon Marion, le paludisme, qui toucha sévèrement l'Angleterre en 1657, comme l'a rapporté Willis. Selon Cranston, il s'agit d'une petite épidémie de variole qui sévissait alors à Oxford.

Le Dr Edmund Meara ou O'Meara qui soignait son père était un médecin irlandais diplômé de la faculté de Reims. Beaucoup d'Irlandais se rendaient dans cette ville des sacres pour acquérir leur diplôme car on n'y recevait et ne diplômait que des catholiques dont beaucoup d'étrangers. Le diplôme était apparemment donné assez facilement. O'Meara s'installa à Bristol près de Pensford où vivait le père de Locke et eut beaucoup de succès. Il fut membre honoraire du *college of physicians*. Cependant, Lower, ami de Locke, dans la dédicace de son grand traité de cardiologie (1669), le traita de stupide ignorant, hostile au progrès scientifique.[450] En effet, il niait la circulation du sang démontrée par Harvey. Parmi les manuscrits de Locke on trouve deux ordonnances en latin dont l'une porte le nom de Meara, certainement destinées à son père lors de sa dernière maladie avec l'indication « pour faiblesse et altération (*decays*) du foie ».

Après Noël, Locke retourna à Pensford et écrivit à un autre médecin nommé Ivie, le médecin de famille, pour qu'il consulte son père qui était fiévreux et très faible, et qui mourra le 13 février 1661 à 54 ans. Son frère mourut deux ans plus tard, à la fin de l'année 1663, laissant une veuve et un fils. Il n'avait que 26 ans. Marion croit qu'ils moururent tous deux de la phtisie

---

449 Marion Henri, *J. Locke, sa vie et son œuvre*, 2e éd., Paris, 1893, p. 8-9 ; pour le texte anglais voir Maurice Cranston, *John Locke. A biography*, (1957) Oxford University Press paperback, 1985, p. 69

450 Dès 1665, il publia une diatribe contre O'Meara, comme le montre son titre *Diatribae Thomae Willisii de febribus vindicatio, adversus Edmundum de Meara*, en réponse à un ouvrage de celui-ci publié l'année précédente attaquant le traité sur les fièvres de Willis.

pulmonaire. Selon Broad, la consomption, donc probablement la tuberculose, sévissait dans la famille de Locke et son frère en mourut.[451]

2. Locke en quête d'un diplôme de médecin

À trente-trois ans, en novembre 1665, Locke partit à Clèves, siège de l'Électeur de Brandebourg en Germanie, comme secrétaire d'un diplomate anglais. Il revint en Angleterre en février 1666, retourna le mois suivant dans son pays natal où il fit pour Boyle des relevés barométriques avec un appareil défectueux, et quelques observations dans les mines.

Revenu à Oxford il choisit, au lieu d'un nouveau poste diplomatique qu'on lui proposa, d'approfondir ses études médicales et les recherches scientifiques. Il fut encouragé en cela par un ami médecin à Oxford, David Thomas, avec lequel il ouvrit un laboratoire surtout, peut-être, de pharmacie chimique. Pour poursuivre son cursus universitaire médical il soutint en 1666 à *Christ Church* une dissertation latine *Respirationis Usus*, premier manuscrit de Locke consacré à des problèmes de physiologie et de médecine.

A. Respirationis Usus (1666)

Ce manuscrit a été très peu commenté par Dewhurst et par Duchesneau du fait des difficultés de transcription et de traduction. Claire Crignon, dans un ouvrage universitaire récent *Locke médecin. Manuscrits sur l'art medical* (2016)[452], a repris la problématique inhérente à l'état des manuscrits médicaux de Locke, à leur vocabulaire, à l'ordre et à la datation de leurs différentes parties, et même à leur attribution du fait qu'ils sont parfois le fruit d'une collaboration avec Boyle ou Sydenham. Pour les traductions en français elle a utilisé des transcriptions récentes et plus fiables[453] et a fait appel à des collaborateurs universitaires.

La transcription du *Respirationis Usus* (De l'usage de la respiration) par Dewhurst en 1960 s'est révélée fautive. Bernard Joly a traduit le texte latin en français à partir des nouvelles transcriptions. Son titre reprend celui d'un traité de Galien. Il a été rédigé en 1666 par Locke avant sa rencontre avec Sydenham. Destiné à son collège *Christ Church* pour poursuivre ses études médicales et éviter l'engagement ecclésiastique il se présente comme un travail scolastique sous forme de questions et de réponses.

Le manuscrit comprend deux parties. La première est très courte, apparemment hors sujet, car elle traite des méthodes thérapeutiques, la seconde seule traitant de la respiration. Locke y critique ouvertement deux théories de la médecine galénique, mais aussi la prétention des médecins chimistes, adversaires des galénistes, de la possibilité d'une panacée

[451] C.D. Broad, article « John Locke » de 1933, reproduit dans Yolton, *op. cit.* p. 1
[452] Je n'ai découvert cet ouvrage qu'en novembre 2020.
[453] Celles de P.R. Anstey et L.M. Principe.

universelle. Le débat sur la méthode nous intéresse particulièrement. Il débute ainsi :

Les remèdes chimiques doivent-ils être préférés aux galéniques ? Je l'affirme. Existe-t-il une médecine universelle ? Je le nie. Les contraires sont-ils soignés par les contraires ? Je le nie. Ceci, à savoir que les contraires sont soignés par les contraires, a été grandement mis en avant par les auteurs, comme s'il s'agissait du fondement de toute pratique médicale et que cela était établi par l'accord des anciens et par l'usage. Les contraires sont soignés par les contraires est un axiome si bien connu, que tout le monde l'a à la bouche : à tel point qu'aujourd'hui il est accepté par presque toute la famille d'Asclépius comme s'il était le fondement de toute pratique médicale et qu'il était établi par l'accord des anciens et par l'usage. Mais en vérité, ceci n'a été ni un dogme de l'ancienne médecine ni une institution de la nature, et la vraie méthode pour soigner sera claire d'après ce qui suit. À ce sujet, la guerre a été violente entre les chimistes et les autres qui aiment être nommés Galénistes. Ceux-là soutiennent en effet que les choses semblables sont soignées par des semblables, en s'appuyant sur les propos des Anciens aussi bien que sur la chose elle-même, la nature qui résiste à la maladie, etc.[454]

Locke ne poursuit pas le débat car le folio reste ensuite blanc, mais on y constate que, hormis la croyance à une panacée, il se montre favorable aux remèdes chimiques. Ceci n'est peut-être pas surprenant en 1666, année de la victoire des remèdes chimiques qui termine la bataille centenaire de l'antimoine. Locke refuse aussi la méthode galénique des remèdes contraires. Celle-ci n'est en effet pas du tout exclusivement défendue par les Anciens (on trouve en effet dans la Collection hippocratique aussi bien la thérapeutique par les semblables que par les contraires). D'autre part, il semble soutenir que les chimistes défendent la méthode des semblables à partir de l'observation de la nature. On pourrait par exemple interpréter sa dernière phrase comme une justification d'une méthode spécifique aux médecins chimistes. Il a peut-être à l'esprit l'idée que si la nature résiste, sous-entendu peut-être, aux causes morbides, donner un remède contraire (à la réaction bénéfique du malade) pourrait être nuisible.

Il est clair que Locke est ici sous l'influence de Boyle qui, en tant que chimiste, était adepte de la philosophie corpusculaire, notamment celle de Gassendi, et qui a défendu ardemment les alternatives thérapeutiques des médecins chimistes, notamment de Paracelse et de Van Helmont, aux remèdes contraires tirés de la doctrine des humeurs des galénistes. Ce sont les deux auteurs que Boyle cite le plus, plutôt favorablement, dans son grand traité sur la philosophie expérimentale *Some considerations touching the usefulness of experimental natural philosophy*, dont la première partie parut en 1663 et la seconde en 1671. Nous avons étudié en détail cet ouvrage, dans notre histoire

454 Crignon Claire, *Locke médecin. Manuscrits sur l'art médical.*, Classiques Garnier, Paris, 2016, p. 373-374

de l'homéopathie.[455] Paracelse, adversaire de Galien, fut le grand prophète de la thérapeutique par les semblables avant Hahnemann (1755-1843). Si Boyle fut un médecin amateur, l'université d'Oxford, en 1665, un an avant ce manuscrit de Locke, lui conféra le diplôme officiel de médecin, ce que Locke n'obtiendra jamais.

Dans la seconde partie Locke pose la question : *Le premier usage de la respiration est-il le refroidissement du sang ?* Et répond : *Je le nie.* Là encore il ne cite aucun auteur, mais s'inspire à coup sûr des recherches des physiologistes et des médecins d'Oxford effectuées dans les décennies 1650 et 1660. Ceux qui se distinguèrent le plus sur ce sujet furent Boyle, Hooke, Lower et Mayow.

Il dément la théorie galénique que la respiration sert à refroidir le sang, tout en s'interrogeant sur ce qu'est *ce souffle vital de l'air*, cet *éther* par lequel nous vivons et nous nourrissons, et s'il contient lui-même de la chaleur ou ne fait qu'attiser notre feu interne : *Et ceux, parmi les initiés de la nature, qui sont les plus en avance, se demandent encore aujourd'hui si nos respirations répétées attisent ou contiennent nos feux naturels*[456]. Il juge peu probable que ces grands soufflets que sont les poumons doivent servir à éteindre une flamme. La respiration lui semble servir à alimenter la flamme vitale. L'air respiré est nécessaire à la fermentation et à la volatilisation de parties du sang qui vont former les esprits animaux. La volatilisation se fait par fermentation et par une sorte de combustion dans le cœur. Il a l'intuition, ou adopte l'idée de ses maîtres, que *c'est l'air qui consume les corps et les fait brûler, et non le feu qui semble n'être rien d'autre que la très grande agitation des plus infimes parties, pendant que l'air les disjoint et brise leur composition.* Il suppose que cette action se fait grâce à un des composants de l'air : *Que serait, dis-je, ce dissolvant dans l'air ? S'il est permis de conjecturer quelque chose dans une telle obscurité, c'est un certain esprit nitreux très volatil* [...][457] Il assure que l'expérience quotidienne établit largement que l'air est le producteur et l'aliment de la chaleur du cœur plutôt qu'un réfrigérant.

Il invoque alors les observations qu'il a effectuées dans les mines (à la demande de Boyle). Dans les mines où il fait plus froid qu'à l'extérieur les mineurs subissent de fréquentes syncopes apathiques, un affaiblissement et des défaillances. Si de l'air nouveau et frais ne leur est pas continuellement fourni par des tuyaux creusés dans les parois des puits *les mineurs profondément enfoncés sentent immédiatement le manque d'air, leur pouls change aussitôt, leurs membres chancellent, les forces s'amenuisent, leur cœur s'agite et enfin l'indolence et la mort surviennent* [...][458] Les flammes des lampes s'éteignent

---

[455] Pinet Patrice, *La fondation secrète de l'homéopathie. Réseaux francs-maçons et théories médicales de 1750 à 1810.* Jacques André, Lyon, 2016, p. 345-359. Dès ma thèse de médecine en 1985 j'ai réfuté, par le seul raisonnement, le système homéopathique d'Hahnemann, bien que je n'aie pas nié toute possibilité d'action physique du remède homéopathique.

[456] Crignon, *op. cit.* p. 375

[457] Ib., p. 377

[458] Ib., p. 378

de la même façon. Ceci arrive aussi *lorsque des hommes tiennent des réunions fermées dans certains édifices, où il n'est pas rare de voir ceux qui sont plus faibles, et de constitution plus fragile, s'évanouir.*[459] Il en rend responsable l'épuisement du ferment de l'air enfermé, à cause de l'avidité des poumons de toutes les personnes réunies. On comprend que, phtisique, il ait toujours recherché à vivre à la campagne et à éviter les séjours prolongés à Londres où la concentration humaine et la pollution y étaient fortes.

Il argue encore que les animaux meurent en un instant si l'on coupe les nerfs qui innervent leur diaphragme. La froideur de certains animaux ne les empêche pas de respirer sans cesse. Si la respiration augmente de manière concomitante à la chaleur interne qui accompagne l'exercice ou les fièvres ce n'est pas pour refroidir le cœur, mais, outre une raison mécanique, le fait que la circulation sanguine étant augmentée il est nécessaire qu'une plus grande quantité de ferment de l'air soit fournie au sang. Il termine alors son manuscrit par une digression sur la nature des fièvres qui s'inspire implicitement, selon Crignon, du traité des fièvres (1660) de Simon Pauli (1603-1680) dont il possédait une copie.

La respiration peut aussi augmenter dans les fièvres pour évacuer des résidus du sang mal éliminés par la sudation, ou pour que le sang ne surcharge pas le ventricule droit. La chaleur fébrile lui paraît provenir d'un mouvement contre-nature du cœur irrité, et l'accélération de la respiration ne sert pas alors à empêcher un incendie, mais provient de la nécessité d'accélérer le sang, ce à quoi contribuent toutes les parties pour conserver le tout. Dans les fièvres où la structure du sang est décomposée et déréglée la respiration doit être accélérée pour fournir le ferment de l'air qui garantisse au mieux la production des esprits. Il imagine aussi que la fièvre peut être un mouvement irrégulier des esprits qui agite le cœur et fait davantage vibrer le diaphragme et les poumons dont la respiration alors augmente.

Vers la même époque Locke rédigea un manuscrit qu'il intitula *Morbus*, très intéressant car il nous permet de connaître la conception qu'il avait alors des maladies.

B. Morbus (vers 1666)

Il s'agit d'un manuscrit en anglais, qui aurait été rédigé entre septembre 1666 et avril 1667, et qui clôt un des *Medical Commonplace Book* de Locke comprenant ses notes de lectures médicales entre 1659 et 1666. Ces notes concernent notamment l'ouvrage de Boyle sur la philosophie expérimentale et celui de Sydenham sur les fièvres publié en 1666. Locke y ébauche sa conception des maladies, à la fois distincte des galénistes et des paracelsiens, et qui semble proche de celles de Van Helmont, de Boyle et de Willis : *Je suppose*

[459] Ib., p. 379

qu'une autre théorie des maladies, plus rationnelle, pourrait être établie à partir d'autres principes que ceux des Galénistes ou des Paracelsiens [...][460]

Il conçoit la formation des maladies de deux manières. La première fait appel à des principes séminaux ou ferments par lesquels il entend *certaines parcelles de matière, petites et subtiles, capables de transformer des portions bien plus importantes de matière en leur attribuant une nature et des qualités nouvelles.*[461] Ces transformations dépendent uniquement de ces ferments et non de la matière réceptacle, selon un processus analogue aux semences qui, plantées dans la même terre, transforment son humidité en plantes très variées, dont les qualités distinctes paraissent difficilement provenir de la simple filtration de leur nourriture (l'eau et la terre) à travers leurs pores différents (de manière en quelque sorte mécanique). Une simple filtration ne pourrait non plus transformer les parties liquides d'un œuf en poulet constitué de parties dures. Des ferments séminaux sont de même nécessaires pour transformer, par greffe sur un même tronc, le jus du pommier sauvage en des fruits différents. Locke avoue alors son ignorance de la manière dont cette transformation, par cet *archeus* (concept forgé par Paracelse et Van Helmont), s'effectue : *Comment ces ferments, petits et imperceptibles, comment ce puissant* archeus *opèrent, j'avoue ne pas pouvoir le comprendre d'une manière satisfaisante, bien que leurs effets soient évidents.*[462]

De manière remarquable il suppose ensuite que certaines maladies, dont les maladies contagieuses, sont dues à de tels ferments : *Je crois pourtant qu'il serait bon de chercher quelles maladies proviennent de ces ferments, comme le font je crois les maladies contagieuses* [...][463]

On sait que Boyle relia l'explication des maladies, fébriles ou non, à une connaissance approfondie de la théorie des fermentations, dans un passage cité par Pasteur que lui avait communiqué Tyndall.[464] Locke donne l'exemple d'une maladie prurigineuse, ulcéreuse (qu'on ne reconnaît pas très bien) et qu'il croit plus due à de tels ferments qu'aux humeurs cholériques des galénistes. Il ajoute qu'une vertu séminale suffisamment forte s'établira sur n'importe quel tempérament, mais que certaines maladies séminales seront reçues différemment selon celui-ci, comme la peste, davantage par la disposition des humeurs à recevoir et à nourrir tel ou tel ferment que par la nature intrinsèque

---

460 Ib., p. 384

461 Id.

462 Ib., p. 385-386

463 Id.

464 *C'est ce que le célèbre professeur Tyndall, dans une de ses brillantes leçons de l'Institution royale de Londres, exprimait naguère, en citant ces profondes paroles du physicien Boyle : « Celui qui pourra sonder jusqu'au fond la nature des ferments et des fermentations sera sans doute beaucoup plus capable qu'un autre de donner une juste explication des divers phénomènes morbides (aussi bien des fièvres que des autres affections), phénomènes qui ne seront peut-être jamais bien compris sans une connaissance approfondie de la théorie des fermentations. »* (*Oeuvres de Pasteur*, réunies par Pasteur-Vallery-Radot, 7 tomes, Paris, Masson, 1922-1939, T. VI, p. 425)

de ces humeurs.[465] Dans un langage moderne on dirait que les ferments se multiplient en fonction de leur milieu de culture. Locke s'étonne que les ferments attaquent certaines parties et non d'autres, comme une jambe et non l'autre, ou des parties dures et non d'autres plus tendres, puisque la circulation du sang est censée être indifférente et fournir une masse sanguine identique partout. Il l'admet sans l'expliquer. Il termine par des vues judicieuses sur les moyens de guérir ces maladies séminales : *Je suppose par conséquent que la méthode de traitement de ces maladies consisterait à trouver des remèdes capables de détruire ces ferments particuliers tout en fortifiant les parties contre leur action.*[466]

La seconde manière par laquelle il imagine que des maladies se forment se distingue des maladies produites par un principe séminal parce que celui-ci change en sa nature propre les sujets sur lesquels il agit, de manière plus ou moins rapide mais uniforme : *le principe séminal augmente et se propage de lui-même. Il opère semblablement dans tous les corps ou n'opère pas du tout.*[467] Locke conçoit ce second processus morbide comme la production, par le mélange de deux ingrédients incompatibles, d'une troisième substance de nature, selon lui, entièrement différente des deux premiers.[468] Cette troisième substance aura donc des effets différents et nouveaux.

Ce manuscrit s'achève par deux exemples de fièvres similaires illustrant ces deux processus distincts et qui requièrent deux méthodes de traitement fort différentes : *Car on observe aisément la différence qui existe (concernant le mode de production) entre l'ébullition du sang causée par une absorption excessive de vin, et celle que produit la morsure de quelque bête venimeuse, là où – bien que la fièvre associée à la chaleur soit à peu près la même – le mode de production et la méthode de traitement diffèrent pourtant considérablement.*[469] On ne peut que constater ici la grande pertinence des réflexions de Locke.

---

[465] *Ainsi la plupart des semences pousseront dans presque n'importe quel sol, bien qu'elles prospèreront bien mieux dans certains et mourront de faim ou dépériront dans d'autres. On observe ainsi très aisément que les complexions sanguines sont bien plus sujettes à recevoir les principes séminaux de la peste que les tempéraments mélancoliques. Et dans toutes ces maladies séminales, la faute ne semble pas plus alors se trouver dans le sang et dans les humeurs que dans leur plus ou moins grande disposition à recevoir et à nourrir ce principe séminal. S'il ne s'était pas immiscé lui-même en eux et ne les avait pas corrompus à l'aide de ce ferment hétérogène et hostile, le corps serait demeuré dans son état ordinaire de santé.* (Crignon, *op. cit.* p. 386-387)

[466] Ib., p. 387

[467] Ib., p. 388

[468] *Ils les contraignent à suivre leur mouvement, et altèrent considérablement la nature des corps disposés à recevoir leur impression. Ou alors ils peinent à produire le moindre effet chez d'autres sujets mais ils reposent à l'état latent et imperceptible et opèrent en général de manière uniforme dans les différents corps, produisant à peu près la même chose et, progressant d'abord lentement et secrètement, ils gagnent en intensité et en force de manière continue.* (Ib., p. 388)

[469] Id.

C. Une tentative pour acquérir le titre de médecin

À Oxford, ne voulant pas perdre son temps à étudier la médecine traditionnelle, Locke décida de postuler pour le titre de docteur en médecine bien que n'ayant pas suivi tous les cours exigés pour être reçu licencié en médecine. Il fit intervenir Clarendon, le chancelier de l'Université, qui fit valoir en novembre 1666 qu'il était tout à fait qualifié pour le diplôme de docteur, ayant effectué tous les trimestres requis pour ce diplôme, bien que n'ayant pas pris celui de licencié en médecine. Clarendon réclama cette dispense, qu'il lui accordait pour sa part, auprès des autres membres décisionnels, Locke se déclarant prêt à passer les examens des deux grades supérieurs. Cette requête fut mal reçue par la faculté de médecine qui, jalouse de ses prérogatives, estima que le chancelier ne pouvait juger de la compétence de Locke et que les seuls examens supérieurs ne suffisaient pas à conférer l'aptitude à pratiquer la médecine. Par sa démarche Locke visait un poste laïque d'enseignant en médecine à *Christ Church* car il était déterminé à devenir médecin et à renoncer définitivement à la carrière ecclésiastique. Pour rester un laïc il sollicita le roi Charles II (1630-1685), qui lui accorda le privilège de conserver sa place de *Student* sans être obligé de rentrer dans les ordres comme la coutume du collège l'exigeait et qui en avertit le doyen le 14 novembre. Celui-ci lui proposa l'ordination à Dublin qu'il refusa, comme Boyle avant lui, tous deux trouvant leur vocation insuffisante.

Sa position était maintenant assurée dans son collège. Bien que ne pouvant y enseigner la médecine il bénéficiait des droits et des émoluments sans même devoir demeurer à Oxford. L'hiver suivant il abandonna son tutorat et son enseignement du grec, de la rhétorique et de la philosophie.

Il lut encore Descartes[470] qui lui donna le goût de la philosophie, et aussi son contradicteur Gassendi. Il adhéra à l'empirisme de celui-ci, comme Boyle, qui préférait le prévôt comme philosophe. Il est vrai que la philosophie corpusculaire de Boyle concordait mieux avec celle atomiste de Gassendi, parce qu'elle se démarquait davantage de la théologie.

[470] Cranston situe cette lecture vers 1666. Duchesneau (p. X) montre que ce fut dès 1660 qu'il lut les oeuvres de physique de Descartes, d'après les définitions de termes cartésiens qu'il releva dans son *Medical Common-Place Book.*

3. Locke à Londres, médecin praticien et suspect de phtisie (1667 - 1675)

A. Locke médecin particulier, sans diplôme doctoral, de Lord Ashley (1621-1683)

a/ La rencontre de Lord Ashley

Durant l'été 1666, Locke fit la connaissance à Oxford de Lord Ashley, futur chancelier de l'échiquier (l'équivalent d'un premier ministre) et comte de Shaftesbury. Celui-ci voulait profiter de sa venue à Oxford pour faire une cure de boisson d'eau d'Astrop. Lower avait découvert les propriétés médicinales de ces eaux qu'on faisait venir à Oxford, et Lord Ashley avait demandé à D. Thomas de lui en fournir. Celui-ci sollicita Locke de le remplacer pour procurer au lord douze bouteilles de cette eau. Locke fit connaissance et prit les eaux avec le lord, qui l'emmena ensuite quelques jours dans la station thermale de Sunninghill, près de Windsor, puis l'invita à venir à Londres pour exercer ses compétences de médecin contre la peste qui y sévissait.

Au printemps 1667 Lord Ashley proposa à Locke de devenir le médecin de sa famille et son conseiller intime. En novembre il le fit entrer dans sa maison de Londres *Exeter House* sur le *Strand* où Locke résida dès lors avec lui, quand il ne l'accompagnait pas dans ses terres.

Après la peste survenue en 1665 et l'incendie de 1666 Londres concentra beaucoup d'activités scientifiques, notamment au *Gresham's college* et à la *Royal Society*. Celle-ci avait été créée officiellement quatre ans auparavant, en 1662. Boyle en était un des membres fondateurs et Lord Ashley membre du conseil. Willis et Lower, comme Boyle, rejoignirent la capitale. Willis, médecin praticien à Oxford depuis 1650, s'installa à Londres en 1667 où il fit ses recherches et pratiqua la médecine. Il soigna notamment la reine d'Angleterre.

b/ La maladie de Lord Ashley (1667) ; le récit de Locke

Lord Ashley souffrait depuis douze ans d'une maladie hépatique avec jaunisse récurrente. W. Osler (1849-1919), célèbre clinicien anglo-canadien[471], a rapporté dans un article du *Lancet* d'octobre 1900, le récit détaillé de cette maladie. Il en a signalé quatre transcriptions écrites par Locke. Il donne la plus complète, traduite du latin en anglais, qui comprend l'historique de la maladie de Lord Ashley jusqu'à son opération chirurgicale puis un journal clinique

[471] En 1892 il publia à New-York *The principles and practice of medicine* et, en 1908, il individualisa l'endocardite bactérienne lente, qui porte aujourd'hui son nom.

tenu après celle-ci, du 12 juin au 25 juillet 1668, rédigé en anglais.[472] Osler attribue ce récit complet à Locke, mais le journal après l'intervention serait dû à George Ent (1604-1689).[473] Aussi, Crignon n'a donné que la traduction en français, par Joly, du rapport en latin de Locke, sans le journal en anglais transcrit par Osler, mais a ajouté la suite en latin par Locke de l'histoire de la maladie après l'intervention. Locke joignit ce récit à une lettre qu'il adressa à la fin de l'année 1668, ou au début de l'année 1669, à l'abbé de Briolay de Beaupréau d'Angers (1629-1671), médecin ou chirurgien auquel il demandait un avis sur la conduite à tenir après l'opération de Lord Ashley, probablement à la demande de celui-ci. Locke rapporte les faits en tant, dit-il, que témoin oculaire. Il a dû participer aux soins et peut-être suggéré des remèdes, mais probablement sans décider ni effectuer lui-même des mesures thérapeutiques et des actes chirurgicaux.

Dès son jeune âge Lord Ashley avait souffert de douleurs du côté gauche et de symptômes spléniques. En 1656, suite à un effort violent et prolongé pendant une canicule, son état se modifia complètement avec disparition des symptômes précédents que d'autres remplacèrent, surtout une jaunisse récurrente. Cette année-là serait apparue, selon Lord Ashley, une masse palpable dans l'hypocondre droit que les médecins prirent pour une malformation congénitale inhabituelle, non pathologique du fait de sa stabilité pendant douze ans.

Durant l'été 1667 un abcès se forma et s'évacua ce qui soulagea Lord Ashley de beaucoup de ses maux précédents. À la fin du mois de mai 1668 la maladie s'aggrava sérieusement. Il vomit beaucoup. Il fut purgé le lendemain par Glisson[474], son médecin ordinaire, choisi peut-être parce qu'anatomiste du foie. Le lendemain de sa purge le malade devint jaune.

La maladie s'aggrava au début de juin et il apparut soudainement sortant de l'hypocondre droit une tumeur molle de la grosseur d'un œuf de pintade[475]. Après plusieurs consultations de médecins et de chirurgiens, la tumeur fut ouverte le 12 juin par l'application d'un cautère. Une grande quantité de

---

472 Voir Osler William, « John Locke as a physician », reproduit dans *A Locke miscellany : Locke Biography and Criticism for all*, sous la direction de J.S. Yolton, Thoemmes, Bristol, 1990, p. 100-104

473 Ent fut reçu docteur à Padoue où il rencontra Harvey. En 1641, il publia un ouvrage en faveur de la circulation du sang d'Harvey, contre Parisano qui attaquait celle-ci. On y trouve des remarques sur la respiration dont l'hypothèse de l'existence d'un nitre dans l'air. Il fit partie des expérimentateurs d'Oxford et fut un des membres précurseurs de la *Royal Society* dont il organisa les premières séances de dissection avec Hooke. Il devint membre du Collège des médecins en 1657, et son président de 1670 à 1675 ainsi qu'en 1682 et 1684. Charles II le fit chevalier.

474 Francis Glisson (1697-1777) avait fait ses études à Cambridge où il fut reçu docteur. En 1635, le *College of physicians* de Londres l'admit en son sein et lui confia la chaire d'anatomie quatre ans plus tard. Il revint à Londres après la guerre civile et fit partie, comme Ent, du noyau initiateur de la *Royal Society*.

475 Osler traduit par un œuf d'autruche (*an ostrich egg*).

matière purulente fétide s'en échappa mêlée de sacs et de nombreuses petites peaux issues de petites vésicules éclatées, puis un gros volume de bile jaillit. Le surlendemain, pas moins de quatre-vingts sacs sortirent, et beaucoup d'autres les jours suivants, plus de quatre cents jusqu'au 5 août. Ils étaient ronds, de la grosseur d'un petit grain de raisin à une noix, dont beaucoup déchirés. Une canule argentée de deux pouces et demi fut par la suite[476] introduite pour faciliter l'écoulement, et on draina pendant plusieurs semaines toutes les matières à l'aide de bougies, de mèches, d'injections et de siphons. Le 11 août on estima la plaie consolidée et on raccourcit le tube progressivement pour que la chair se reforme jusqu'à l'orifice.

Mais le 12 septembre une rechute se produisit avec une petite douleur du côté droit, une perte d'appétit du patient et un écoulement plus important de pus. Le chirurgien explora alors le passage étroit et fermé avec une sonde et une bougie, et évacua encore une once de pus épais. Un nouveau tube d'argent long d'un pouce et demi fut inséré. Ceci suscita de nouvelles délibérations des médecins qui se demandèrent s'il fallait laisser le tube en place ou tenter de l'enlever définitivement. À l'époque de la lettre de Locke, soit vers la fin de l'année, Lord Ashley portait encore le tube.

En 1900, Osler affirma, le premier, le diagnostic de kystes hydatiques du foie qui, quiescents depuis 1656, avaient suppuré et formé un abcès. Il relève qu'on eut recours du dixième au douzième jour de juin 1668 à la poudre de sympathie, remède magique s'il en est, et que son usage montrait la force avec laquelle le sentiment populaire avait touché la profession médicale.[477] La pathologie peu ordinaire de Lord Ashley suscita beaucoup d'intérêt.

Le malade, pour avoir l'opinion des médecins, jugés les plus compétents pour son cas, sur l'évolution de la plaie et sur les activités qu'il pourrait pratiquer, adressa, avec l'aide de Locke, une lettre circulaire qui posait douze questions, dont la principale était si l'on devait laisser se refermer la plaie ou laisser le tube en argent comme drain permanent. Elles furent transcrites par Osler et traduites par Crignon. Parmi les réponses, toutes en anglais, on trouve outre celles de Locke et de Sydenham, seules transcrites par Osler, celles de Glisson, d'Ent, de Micklethwaite[478] et de T. Clarke[479]. Clarke seul conseilla d'ôter le tube rapidement. La décision fut prise de le laisser en place et Lord Ashley le porta finalement toute sa vie.

---

[476] Le 7 juillet d'après le journal.

[477] D'après Crignon, ce serait le médecin George Talbot (1606-1695) qui l'aurait préconisé. (*op. cit.*, p. 318)

[478] John Micklethwaite (1612-1682) fit ses études de médecine à Leyde en 1637 puis à Padoue à partir de 1638 et à Oxford en 1648. Il présida le Collège des médecins entre 1676 et 1681. Il participa au traitement de Charles II cette année-ci quand celui-ci tomba gravement malade.

[479] Timothy Clarke (?-1672) était anatomiste. Il fut membre fondateur de la *Royal society* en 1662, admis comme membre du Collège des médecins en 1664 et médecin ordinaire du roi Charles II.

Nous avons vu que l'avis du français de Briolay de Beaupréau fut aussi sollicité plus tardivement. Il ne répondit pas à Locke directement, mais par l'intermédiaire d'un autre médecin anglais Richard Browne (vers 1647-vers 1693) auquel il adressa une lettre en avril 1669, se montrant confus de sa carence d'écriture du latin depuis la fin de ses études de théologie. Locke lui écrivit de nouveau en janvier 1671 pour l'informer que rien n'avait été changé depuis deux ans, et qu'on avait jugé plus prudent de laisser le tube d'argent pour maintenir un passage constant aux saletés qui affluaient ou se formaient à cet endroit. On le retirait simplement un jour sur deux pour le nettoyer et le laver dans du vin chaud. Il n'y avait aucun inconvénient ni difficulté à le laisser en place. Une seule fois en deux ans le tube se déplaça fortement lors d'une partie de jeu de paume, mais le patient pouvait pratiquer ce jeu de même que l'équitation et était en bien meilleure santé qu'avant son opération.

Osler a trouvé que le lord fut opéré à nouveau en 1672 par le chirurgien Knolls, sous la direction de Willis, à cause, suppose-t-il, d'une obstruction du tube. Un nouvel abcès fut évacué.

En 1668, Locke fut admis à la *Royal Society*, l'académie nationale des sciences. Il eut donc l'occasion d'y rencontrer beaucoup de savants. Il commença à réunir dans son appartement d'*Exeter House* cinq ou six amis parmi ses relations, dont Mapletoft, Sydenham et Lord Ashley, et organisa des entretiens.[480] C'est ainsi que germa dans les premiers mois de l'an 1671 la question fondamentale des sources et des limites de la connaissance et qu'il conçut alors deux esquisses de son *Essai philosophique concernant l'entendement humain*, lequel ne paraîtra que vingt ans plus tard.

B. Locke et Sydenham, une relation de quinze ans (1668-1683)

Selon Duchesneau, Locke aurait connu Sydenham par l'intermédiaire du docteur Mapletoft, sans doute peu après son installation à Londres en novembre 1667. Il devint l'ami intime de Sydenham, de huit ans son aîné, qui l'associa à ses recherches et à ses visites de patients. Il rendit compte à Boyle de la pratique médicale de Sydenham. Celui-ci en fait état dans une lettre à Boyle d'avril 1668 car Locke, dit-il, l'a accompagné dans les visites qu'il a faites à un très grand nombre de malades, notamment à ceux atteints par la variole.[481] Locke l'aida dans ses observations et put juger ses écrits. Il aurait écrit la dédicace à Lord Ashley d'un traité sur la variole que voulait publier Sydenham pour défendre sa méthode de traitement contre cette maladie, opposée à celle en usage. Elle consistait en une cure rafraîchissante, inspirée

---

[480] Parmi ceux-ci figurait le médecin Nathaniel Hodges, fils d'un prédicateur puritain. Il fut reçu docteur à Oxford. Il se dévoua lors de la peste de 1665 à Londres qu'il ne quitta pas à la différence de la plupart de ses confrères. Il écrivit un ouvrage sur cette maladie, paru en 1672. Il en fait une bonne description et y situe la cause dans l'air. Sa thérapeutique associait sudorifiques et stimulants. Il mourut en 1684, en prison, où ses créanciers le firent jeter.

[481] Duchesneau, *op. cit.* p. 6

de Rhazes (850-932), contraire à la cure échauffante courante. Locke a contribué à la préface de ce traité qui ne vit jamais le jour. Il rédigea aussi un grand poème inséré après l'introduction de la seconde édition du traité sur les fièvres de Sydenham parue en 1668. Son amitié avec lui dura quinze ans, jusqu'en 1683, date de son émigration en Hollande, Sydenham mourant l'année de son retour en Angleterre.

a/ Sydenham (1624-1689) médecin praticien

Sydenham reçut son *Bachelor of medicine* en 1648 grâce à une faveur que lui fit le comte de Pembroke, pour le remercier de son engagement dans l'armée parlementaire. Il se maria en 1655 et devint médecin praticien dans Westminster. Cranston nous dit que bien qu'il connût Boyle et les *virtuosi* d'Oxford il ne fit pas partie de ce groupe car son but était différent, comme nous le verrons. D'après lui, le *College of physicians*, conservateur, ne l'accepta jamais comme membre et il eut du mal à obtenir sa licence pour exercer.

D'autres raisons ont sans doute contribué à marginaliser Sydenham des médecins du *College of physicians*. Avant la République de Cromwell il avait combattu dans son armée, son frère y étant colonel. Ce n'était pas un lettré. Il ne connaissait pas très bien le latin et il rédigea ses manuscrits en anglais. Ce sont Mapletoft et Havers qui en firent les traductions en latin. Sydenham n'obtint pas son diplôme de docteur en médecine à Oxford mais à Cambridge, seulement *honoris causa* et à cinquante-deux ans. Beaucoup de médecins critiquèrent sa méthode de traiter la variole. Dans les années 1665 et 1666 il quitta Londres avec sa famille pour fuir la peste qui y sévit.

b/ Le jugement de Bordeu (1722-1776)

Dans son article et opuscule *Recherches sur les crises* (1753) Bordeu est assez critique sur la pratique de Sydenham, qu'il juge ici peu hippocratique, du moins dans la pleurésie et la petite vérole. Il estime d'abord que les médecins modernes de l'école de Montpellier, ceux de l'époque de Barbeyrac et de ses confrères, ont pratiqué et enseigné la médecine avec beaucoup plus de netteté, de simplicité et de précision que les chimistes et les galénistes, et constate qu'ils ont presque entièrement ignoré la théorie des crises. Il classe Sydenham dans ce groupe, mais il remarque que sa pratique ne correspond pas toujours à la doctrine hippocratique :

Tout le monde connoît la retenue et la modération de Sydenham aussi-bien que le penchant qu'il avoit pour l'expectation, surtout dans le commencement des épidémies. Je ne parlerai ici que d'une de ses prétentions, que je trouve dans son traitement de la pleurésie : cette prétention mérite quelque considération ; elle est conçue en ces termes[482] *: « je peux à mon gré tirer par*

---

482 Bordeu traduit ici la phrase du latin.

la saignée toute la matière morbifique qui auroit dû être emportée par les crachats. » Ce n'est point ici le lieu d'examiner si cette proposition est bien ou mal fondée ; il suffit de remarquer qu'elle paroît directement opposée à la méthode des anciens, ou à leur attention à ne pas troubler la nature. C'est une assertion hardie, qui appuie singulièrement la vivacité et l'activité des chimistes, et de tous les ennemis des crises et des jours critiques : car enfin quelqu'un qui se flatte de maîtriser la nature comme Sydenham, et de lui dérober la matière des excrétions, peut-il être regardé comme son ministre, dans le sens que les anciens donnoient à cette dénomination ?

Joignez à cette réflexion les louanges que Harris donne à Sydenham pour avoir osé purger dans tous les temps de la fièvre, sans compter la manière dont celui-ci s'efforçoit de diminuer la force de la fièvre par l'usage des rafraîchissans dans la petite vérole, et vous serez obligé de convenir que la pratique de Sydenham pourroit bien n'avoir pas été conforme au ton de douceur qu'il avoit su prendre, ni à la définition qu'il donnoit lui-même de la maladie, qu'il regardoit comme un effort utile et nécessaire de la nature.[483]

Il en déduit que la pratique réelle des médecins n'est pas toujours conforme à ce qu'ils prétendent faire : *C'est où j'en voulois venir, et je conclus de là qu'il ne faut pas toujours juger de la pratique journalière d'un médecin par ce qu'il se vante lui-même de faire : tel qu'il se donne pour un athlète prêt à combattre de front une maladie, est souvent très timide dans le traitement : d'autre côté, il en est qui vantent leur prudence, leur attention à ne pas déranger la nature, et qui sont souvent ses ennemis les plus décidés. Serait-ce que dans la médecine comme ailleurs, les hommes ont de la peine à se guider par leurs propres principes ? J'insisterois moins sur cette matière, si je n'avois connu des médecins qui se trompent, pour ainsi dire, eux-mêmes et qui pourroient induire à erreur les gens qui voudroient les croire sur ce qu'ils disent sur leurs méthodes. C'est en les voyant agir vis-à-vis des malades, qu'on apprend à les bien connoître : c'est alors que le masque tombe.*[484]

Dans ses *Recherches sur l'histoire de la médecine* (1764), qu'il fait servir à la défense de l'inoculation contre la variole, Bordeu nous donne à nouveau son avis, assez pertinent, sur Sydenham, et sur la distinction entre le médecin praticien et le savant ou l'inventeur : *je ne parle ici que de cette tolérance* [pour l'inoculation] *pour laquelle je désire et j'espère la protection des praticiens qui n'ont d'autre passion ni d'autre étude que celle d'être utiles chacun à leurs amis, à leurs compatriotes et à tous les hommes.*

C'est de ce désir dominant que dépend, à mon avis, le zèle des praticiens dans l'exercice de leur profession. […] *Heureux les états, heureuses les villes qui comptent parmi leurs concitoyens des médecins de cette espèce ! J'en fais une classe à part à la tête desquels je placerois, parmi les modernes, Barbeirac, médecin de Montpellier ; et Sydenham, médecin anglois.*

---

[483] Bordeu Théophile, *Œuvres complètes*, Paris, 2 vol., 1818, T. I, p. 223
[484] Ib., T. I, p. 223-224

Ces deux honnêtes et sages praticiens vivoient en même temps et dans le dernier siècle ; on a dit qu'ils se ressembloient par leurs physionomies autant que par leurs mœurs douces, honnêtes, simples, et pleines de candeur : ils étoient l'un et l'autre gentilshommes, et avoient apporté dans l'exercice de leur profession, qu'ils faisoient par goût et non par nécessité, la noblesse de leur extraction.

Ils surent l'un et l'autre réduire la médecine à sa plus grande simplicité, et en saisir, pour ainsi dire, le plus pur esprit au milieu des querelles et des factions excitées par l'ardeur des chimistes et les curieuses recherches des théoriciens. Ils aperçurent le vide de toutes les discussions scholastiques. Ils ne furent point professeurs, par conséquent ils furent plus à l'abri du ton qu'on prend dans les écoles.

On ne peut sans doute les mettre au rang des génies supérieurs et distingués qui ont fait fleurir la médecine ; mais ils occupent le premier rang parmi les médecins du second ordre, qui est assurément le plus utile. Ils n'étoient pas savans, au contraire ; mais ils étoient sages ; ce qui vaut beaucoup mieux pour l'exercice journalier de l'art.

Leur esprit semble avoir été formé d'une étincelle de celui d'Hippocrate, avec quelque mélange de celui d'Asclépiade, un peu de ressemblance avec celui de Van Helmont, non sans quelque légère teinture de la physique des modernes. Leur doctrine fut un composé de toutes les sectes dont les couleurs trop fortes étoient adoucies par le mélange.[485]

Il raconte que Boerhaave (1668-1738) ôtait toujours son chapeau en parlant de Sydenham. Il juge que de grands hommes de Paris ou de Montpellier furent plus savants, plus érudits et plus lettrés, que Barbeyrac et Sydenham, mais que l'heureux génie de ceux-ci les conduisit mieux au but (la thérapeutique et la guérison des malades) que ceux-là. Il se félicite que beaucoup de ses contemporains se modèlent sur eux, c'est-à-dire sur la médecine praticienne, fondée sur l'observation des maladies et des malades, et sur les essais des remèdes, indépendamment des spéculations. Cependant, il voit bien que la revendication de cet empirisme peut tomber dans l'excès.[486]

---

[485] Ib., T. II, p. 622-623 ; Boisseau cite aussi ce jugement de Bordeu dans la *Biographie médicale* éditée par Panckoucke (article « Sydenham », T. 7, 1825)

[486] *Il me semble même qu'il y en a qui donnent un peu dans l'excès. On vous dit que Sydenham et Barbeirac n'étoient pas savans, non plus que le bon-homme Solano ; qu'ils manquoient de ce brillant qui caractérise tant de célèbres médecins ; on conclut de là qu'il faut bien se garder de trop étudier et de trop savoir. Eh bien ! soit : étudions peu, ne sachons pas grand'chose ; mais est-ce là la voie de devenir bon médecin ? Si cela est, brûlons nos livres, détruisons nos facultés, retournons à l'empirisme de nos pères. On aura beau me contrarier la-dessus, je le dirai comme je le pense, je crois entrevoir que les praticiens ont la plupart un penchant plus ou moins décidé pour l'empirisme. Cette secte absorbera toutes les autres ; mais il faut espérer que la nature produira de temps en temps un génie, un réformateur, un Hippocrate, un Asclépiade, un Vanhelmont, un Stahl, un Fernel, un Chirac ; les écoliers de ces hommes rares perpétueront la race des Sydenham et des Barbeirac.* (Ib., T. II, p. 624)

c/ L'analyse de Grmek sur les relations entre Sydenham et Barbeyrac (1990)

Grmek cite quelques fragments des jugements de Bordeu sur les deux médecins. Il a tenté de percer l'énigme autour de la gloire de Barbeyrac, que Locke côtoya à Montpellier lors de son voyage en France. Il constate que Barbeyrac a été fort célèbre aux XVIIe et XVIIIe siècles, mais qu'il a été quasiment oublié par la suite. Il a recherché ses écrits pour cerner sa doctrine et sa thérapeutique, mais n'en a trouvé presque aucun d'authentique. Des ouvrages ont été publiés sous son nom par simple esprit commercial. Grmek a publié en 1985 une de ses consultations, le cas d'une dame qu'on peut facilement reconnaître phtisique. Il juge qu'ici sa thérapeutique, à base de lavements, de saignées abondantes et de potions traditionnelles, n'était pas différente de la médecine moquée par Molière, et que *les idées de Barbeyrac sur la pathogénie de la phtisie correspondent plus à la doctrine chimiatrique qu'à l'humorisme hippocratique*[487].

Pourtant, il cite un de ses biographes, A.-L.-J. Bayle, connu comme aliéniste à Charenton, qui écrivit en 1840 que la pratique de Barbeyrac *était fort simple et fort aisée ; il l'avait débarrassée de quantité de remèdes inutiles qui ne servaient qu'à fatiguer ceux à qui on les ordonnait. Il n'en employait qu'un petit nombre des choisis et des plus efficaces ; mais c'était à propos, que jamais médecin n'a eu des succès plus heureux et plus surprenants.*[488]

Grmek a essayé de déterminer plus précisément sa doctrine générale. Selon lui, Barbeyrac a concilié l'iatromécanisme et l'iatrochimie de son temps tout en les combinant avec la pathologie ancienne. Dans ses conceptions il serait resté fidèle en partie au galénisme, mais aurait trouvé une inspiration décisive dans l'atomisme épicurien de Gassendi. Grmek regrette qu'il n'ait laissé aucun écrit permettant d'apprécier sa réelle valeur. Pour évaluer son hippocratisme il a analysé ses rapports avec Sydenham et recherché lequel figurait le maître ou le disciple de l'autre. Il conclut que les études les plus récentes ne décèlent aucun contact entre eux et que Sydenham ne s'est pas rendu à Montpellier. Il s'agirait d'une convergence fortuite de leurs idées hippocratiques et de leur enseignement pratique, sans influence de l'un sur l'autre par des écrits personnels.

C. Deux manuscrits de médecine pratique (1668-1669)

Locke, confronté maintenant à la pratique médicale qu'il avait dans l'entourage de Lord Ashley et du comte de Northumberland, et l'observant aux côtés de Sydenham, acquit sans doute une autre vision de la médecine, la médecine praticienne, assez différente de la recherche fondamentale. Il se

---

[487] Grmek, *La première révolution biologique*, Paris, Payot, 1990, p. 295
[488] Ib., p. 296

défendra alors des théories médicales, plus ou moins abstraites et hypothétiques, comme de nouveaux manuscrits nous le font voir.

Duchesneau a distingué deux textes de Locke importants sur le plan de l'épistémologie médicale : *Anatomia* de 1668 et *De Arte medica* de 1669.

a/ Anatomia (décembre 1668)

Seule la première phrase de ce manuscrit est de Sydenham. Elle indique son but qui est de montrer les limites de l'anatomie pour l'art médical. Locke s'applique à le démontrer. Il admet que l'anatomie est utile lors des opérations chirurgicales, telle une trépanation. Elle peut aider à l'application locale des remèdes. Elle peut servir à l'observation ou au pronostic des maladies, mais ceci ne relève pas de l'art de guérir, laisse-t-il supposer. Il insiste sur le fait que l'anatomie ne permet pas d'établir une méthode de traitement. Elle ne procure qu'une connaissance superficielle de l'être humain. Elle ne détermine pas comment une partie accomplit sa fonction, quelles sont la nature et les propriétés des corpuscules élémentaires dont les corps sont constitués, Locke présupposant la nature corpusculaire et mécanique du monde, qui prédomine à l'époque, par exemple chez Descartes ou Boyle. Les mécanismes corpusculaires sont imperceptibles. La dissection ou l'observation microscopique ne voient que la surface des choses sans pouvoir saisir le processus causal qui détermine les manifestations phénoménales, en l'occurrence les symptômes des maladies : [...] *la cause de la maladie est certainement quelque chose de plus subtil et de plus fin, que ce que nos sens peuvent connaître. Ce sont les esprits invisibles et imperceptibles qui gouvernent, préservent et introduisent le désordre dans l'économie du corps.*[489]

L'anatomie a la prétention d'enseigner l'usage des parties, mais le fait, selon Locke, d'une manière très imparfaite et grossière. Il donne d'abord l'exemple de la rate dont les usages qu'on lui a assignés sont des conjectures incertaines et inutiles, ce que montre son ablation qui altère peu les animaux et n'empêche pas qu'ils survivent très longtemps. Il prend ensuite les exemples du foie, des reins et des testicules, dont on sait que ces organes séparent le fiel, l'urine et la semence, mais dont on ignore, pas moins que la rate, comment ils effectuent leur tâche. Il poursuit cette critique en reprenant le thème de l'usage des poumons, dont les hypothèses diverses n'amènent que des querelles sans fin qui ne servent en rien au traitement des maladies qui les touchent. Ici, il pense peut-être à sa propre maladie pulmonaire.[490]

---

489 Crignon, *op. cit.* p. 237. Duchesneau cite déjà ce texte (*op. cit.* p. 73). Nous préférons donner la traduction de Crignon qui nous paraît plus fiable et qui a l'avantage de fournir les textes originaux anglais. Par exemple, elle traduit *spirits* par « esprits » alors que Duchesneau traduit ce mot par « parties ».

490 *Considérons les poumons, organe qui nous est si constamment nécessaire que nous ne pouvons pas vivre une minute sans son exercice. Comme nous ne percevons aucune séparation*

Outre que l'observation anatomique, qui prolonge l'observation naturelle, ne nous fait découvrir que les parties sensibles du corps, elle les montre sous un aspect fragmentaire et figé. Autrement dit, elle ignore l'aspect dynamique et holistique du corps vivant. Duchesneau repère que pour Locke et Sydenham le niveau de l'observation des phénomènes morbides est plus utile pour soigner que celui, semblant plus profond, de l'observation anatomique ou microscopique, idée qui les éloigne de leurs contemporains.[491] Une autre difficulté provient de ce que beaucoup de ces observations sont des perceptions sensibles du corps à l'état normal et non dans un état pathologique. Il méconnaît par là la grande portée qu'aura l'anatomie pathologique. Selon Duchesneau, il croit, déjà, que la connaissance ne peut être prolongée au-delà de la perception des manifestations phénoménales. Cependant, il conçoit que l'étude de l'enchaînement des phénomènes permet des prévisions rationnelles sur leur apparition future et le pouvoir de le modifier. Ainsi, la collation des symptômes morbides permet d'établir une corrélation régulière entre eux et les causes concomitantes qui les déterminent, même sans pouvoir connaître leurs causes fondamentales et les mécanismes de leur action durant la santé ou pendant les maladies. Dans celles-ci notre connaissance est bornée à l'analyse des symptômes, mais ils sont des signes de l'activité réelle de la nature.

Ceci dévoile en fait les deux buts distincts que peuvent avoir le médecin d'une part, et l'anatomiste ou le microscopiste d'autre part. Le médecin a pour but premier de soigner et de guérir des individus vivants, au plus vite et du mieux qu'il peut. Le but de l'anatomiste et du microscopiste est de dévoiler la structure du corps vivant, ses éléments, ses organes, etc. Mais, dit Locke, *si par conséquent l'anatomie ne nous montre ni les causes ni les remèdes de la plupart des maladies, je pense qu'elle ne peut être d'aucune aide pour chasser*

---

d'aucune sorte dans ce viscère, nous sommes toujours parfaitement démunis quant à son usage (sans parler du fait que si l'anatomie nous avait enseigné son usage, cela ne nous serait pas d'un grand service pour la guérison des maladies qui l'affectent). Que la respiration serve à refroidir le sang, à épancher ses vapeurs, à lui ajouter un ferment ou à pétrir et mélanger ses particules les plus infimes, ou à quoi que ce soit d'autre, est objet de dispute parmi les savants dont les controverses à ce sujet sont susceptibles de faire surgir bien plus de doutes que d'élucider clairement la question. Et tout ce que l'anatomie a fait, dans ce cas comme dans d'autres, a été d'offrir de nouvelles conjectures et matière nouvelle à des disputes sans fin. (Ib., p. 397-398)

491 *l'observation sensible à l'échelle normale est suffisante pour constituer un savoir des maladies, quant à leurs caractéristiques propres, et que ce savoir phénoménal est aussi complet et objectif que celui que formerait l'ensemble des données sensibles fournies par l'observation anatomique et microscopique, la différence d'échelle de l'observation n'impliquant pas que nous nous situions en fait à un plan de connaissance plus adéquat. C'est précisément sur ce point, que Locke et Sydenham semblent en opposition avec la plupart de leurs contemporains, lesquels concevaient qu'une analyse, capable de diviser de plus en plus l'objet à étudier, est de plus en plus adéquate à la réalité véritable de cet objet, et, de ce fait, privilégiaient les recherches microscopiques.* (Duchesneau, *op. cit.* p. 75)

les souffrances et les maladies propres à l'espèce humaine.[492] Le médecin doit être pragmatique et évidente son utilité, en procurant une guérison immédiate ou rapide à un individu concret. L'anatomiste ou le microscopiste peuvent observer pour le plaisir simple de rechercher, d'observer, de révéler des choses nouvelles et les beautés de la nature. Ils n'ont souvent aucune utilité immédiate pour l'art médical.

Cependant, cette recherche sans bénéfice thérapeutique immédiat a eu une grande utilité pour l'avenir de la médecine. Par exemple, les recherches de Hooke (1635-1703), de Leeuwenhoek (1632-1723) et de Pasteur (1822-1895), bien que non médecins, ont été très fécondes pour la médecine par l'observation microscopique des cellules par Hooke, des globules rouges et des microorganismes par Leeuwenhoek, et par les expériences microbiennes de Pasteur.

De même, Lower, condisciple scolaire de Locke à Westminster, et élève comme lui de Willis, fut un grand anatomiste, en même temps qu'un pathologiste et un médecin éminent, le plus réputé de Londres, davantage que Sydenham. Son *Tractatus de corde item de motu et colore sanguinis* (Traité du cœur, du mouvement et de la couleur du sang et du cours du chyle) de 1669 est le premier ouvrage moderne de cardiologie. Il comprit l'hématose, c'est-à-dire le changement de coloration du sang par l'absorption d'une partie de l'air (des particules de l'air qu'il nomme « esprit nitro-aérien ») lors de la respiration, mettant en évidence le rôle des poumons. Il démontra que le cœur était contrôlé par des nerfs. En pathologie, il a décrit et distingué les insuffisances cardiaques gauche et droite, les péricardites constrictives, maladies qui peuvent provoquer des troubles respiratoires. Il a compris aussi que toute obstruction des conduits bronchiques ou une compression externe des poumons pouvaient retentir sur le sang et le cœur. Adoptant pleinement le mécanisme et la physiologie de la circulation du sang d'Harvey il a donné des explications justes des œdèmes des membres, des thromboses et des syncopes. Il a justifié valablement l'effet parfois bénéfique des saignées ou des lavements pour activer et fluidifier la circulation ou pour soulager la suffocation. Sans les diurétiques et les antihypertenseurs d'aujourd'hui la saignée trouverait encore son indication dans les œdèmes pulmonaires aigus ou l'hypertension artérielle.[493]

Sydenham et Locke ont donc tort de voir une opposition entre les deux approches, anatomique et thérapeutique. Il faut plutôt y voir une complémentarité. Beaucoup de médecins de leur époque étaient aussi anatomistes. Simplement, pour Sydenham et Locke, la description des maladies et leur traitement primaient parce qu'ils étaient avant tout médecins praticiens et visaient d'abord la guérison, le plus utile pour les malades.

---

[492] Crignon, *op. cit.* p. 394 ; cité et traduit aussi par Duchesneau, *op. cit.* p. 82

[493] Pour un résumé de l'œuvre de Lower on peut consulter l'*Histoire illustrée de la cardiologie* de P. Gorny, Éd. Dacosta, Paris, 1985, p. 191-193 et p. 213-220

Pour une analyse plus complète et plus fine on peut se reporter au chapitre « Sens et portée de la critique de l'anatomie, *Anatomia*, 1668 » de l'ouvrage de Crignon, et aux notes de sa traduction donnée en annexe.

b/ De Arte Medica (1669)

Duchesneau a analysé ce manuscrit anglais, publié d'abord par Fox-Bourne dans sa biographie de Locke (1876). Crignon l'a traduit à partir de la transcription d'Anstey.

Locke insiste d'abord sur l'objectif médical qui est de prolonger la vie, de la libérer des infirmités et des souffrances. Le but de l'art médical est d'amener à la certitude rationnelle les règles et les méthodes de traitement afin de l'élever à la perfection et de rendre l'utilisation des remèdes efficace. Pour cela on doit partir de la pratique médicale et des multiples observations particulières. Son ambition est donc très forte puisqu'il ne s'agit pas moins que de fonder une médecine scientifique, une science certaine. Il veut attirer pour cela l'attention des savants de la faculté de médecine, et encourager leurs efforts mutuels utiles à la recherche d'une pratique certaine et bien ordonnée qui pourrait déjouer l'opprobre médical dont les médecins font l'objet par l'inefficacité de leurs médicaments et de leurs méthodes. Le progrès considérable effectué dans certains domaines de la médecine ces dernières années lui fait croire à la possibilité de nouvelles grandes avancées, mais par une voie que la plupart des savants ne suivent pas malgré tous les services qu'ils ont rendus.

Avec cette visée sélective d'établir des règles de pratique médicale et une thérapeutique scientifiques Locke se prête à nouveau à une critique des méthodes classiques d'investigation rationnelle appliquée à la médecine. L'héritage du passé est pour lui pauvre et il n'en retient qu'une part minime. Il reproche aux anciens d'avoir recherché les causes cachées des phénomènes morbides, d'avoir façonné des explications sur l'agencement secret de la nature et les moyens qu'elle utilise pour produire ses effets. Il reconnaît qu'on leur doit beaucoup d'observations excellentes et de discours ingénieux. Mais il met en doute les capacités de l'entendement au-delà des observations sensibles et des analogies de l'expérience. Il semble reprendre la critique de F. Bacon que l'esprit humain a toujours tendance à dépasser ses capacités spéculatives réelles. La raison nous pousse à rechercher les causes cachées des phénomènes et ainsi à forger des hypothèses, des principes explicatifs. Il semble que, pour lui, toute hypothèse *a priori*, même conforme à la vérité, qui serait une anticipation de l'esprit pouvant se révéler vraie, n'a aucune valeur instructive.[494] Comme elle ne peut être vérifiée elle trouble la vision claire des choses. Locke révèle ici son empirisme et sa tendance au positivisme. Les

---

[494] [...] *l'homme, prétendant encore ici imiter quelque chose de divin, s'est efforcé de rendre son imagination à même de suppléer à ce qui échappait à son observation.* (Crignon, *op. cit.* p. 413)

hypothèses enferment l'esprit et rétrécissent les règles pratiques pour que celles-ci soient conformes à celles-là.

Ainsi, il critique la doctrine des humeurs, les notions d'obstruction et de putréfaction, les connaissances sur le soufre et le mercure, ou les spéculations sur les éléments du feu et de l'eau, inutiles à la pratique du cuisinier. Car en quoi servent-elles la connaissance de la nature des maladies et la guérison des fièvres ? En médecine il faut imiter les autres arts pratiques, comme celui du cuisinier, en limitant son savoir à celui issu de l'expérience et des opérations de la raison. Les hommes sont arrivés à des découvertes et à des inventions contribuant à leur commodité par le hasard ou des expériences bien conçues et non par des spéculations philosophiques. Il croit que la fabrique du monde ne peut être parfaitement comprise que par le Tout-Puissant qui l'a faite.

Pourtant, nous avons vu que sa théorie des maladies par des ferments était très pertinente. Locke jugeait sans doute qu'elle n'était qu'une hypothèse puisque les ferments n'étaient pas alors accessibles aux sens. Cette hypothèse était-elle donc inutile ? Il aurait pu, en tout cas, imaginer que les ferments seraient un jour perceptibles, ce que l'invention de microscopes plus puissants confirmera.

Ce manuscrit inachevé se termine par son projet d'examiner l'état actuel de la faculté de médecine, et les différents moyens et étapes par lesquels elle est passée pour y arriver, en analysant en quoi ils ont servi ou échoué à perfectionner l'art médical. Il en recense cinq : l'expérience, la méthode fondée sur la philosophie et l'hypothèse, la botanique, la chimie et l'anatomie. Il se propose de déterminer ce qu'il reste à faire pour approcher de la perfection à la fois dans la guérison des maladies et dans l'efficacité des remèdes. Il distingue quatre espèces de maladies selon l'état que la médecine a atteint pour les juguler, mais ne fait qu'esquisser la première qui comprend les maladies que la médecine contrôle presque parfaitement. Probablement cet état constitue-t-il, pour lui, le modèle auquel devrait arriver la médecine pour toutes les maladies. Il est très optimiste mais en bonne partie visionnaire. Il tient peu compte des rôles de la constitution individuelle et de la nature médicatrice. Il n'est donc pas hippocratique.[495]

---

[495] *Cependant, celui qui saura, avec autant de certitude, guérir une maladie que nourrir un homme en bonne santé grâce à une viande bien saine peut s'autoriser à envisager avec confiance le traitement qu'il a appliqué à ce genre d'intempérie et à considérer qu'il a, dans ce domaine, perfectionné l'art médical. Il est toutefois possible, que dans certains cas récalcitrants et qui échappent à la règle, sa méthode bien établie ne lui soit d'aucune aide et que la maladie contrarie ses efforts habituellement couronnés de succès. Je pense pouvoir affirmer avec confiance que l'art médical est parvenu à un tel degré de perfection pour bien des maladies qu'elles ne font que rarement obstacle aux tentatives habiles des bons praticiens. Que certaines personnes, emplies de malveillance et de préjugés, ne viennent pas ici insinuer que l'on ne devrait se fier à ces fermes promesses de santé que dans les cas où la maladie nous abandonne d'elle-même, là où c'est la nature qui opère la cure sans l'assistance de l'art, et où l'on peut avec raison soupçonner que le patient doit sa guérison bien plus à la force de sa constitution qu'aux drogues des apothicaires* [...] (Ib., p. 417)

c/ Locke médecin praticien

Henri Marion juge que de 1667 à 1672, entre trente-cinq et quarante ans, Locke était en passe de devenir un grand médecin plutôt qu'un philosophe. Il énumère tout ce qu'il réalisa en médecine. Il chercha des moyens pour prévenir le retour de la peste et diminuer la mortalité publique. Il préconisa la description minutieuse des maladies, notait leurs symptômes chaque jour, heure après heure. Il innova dans le traitement de la petite vérole. Il rédigea les petits traités *Respirationis usus*, *De Arte medica*, *Anatomia*. Il contribua au moins à la dédicace et à la préface du livre sur la variole que Sydenham projetait et qui ne parut jamais.[496] Marion cite, comme Osler, un autre manuscrit *Tussis*, mais dont Crignon ne parle pas. Outre Sydenham il eut d'autres amis médecins, surtout Mapletoft.

Osler a reproduit le recensement de Fox-Bourne des cas pathologiques dont s'occupa Locke de 1667 à 1670. Il soigna une hydropisie chez une fille de cuisine de Lord Ashley de septembre 1667 à juin 1668, une toux difficile chez un cousin de quatorze ans en mai et juin 1668. Ce mois-ci il guérit un jeune enfant d'une fièvre inflammatoire et, en novembre de la même année, un cas d'hystérie. Du 28 août au 19 septembre 1668 il rendit visite à un adolescent vigoureux alité à cause d'un rhumatisme et qu'il déclara convalescent le 1er mars 1669. Juste après il soigna une fille d'une fièvre et, en mai, un cas diagnostiqué angine de poitrine un siècle plus tard. Au cours de l'année 1670 il traita en janvier un érysipèle et une gonorrhée, en mars une fièvre quarte et une rougeole (*morbilli*) infantile, deux cas d'hydropisie en avril et mai. Ensuite il suivit presque chaque jour, du 26 juin au 11 juillet, une fièvre inflammatoire qui fut mortelle, une maladie des reins et une occlusion (*stricture*) en juillet, une diarrhée (*colic*) en août, et une autre fièvre, chaque jour, du 19 août à la mort du malade à la fin de septembre.[497]

Outre les réunions que Locke organisait dans *Exeter House* il entra dès 1668 dans l'entourage de la maison des comtes de Northumberland, la femme du onzième comte étant une cousine de la troisième femme de Lord Ashley. De plus, deux amis du temps de sa scolarité et de ses études appartenaient à cette maison. Mapletoft avait été le précepteur du onzième comte de Northumberland, puis devint son médecin de famille à la mort de son père, le dixième comte de Northumberland, en octobre 1668. Blomer, un ancien condisciple à *Christ Church*, était *clergyman* et l'aumônier des Northumberland. Mme Blomer, sœur d'une cousine de Locke, faisait partie de la suite de la jeune comtesse. Elle devint grande amie de Locke, qui correspondit avec elle et son entourage.

L'année 1670 fut douloureuse pour la famille Northumberland. En mai, le onzième comte mourut d'une fièvre à 25 ans, à Turin, lors de son « grand

---

[496] Ces deux textes sont aussi traduits en français par Claire Crignon en Annexe 5 et analysés par elle dans son ouvrage.
[497] Yolton, *op. cit.* p. 92-93

tour » d'Italie. Un homme du cercle familial décéda également malgré les soins quotidiens de Locke durant deux semaines.

Locke poursuivit sa pratique médicale tout en y consacrant qu'une partie de son temps. Lord Ashley, devenu *Chancellor of the Exchequer* (Ministre des finances), l'incita à s'occuper d'affaires économiques. Son activité médicale se réduit donc surtout à la famille ou au cercle du lord. Par exemple, il s'occupa de sa bru, dont il ne put empêcher une fausse-couche en décembre 1669. À sa grossesse suivante elle tomba à nouveau malade mais, cette fois, il put la guérir et elle accoucha normalement en février 1671. Il suivit ensuite le nourrisson durant ses premiers mois. Il écrivit des notes sur l'obstétrique où l'on trouve des recommandations pour éviter les fausses-couches, qu'il croit plus fréquentes chez les dames du monde.

d/ Jugement de Bordeu sur Locke (1764)

Bordeu a souligné tout ce que doit Locke à la médecine en tant que philosophe empiriste. Il estime d'ailleurs qu'il est allé un peu trop loin dans ses principes : *La Chambre*[498] *fut un des précurseurs de Locke sur l'histoire des fonctions de l'âme. On ignore communément que Locke fut médecin, qu'il fut ami de Sydenham, qu'il resta quelque temps à Montpellier, où il profita sans doute des lumières de cette école, et surtout de celles de Barbeyrac ; enfin qu'il fut à Paris un de ceux qui suivoient les leçons d'anatomie d'un médecin hollandois.*

La médecine a donc des droits sur tous les ouvrages de ce grand homme. [...] *Locke raisonne à la manière des médecins, principalement dans son fameux traité de l'Entendement humain. Partout il suit la marche et le développement des effets produits par les objets des sensations, dans l'intérieur des organes. S'il a trop donné au physique ou au matériel des sensations, s'il s'égara enfin, ou s'il ne mit pas à ses idées les bornes nécessaires, il faut passer cette faute aux efforts d'un auteur qui essaie une nouvelle carrière.*

Locke n'en est pas moins admirable dans bien des endroits de son système, qu'il ne faut pas pousser trop loin. C'est aux médecins et aux philosophes à profiter de la chute de Locke : l'écueil dans lequel il tomba, en paroissant trop étendre les qualités de la matière, doit désormais être regardé comme un terme où ne peuvent arriver nos curieuses spéculations ; il faut par conséquent les porter d'un autre côté.[499]

---

[498] Marin-Cureau de la Chambre (1594-1669) fut l'un des premiers membres de l'Académie française en 1635 et de l'Académie des sciences en 1666. Il fut médecin ordinaire de Louis XIII. Louis XIV l'estima beaucoup et correspondit secrètement avec lui. Bordeu fait certainement allusion à son *Système de l'âme* paru à Paris en 1664.

[499] Bordeu, *op. cit.* T. II, p. 678-679

D. Locke suspect de phtisie

a/ Une toux chronique

Locke dut aussi s'intéresser aux maladies pulmonaires pour lui-même car il commença à souffrir sérieusement d'une toux résistante et qui persistera toute sa vie. Les titres de deux de ses manuscrits *Respirationis usus* et *Tussis*, si celui-ci existe réellement, en témoignent. Avait-il attrapé la phtisie pulmonaire, tels son père et son frère, comme le croit Marion ? Osler, dans son article de 1900, parle à peine de la maladie de Locke et n'en donne aucun diagnostic.

Coury classe Locke dans les philosophes atteints par la tuberculose, à la différence de Descartes, de Spinoza et de Kant qu'il figure dans les cas douteux. La toux persistante de Descartes ayant disparu à vingt ans, s'il fut atteint par la tuberculose il s'en est guéri. La mort par tuberculose de Spinoza me paraît par contre très probable. Kant, quant à lui, vécut jusqu'à 80 ans et n'en fut donc certainement pas victime.

L'hiver, Locke toussait jour et nuit et avait de plus en plus de mal à respirer. Marion écrit : *Point de doute qu'il n'eût de bonne heure succombé à la phthisie* [sic] *sans les précautions dont il s'entoura.*[500] Cranston, qui n'est pas davantage médecin, croit que sa maladie chronique fut l'asthme et il l'attribue à la fumée et au brouillard (*the fog*) de Londres, encore plus présent près de la Tamise où se trouvait la maison de Lord Ashley. Il juge que Locke s'est trompé en se croyant atteint par la phtisie.[501]

La promiscuité et la pollution de la ville pouvaient favoriser de fait les deux maladies, qui ne s'excluent pas du tout. Cependant, je n'ai pas connaissance que Locke ait souffert de crises d'asthme aiguës caractéristiques. D'autre part la toux est souvent absente dans l'asthme. Nous pourrons quasiment prouver qu'il s'agit d'une tuberculose.

En septembre 1670, il tomba sérieusement malade. Ses poumons lui firent tellement mal qu'il passa tout le mois à Oxford. Et le mois suivant il se rendit à Salisbury voir son ami médecin David Thomas. Il écrivit de là à Mapletoft qu'il s'était vite remis à Oxford et que sa toux avait beaucoup diminué. Il craignait cependant que l'air de Salisbury ne fut pas aussi avantageux car il souffrait encore. Mapletoft lui déconseilla de passer un autre hiver à Londres et projeta une autre destination pour lui, peut-être la France. Locke conçut un autre projet, celui de passer les trimestres universitaires à Oxford et les vacances à Londres, bien décidé à nouveau à obtenir un poste d'enseignant en médecine, ce qui encore échoua. Il passa finalement l'hiver à Londres où il s'occupa, entre autres choses, de la grossesse de la belle-fille de Lord Ashley.

En septembre 1671 il retourna dans sa région natale d'où il informa Mapletoft de son état de santé. Il l'espérait mieux qu'il n'était, mais le trouvait

---

[500] Marion, *op. cit.* p. 16-17
[501] Cranston, *op. cit.* p. 136 et 160

amélioré par rapport à l'année précédente. Il était réticent à faire une cure à l'étranger comme lui avait recommandé son ami, et attendait de nouveaux conseils de sa part. Il ne voulait pas quitter ses amis londoniens sans leurs instructions de départ.

b/ La phtisie de 1677 à 1700

Nous avons déjà étudié la phtisie jusqu'à la mort de Spinoza en 1677. Coury nous dit que les plus grands médecins du XVIIe siècle et du XVIIIe siècle, comme les moins connus, se sont intéressés à la phtisie, mais que la moisson récoltée fut finalement très maigre. Les écrits la concernant deviennent de plus en plus nombreux mais *la description clinique et les procédés de diagnostic ne bénéficient d'aucun progrès marquant jusqu'à la fin du XVIIIe siècle*[502].

Peu après la mort de Spinoza la phtisie pulmonaire devint toutefois de mieux en mieux connue. Le médecin suisse Théophile Bonet (1620-1689), précurseur de l'anatomie pathologique, rapporta avoir découvert en 1679 des tubercules aux autopsies de cent cinquante phtisiques. Dix ans plus tard, en 1689, Richard Morton (1637-1698), consacra un ouvrage à la phtisie intitulé *Phtisiologia seu Exercitationes de phtisi* (Phtisiologie ou considérations sur la phtisie) dans lequel figurent des descriptions anatomiques de phtisie pulmonaire qu'il admettait contagieuse. Il attribua la phtisie originale à l'ulcération des tubercules. Il distingua quatorze formes différentes de phtisie.

Coury remarque que la fréquence de la tuberculose dans les îles Britanniques à cette époque se reflète dans l'abondance de la littérature médicale anglo-saxonne qui traite de la consomption, terme équivalent à la phtisie. Il cite comme auteurs les plus remarquables du XVIIe siècle sans être exhaustif : Bennet (1617-1655), Maynwaringe (1628-1699), Willis (1621-1675), Morton et, à la fin du siècle, Charles Leigh (1662- vers 1701) et Baglivi (1667-1707).

c/ La phtisie selon Sydenham et Locke

Selon Coury, dès 1629, la phtisie fut mentionnée comme une cause très importante de décès en Angleterre, à tel point qu'elle a été surnommée « le mal anglais ». Pour Sydenham, elle enlevait presque les deux tiers de ceux qui mouraient de maladies chroniques. Et Locke estima qu'à la fin du XVIIe siècle, quatre ans avant sa mort, la consomption pulmonaire était la cause d'un décès sur cinq. Les statistiques de 1700 de la mortalité londonienne le confirment puisque 2819 sur 19433 décès, soit 18,5%, furent causés cette année-là par la phtisie. Un auteur plus récent comptabilisa 20% de tuberculeux en 1635, 13%

---

[502] Coury, *op. cit.* p. 23

en 1715 et 30% en 1801.[503] Il n'est donc pas étonnant que Locke se crut lui-même atteint par la phtisie pulmonaire, et nous le croyons aussi.

Coury remarque que Sydenham, malgré ses qualités, n'a pas apporté grand-chose à la théorie et au traitement de la phtisie : *L'incomparable clinicien que fut Sydenham se préoccupa, certes, de la phtisie ; il soigna même d'une toux chronique suspecte le philosophe Locke, qui s'intéressa lui-même à la tuberculose. Mais à la lecture du chapitre qu'il consacre à cette affection dans ses* Opera omnia *publiées à Londres en 1685, on est quelque peu déçu de ne pas y trouver de données nouvelles. Ce qu'il écrit du malade pleurétique qui « tombe dans la fièvre lente et périt enfin par la phtisie » concerne apparemment l'empyème, et non pas la pleurésie séro-fibrineuse. Ses innovations thérapeutiques se bornent à prôner l'équitation, les saignées répétées et les médications opiacées dont il avait codifié une formule célèbre* [son laudanum].[504] Il se réfère au chapitre « De la phtisie » du traité *Médecine pratique* de Sydenham, et cite un manuscrit de Locke, *De Phtisi*, appartenant à la *Bodleian Library* et datant de 1681.[505]

On voit donc que la méthode historique de Sydenham de description des maladies par les symptômes a porté peu de fruits en ce qui concerne la tuberculose. Elle a cependant fait faire quelques progrès à la nosologie. En 1676, dans ses *Observationes medicae*… qu'il dédia à Mapletoft, il distingua la scarlatine de la rougeole. En 1683, il décrivit parfaitement la goutte, dont il était atteint et qu'il différencia des autres rhumatismes. Il donnera son nom enfin à la chorée infectieuse juvénile dont il peignit le tableau en 1686.

Sa méthode montra ses limites pour la tuberculose, trop complexe pour être cernée comme unité, parce qu'elle peut toucher presque tous les organes, mais non forcément et constamment les mêmes chez les différents individus. D'où les nombreuses espèces ou variétés de phtisie que les auteurs trouvèrent jusque Laennec. De plus, d'autres syndromes de phtisie, ou consomption, pouvaient trouver leur origine dans une maladie autre que la tuberculose, comme la syphilis ou le cancer. Les méthodes de traitement de la tuberculose ne pouvaient donc qu'être sommaires et vagues du fait de leur polymorphisme symptomatique. Il devait en être ainsi de beaucoup de maladies mal déterminées et aux remèdes insuffisamment, confusément ou peu rigoureusement expérimentés.

---

503 Ib. p. 198

504 Ib., p. 23

505 Est-ce un manuscrit authentique ? Dewhurst et Crignon n'en parlent pas.

d/ L'hypothèse asthmatique ; l'asthme selon Willis et Sydenham

Cranston assure que la maladie de Locke était l'asthme et non la phtisie.[506] On ne sait sur quels éléments il se fonde pour se montrer si catégorique. Car, à ma connaissance, Locke n'emploie jamais le terme « asthme » ni dans sa correspondance ni dans ses écrits médicaux. Le terme et la maladie étaient pourtant déjà définis. Disons donc quelques mots des théories sur l'asthme qui lui sont contemporaines.

Selon Peumery, Willis (1621-1675), qui fut à *Christ Church* le professeur de Locke en médecine, donna une première conception moderne de l'asthme, outre son rôle dans la formation du concept de réflexe.[507] En reprenant l'étymologie grecque du mot *ἀσθμαίνειν*, signifiant une respiration difficile, rapide, haletante, et généralement sans fièvre, il donna un sens plus large que celui d'aujourd'hui à la maladie asthmatique. Il distingua ainsi trois variétés d'asthme, pneumonique (*asthma pneumatica*), par obstruction ou compression locales des conduits aériens, convulsif (*asthma convulsivum*), sans obstruction ni compression des bronches, et mixte (*asthma mixticum*). L'asthme convulsif peut avoir son origine dans tout organe, muscles, nerfs et cerveau, qui intervient dans la respiration, par l'action d'un principe morbifique. Le siège de sa source peut donc se situer dans une sphère beaucoup plus générale et étendue du corps que celui de l'asthme pneumonique, et être difficile à déterminer.

Comme Van Helmont, Willis a fait le lien entre le spasme des bronches et l'absence de toux et d'expectoration. Dans ses *Opera omnia*, publiées un an après sa mort, il décrit trois cas d'asthme paroxystique violent qui ont disparu sans toux ni expectoration (*sine tussi, sputo*) de phlegme ou d'humeur visqueuse, ce qui confortait sa théorie de l'origine nerveuse de cette forme d'asthme. Ceci n'exclut pas l'existence d'une matière morbifique pouvant provoquer l'asthme. Il parle ailleurs d'une « sérosité spasmodique » agissant sur le poumon. On sait aujourd'hui que des microorganismes, virus ou bactéries, et surtout de nombreux allergènes, peuvent déclencher, selon la sensibilité et la réactivité des individus, des poussées ou des crises asthmatiques.

La théorie de Sydenham semble beaucoup plus sommaire. L'asthme est une maladie de la poitrine qu'il classe entre la dyspnée proprement dite et l'orthopnée, distinguant donc trois maladies de la respiration. Dans la dyspnée les poumons sont obstrués, et les bronches le sont dans l'asthme. Peumery ne précise pas s'il confère au spasme un rôle dans cette obstruction bronchique.

Le symptôme majeur et récurrent de Locke dont lui-même et son entourage parlent étant la toux, peu caractéristique de l'asthme, il est sûr que ce ne fut

---

[506] Broad, aussi, dit que Locke souffrait d'asthme. (in Yolton, *op. cit.* p. 2) ; de même Critchley (Critchley Simon, *Les philosophes meurent aussi*, tr. de l'anglais par J.-F. Chaix, François Bourin éditeur, Paris, 2010, p. 209)

[507] Peumery Jean-Jacques, *Histoire illustrée de l'asthme*, Roger Dacosta, Paris, 1984, p. 93

pas sa principale maladie pulmonaire, si tant est qu'il en fût atteint, ce qui n'est pas absolument impossible étant donné la forte pollution londonienne.

e/ Premier voyage en France et à Paris (octobre 1672)

En 1672 Lord Ashley devint un des personnages les plus importants du royaume. Après la République de Cromwell la royauté anglaise avait été restaurée en 1660 en la personne de Charles II. Lord Ashley fut un des huit propriétaires auxquels le roi avait concédé en 1669 le territoire de la Caroline, en Amérique du Nord. Locke avait été chargé d'organiser la colonisation et même d'en rédiger la constitution. Lord Ashley prit le titre de comte de Shaftesbury, et devint haut chancelier du royaume à la fin de l'année 1672 jusqu'au début de 1674. Locke se mêla ainsi aux plus hautes affaires politiques, chargé particulièrement des affaires ecclésiastiques. Il bénéficia d'un domestique.

Cependant, le roi, libéral en religion mais de tendance papiste, avait signé en mai 1670 un traité avec Louis XIV pour rétablir en Angleterre la religion catholique et pour mener la guerre contre la Hollande. Shaftesbury, qui prônait la tolérance, défendait le presbytérianisme protestant, calviniste. Il tombera en disgrâce et sera même emprisonné en 1676, accusé de comploter contre les Stuarts. Locke resta fidèle à sa maison.

Celui-ci avait accepté l'idée, apparemment à la suggestion de ses amis, d'aller en France au printemps 1671, sans doute pour améliorer sa santé. Il aurait écrit à sa bonne amie, Mme Blomer, en voyage en France, que *c'était la France seule qui pouvait lui rendre la vie*[508]. Elle le pouvait certainement davantage par son climat que par la compétence de ses médecins. Elle lui répondit : *prenez bien soin de vous. Que je voudrais vous voir ! Mais je suis surtout impatiente d'apprendre que votre toux a diminué. Je ne puis rien vous dire de ma propre santé tant que la vôtre n'est pas meilleure.*[509] Il renonça cette année-là à quitter l'Angleterre.

À l'automne 1672 son maître consentit à ce qu'il parte en vacances en France. Il accompagna la comtesse de Northumberland avec Mapletoft et le couple Blomer. Locke visita le Louvre et les beaux châteaux des environs de Paris. Il put voir le roi. Il ne resta à Paris que trois semaines, rappelé par Shaftesbury. À son retour il écrivit à Mapletoft pour qu'il remercie de sa part la comtesse de l'agrément de ce voyage et pour s'excuser d'avoir refusé d'achever sa guérison en sa compagnie. Il lui exprime toute sa reconnaissance *même pour ce peu de santé que j'ai gagné à aller jusque-là*[510]. Selon Marion, sa santé était réellement très mauvaise et il croyait avec raison ses jours comptés.

---

[508] Marion, *op. cit.* p. 18
[509] Id.
[510] Ib., p. 20

f/ Une poussée aiguë de sa maladie

L'état de santé de Locke s'aggrava durant l'année 1674. Il subit un accès de sa maladie. Sydenham lui ordonna un régime sévère : repos absolu, se coucher à huit heures du soir, parler peu, manger des viandes légères peu épicées et faciles à digérer, bannir fruits et crudités, boire de la bière douce au lieu du vin.[511] Selon Cranston, il n'était pas favorable à un séjour en France. Il fut pourtant décidé que Locke irait passer au moins un hiver dans le sud de la France et qu'il se rendrait à Montpellier, le berceau de la médecine universitaire en France et un lieu spécialisé dans le traitement de la phtisie. De plus la ville comprenait encore beaucoup de protestants, huit mille sur trente mille habitants. Il restera finalement en France trois ans et demi.

Avant de partir il retourna à Oxford pour reprendre ses études de médecine et acquérir son grade de *Bachelor of Medicine*. Le chancelier de l'Université lui accorda alors, en février 1675, le droit d'exercer la médecine. On s'étonna à *Christ Church* qu'il ne poursuive pas ses études jusqu'au doctorat et qu'il déménage ses affaires du collège, car *Christ Church* lui avait accordé une des deux bourses pour étudier la médecine.

4. Le voyage en France (novembre 1675 – avril 1679)

Locke quitta Londres le 12 novembre, traversa la France, restant environ une semaine à Paris et à Lyon pour atteindre Montpellier le 4 janvier 1676. Il fit le voyage avec un étudiant en théologie de *Christ Church* qui deviendra chanoine. Ils s'installèrent dans une partie de la ville opposée à la mer dont les vents venus du sud et du sud-est étaient réputés moins sains.

Il résida dans la ville du Languedoc pendant quinze mois, faisant diverses excursions dans les environs. Pendant tout son séjour en France il prit des notes en anglais, en latin ou en français, dont beaucoup sténographiées. Une partie de ce journal a été publiée en 1953 par John Lough, professeur de français à l'université de Durham. Toutes les notes de ce voyage qui concernent la médecine ont été éditées dans *John Locke (1632-1704), physician and philosopher : a medical biography* par l'historien de la médecine K. Dewhurst en 1963.[512] Une traduction des notes concernant Montpellier et le Languedoc a paru en 2005.[513] Guy Boisson, professeur de philosophie qui a dirigé ce travail, évoque les trois pathologies que pouvaient

[511] Selon Tissot, pourtant, Locke, comme G. Naudé et Haller, n'aurait bu que de l'eau : *L'on a remarqué souvent que les personnes qui ne buvoient que de l'eau avoient le génie plus net, la mémoire plus ferme, les sens plus exquis ; Démosthène, G. Naudé, Tiraqueau, M. Locke, M. Haller, n'ont jamais bu que de l'eau.* (Tissot, *De la santé des gens de lettres* (1768), Slatkine, Genève-Paris, 1981, p. 181-182)

[512] Dewhurst Kenneth, *John Locke (1632-1704) physician and philosopher. A medical-biography*, The Wellcome Historical Medical Library, London, 1963, p. 62-151

[513] Locke John, *Carnet de voyage à Montpellier et dans le sud de la France, 1676-1679*, sous la direction de G. Boisson, tr. en français par M. Rivet, Les Presses du Languedoc, 2005

avoir Locke en se rendant à Montpellier pour se soigner : une phtisie récurrente, de l'asthme, ou une simple bronchite chronique. Le dernier diagnostic paraît exclu et le plus probable est une tuberculose chronique évoluant lentement.

A. Montpellier

a/ Le traitement des écrouelles par Charles Barbeyrac (1629-1699)

Le 26 janvier 1676, Locke rencontra Barbeyrac, médecin protestant qui ne put avoir de chaire à Montpellier à cause de sa religion. Il fut renommé dans toute la France, mais resta à Montpellier. Pendant cinquante ans il se consacra à la pratique, qui lui fut favorable car il donnait des remèdes simples dont il connaissait l'effet.[514] Nous avons vu qu'il fut considéré comme le rénovateur d'Hippocrate et le « Sydenham » français. Il défendit la circulation sanguine. Quand Locke le rencontra il avait quarante-sept ans donc vingt-cinq ans d'expérience. Dans ses notes il décrit certaines recettes ou remèdes de Barbeyrac pour différentes maladies : diabète, hystérie, épilepsie, maladies vénériennes, ulcères des reins, empyème, rhumatismes, et des remèdes pour la préparation ou la suite des accouchements. Ces traitements semblent plutôt traditionnels, ce que Grmek a confirmé. À la date du 18 juillet figure celui contre les écrouelles.[515]

Les écrouelles ou scrofules sont des adénites, c'est-à-dire des inflammations des ganglions lymphatiques, de siège cervical, plus ou moins volumineuses, et d'origine tuberculeuse ce qu'on ne savait pas à l'époque. Comme Locke était suspect de phtisie il est possible qu'il en ait été atteint. Dès 1650, François de Le Boë (1614-1672), dit Sylvius, avait décrit les nodules pulmonaires de patients morts de phtisie et reconnu leur parenté avec les scrofules. Le sujet devait donc intéresser Locke, même si peut-être il ignorait ce lien entre les deux maladies.

Selon ses notes, Barbeyrac recommandait, pour soigner les écrouelles, de se servir d'un mélange composé, pour deux parts, de sublimé de mercure ou d'arsenic, pour une part, d'opium, et d'une quantité suffisante de gomme tragacanthe. Au moyen d'une sonde il fallait mettre le mélange dans la fistule ulcérée d'une écrouelle. Après douze à quinze heures de souffrance, le mélange éradiquait cette écrouelle en même temps que deux ou trois autres. Selon Barbeyrac, cette application locale, avec saignée, purge, bain et autres régimes rafraîchissants, guérissait souvent les écrouelles.

---

[514] En 1796, par exemple, la marquise de Sévigné pressa un correspondant de faire lire à Barbeyrac les consultations sur l'état de sa fille, la comtesse de Grignan, qui traînait depuis des mois une fièvre lente. Estimant beaucoup son avis elle lui demanda de redoubler d'application sur le cas de sa fille. Elle fut très satisfaite de ses recommandations qui eurent raison de sa maladie. (Pouliquen, *op. cit.* p. 164)

[515] Ib., p. 125-126

Celles-ci avaient déjà été reconnues comme contagieuses et dangereuses. À Reims, en 1645, avait été fondée une maison dite de saint Marcoul pour isoler des malades atteints de ce mal. Le bénéfice en sera constaté en 1683 par *Lettres Patentes* de Louis XIV. Il en résulta l'édification en 1684 à Reims de l'hôpital des Incurables de Saint-Marcoul, premier hôpital destiné aux phtisiques, qui subsista jusqu'à la Grande Guerre. Ces mesures d'isolement et de soins plus adaptés n'empêchèrent pas Louis XIV et les autres rois de France, jusqu'au sacre de Charles X en 1825, de pratiquer traditionnellement le toucher des écrouelles. Les rois d'Angleterre, par la grâce de Dieu, étaient aussi dotés du pouvoir de les guérir. Charles II, par exemple, procéda à six mille touchers en moyenne par année de règne.

L'effet placebo, qui existe en toute médecine, peut de tout temps procurer une amélioration des malades, et parfois même une guérison, certainement par un renforcement du système immunitaire déterminé par la foi du malade envers la thérapeutique ou le médecin. Ce traitement psychologique par le toucher des écrouelles était-il moins efficace que celui, à base de mercure, d'arsenic, de saignée et de purge, de Barbeyrac ? Ce n'est pas si sûr.

Locke rapporte aussi que *le Dr Barbeyrac n'a jamais vu un patient atteint d'un ulcère des reins guérir. Ils finissent tous par mourir atteints de phtisie. Le pus dans l'urine sent généralement très mauvais.*[516] Il ne s'agit pas forcément d'ulcères ou de phtisie causés par la tuberculose car d'autres types d'ulcères rénaux, suite par exemple à des abcès provoqués par d'autres germes, pourraient entraîner un état de consomption mortelle.

b/ Autres médecins rencontrés à Montpellier par Locke

Dans cette ville célèbre pour son école médicale Locke côtoya d'autres médecins qui furent d'abord protestants, notamment Pierre Magnol (1638-1715), célèbre botaniste qui, pour obtenir une chaire à la faculté, devra se convertir au catholicisme en 1694. Il entra à l'Académie des sciences en 1699. Linné nomma une plante « Magnolia » en son honneur. Locke cite aussi le médecin Pierre Jolly qui, en 1685, se convertira aussi au catholicisme. Il ne le cite qu'à propos d'une éclipse de soleil qu'il observa avec lui le 11 juin 1676.

En mars 1676 il visita la station thermale de Balaruc, qui lui rappela celle de Bath, proche de sa ville natale. Il remarqua qu'à la différence de Bath les curistes étaient tout nus, et que femmes et hommes se baignaient souvent ensemble.

Il rapporte qu'à Montpellier les clystères étaient très fréquemment prescrits, et administrés par les apothicaires aussi bien aux femmes qu'aux hommes. Seules les femmes les plus misérables des environs de la ville s'y montraient réticentes.

---

[516] Ib., p. 131

B. La maladie de Locke

Le 7 décembre 1676 Locke nota que *la phtisie provoque parfois un ulcère dans les poumons, ce qui est très dangereux*[517]. Se sut-il atteint d'une telle maladie ? Dans son journal de France il ne parle pas de sa maladie. Il ne raconte que les soins dentaires qu'on lui fit. Il relate certains soins qu'il donna lui-même à quelques personnes. Ils n'ont rien de remarquable.

Par une lettre d'un de ses correspondants d'avril 1677 nous apprenons que son état bronchique ou pulmonaire ne s'améliora guère depuis son voyage en France : *Je suis très affligé d'apprendre que votre toux, loin de diminuer, augmente. M. Paul Neil est toujours d'avis que le meilleur remède serait de revenir en Angleterre et de vous marier.*[518] Autrement dit, sa toux serait surtout psychosomatique, ce qui est fort douteux. À l'époque on conseillait souvent le mariage pour éviter ou soigner une maladie dans l'espérance que l'amour et le bonheur favoriseraient la guérison, à défaut de remèdes physiques vraiment efficaces.

Son maître Shaftesbury, emprisonné à la Tour de Londres, le chargea d'éduquer le fils d'un riche marchand de ses amis, John Banks. Aussi quitta-t-il Toulouse fin mars 1677 pour rejoindre Paris. Il subit un accident entre Toulouse et Agen. Un grand mât du bateau sur lequel il voyageait lui tomba sur le crâne. Il ressentit un peu plus tard une céphalée extraordinaire et de la fièvre. Il n'en sut pas la cause exacte mais, voulant protéger sa tête, il prit un clystère dans l'après-midi et, la violence de la céphalée persistant le lendemain matin, il pratiqua une saignée de onze à douze onces soit environ trois cents millilitres.

Il souffrit d'une fièvre tierce qui aurait été due à la malaria. Il continua malgré tout son voyage jusqu'à Bordeaux, mais dut s'aliter là pendant six semaines. Il revint à Paris en passant par Poitiers, Tours, Orléans, Chartres, atteignant la capitale au début du mois de juin.

C. Locke à Paris (juin 1677 – juin 1678 ; novembre 1678 – mai 1679)

Locke fit un long séjour à Paris car il y demeura d'abord un an et y retournera encore six mois. Il visita Versailles, où il assista au lever de Louis XIV et, plus tard, à une promenade du roi avec Mme de Montespan, organisée dans le parc avec la cour. Il vit aussi Saint-Germain et Fontainebleau. Il fréquenta beaucoup de savants et de médecins, se réclamant pour se faire introduire de Boyle, à qui il demanda des lettres de recommandation et rendit compte des expériences de physique ou de médecine auxquelles il assistait.

Il rencontra plusieurs médecins, notamment le gassendiste François Bernier (1630-1688), revenu en 1670 d'Asie où il avait passé douze années dans les Indes comme médecin du Grand-Mogol. Dans son journal il parle de

---

[517] Ib., p. 146

[518] Marion, *op. cit.* p. 32

quatre rencontres avec Bernier du 8 octobre 1677 au 1er avril 1679. En 1678, Bernier publia un vaste *Abrégé de la philosophie de Gassendi* dont ils ont sans doute parlé. Duchesneau signale que Locke possédait cet ouvrage dans sa bibliothèque ainsi que deux autres de Bernier.[519] Il fréquenta aussi d'autres gassendistes.

Décidé à rester à Paris il prit un logement avec Moyse Charas (1618-1698), apothicaire du roi et auteur d'une *Pharmacopée royale galénique et chymique* (1676), issu du cours qu'il dispensait aux étudiants en médecine. Charas était alors démonstrateur de chimie au Jardin des Plantes. En 1679, il se réfugia en Angleterre à cause de son protestantisme et devint l'apothicaire de Charles II. Il y resta cinq ans et fut reçu docteur. Cependant, à cause des événements politico-religieux il émigra, comme Locke, en Hollande en 1683. Il se rendit ensuite en Espagne pour soigner Charles II où il fut poursuivi par l'Inquisition et dut se convertir. Finalement, il revint en France en 1690 et fut admis à l'Académie royale des sciences. En 1668, il avait publié un *Traité de la thériaque* qui eut du succès. Il fait de cette composition énorme de drogues une panacée quasi universelle. Locke semble l'avoir utilisée pour soigner sa phtisie, bien que Charas ne parle pas de sa vertu dans cette maladie.

Sa principale préoccupation était encore la médecine. Il se rendit à l'hôpital de la Charité, y observa un cas extraordinaire d'excroissance osseuse ou tégumentaire qu'il communiqua à la *Royal Society* par l'intermédiaire de Boyle.

On le sollicita comme médecin, pour soigner lady Northumberland, qu'il avait accompagnée lors de son premier voyage à Paris. Celle-ci s'était remariée avec l'ambassadeur d'Angleterre en France, Ralph Montague. Un soir de décembre 1677 elle fut atteinte subitement d'une névralgie faciale droite hyperalgique accompagnée de tiraillements convulsifs de la bouche à droite. Ces accès étaient intermittents. Locke fut appelé et s'occupa de sa maladie pendant plusieurs semaines. Il demanda à son ami Mapletoft le meilleur conseil de traitement qu'il pouvait lui donner. Il se réjouit que les remèdes et la méthode qu'il utilisa fussent très similaires à ceux que lui conseilla Sydenham par lettre. Il purgea sept à huit fois la comtesse, qui s'en trouva bien malgré sa grossesse. Selon Dewhurst, il décrivit le premier la névralgie faciale, dont Fothergill en 1776 établira les caractéristiques et qu'on appellera ensuite « névralgie du trijumeau », « maladie de Trousseau » ou encore « tic douloureux de la face ».

Pour exercer son français il traduisit trois discours sur onze des *Essais de Morale* du janséniste Pierre Nicole, publié en 1671. Il offrit sa traduction à la comtesse de Shaftesbury qu'il voulait honorer. Un des discours exposait les

---

519 Locke posséda les *Mémoires* de Bernier sur son voyage dans l'empire du Grand-Mogol et son opuscule *Doutes de Mr Bernier sur quelques-uns des principaux chapitres de son* Abrégé de la philosophie de Gassendi, qui date de 1682. (Duchesneau, *op. cit.* p. 94). Sa bibliothèque comprenait aussi la *Vie de Peiresc* de Gassendi.

preuves cartésiennes de l'existence de Dieu ; les deux autres traitaient de la faiblesse des hommes et des moyens de conserver la paix entre eux.

Il montra son intérêt à poursuivre des recherches médicales en envisageant de succéder à son ami Mapletoft à la chaire médicale du *Gresham college*, apparemment sur proposition de celui-ci. Mapletoft y était devenu professeur de médecine, mais il songeait à se marier et à quitter la chaire. Quant à Locke, bien que résidant alors dans la capitale de l'amour, il ne se souciait guère de galanterie à cause de sa santé. À son arrivée à Paris il avait eu du mal à se débarrasser de sa fièvre. Son souci principal était sa santé, comme il en fit part à son ami : *Ma santé est la seule maîtresse que j'aie longtemps courtisée, et c'est une maîtresse si réservée qu'il me faudra, je pense, tout le reste de mes jours pour obtenir ses bonnes grâces et la maintenir en bonne humeur. Elle a été dernièrement bien capricieuse ; mais j'espère qu'elle est en train de me revenir. Je serais fort aise que mes hommages pussent à la fin triompher d'elle.*[520]

C'est à propos du projet de mariage de Mapletoft et, apparemment, de la succession de sa chaire, qu'il lui répondit en août 1677 : *Cher Monsieur, Votre lettre du 25 juillet m'a fait plaisir, parce qu'elle m'a appris que vous allez très bien et m'a montré, par de nouvelles preuves, combien vous êtes mon ami. Mais, en revanche, elle m'a jeté dans de nouveaux doutes, et il me semble que je vous vois courir à votre perte. Je ne veux rien dire de trop grave ne sachant pas où en sont les choses* [sur son projet de mariage]. [...] *S'il y a chance que cela soit, je vous prie, en ce cas, de continuer à prendre soin de mes intérêts et de vous rappeler que c'est pour un homme qui sait apprécier cette paisible retraite que vous allez quitter.*[521] Il était prêt à revenir en Angleterre, si son ami prenait la décision de se marier, pour lui succéder dans sa chaire. Dans le cas contraire il pensait rester en France pour améliorer sa santé et guérir de sa toux : *quand elle sera mûre et décidée, vous n'aurez qu'à me le faire savoir, je serai vite auprès de vous. Car je ferais mieux de régler mes mouvements sur vos avis que sur le passage des grives et des litornes. Si rien ne survient, je serai peut-être retenu hors d'Angleterre, plus longtemps que vous ne pensez, par un reste de toux et par une sorte de charge qui récemment ici m'est tombée sur les bras. Mais ne sachant pas si l'air de France me débarrassera jamais entièrement de mon vieux compagnon, je renoncerai à ce résultat incertain en considération d'un avantage si réel et si grand. Et quant à l'autre affaire que j'ai ici, si vous voulez bien me faire savoir de temps en temps où en sont les choses, je pourrai la régler de façon à être libre de partir au moment que vous jugerez opportun.*[522] Mapletoft, finalement, ne se mariera que deux ans plus tard, en novembre 1679, et il n'abandonnera pas sa chaire, qui ne sera vacante que longtemps après le retour de Locke.

---

[520] Marion, *op. cit.* p. 35 ; pour le texte anglais voir Osler William, *op. cit.* p. 90
[521] Ib., p. 36-37
[522] Ib., p. 37

Celui-ci repartit en juillet 1678 avec le jeune Banks dans le Sud en passant par Angers, La Rochelle, Rochefort et à nouveau Bordeaux, Toulouse, pour arriver en octobre à Montpellier. Il désirait passer l'hiver en Italie et à Rome, mais la neige du Mont Cenis le dissuada de traverser les Alpes. Aussi, revint-il à Paris en novembre en repassant par Lyon.

Il quitta Paris le 22 avril et la France le 8 mai 1679, appelé par Shaftesbury, sorti de prison au bout d'un an sous la pression populaire et nommé président du Conseil du roi.

Finalement, par son séjour en France on n'apprend rien de plus sur sa maladie et la cause de sa toux chronique. Aucun diagnostic n'est évoqué. Sa santé s'était améliorée mais restait fragile.

5. Retour en Angleterre (mai 1879 – août 1683) et fuite en Hollande (août 1683 – février 1689)

Le roi Charles II, qui défendait le catholicisme avec l'appui de Louis XIV, était en conflit avec le parlement d'Angleterre dont la session durait depuis dix-sept ans. Le parti protestant soutenu par le parlement était divisé. Shaftesbury résistait au roi, voulant que le fils naturel de celui-ci, le duc de Monmouth, hérite du trône, à la place du duc d'York, frère du roi et catholique ardent qui aurait imposé sa religion. Le parlement fut dissous deux fois par le roi. Une dernière chambre, qui se réunit à Oxford en mars 1681, eut le même sort. Shaftesbury fut à nouveau emprisonné en juillet puis encore libéré en novembre sous caution.

Locke lui resta fidèle mais n'observa ces troubles qu'avec amertume et un recul relatif. Bien que n'étant pas docteur, seulement bachelier en médecine, on le considérait comme tel et il soigna des malades, outre sa maladie. Il prenait des notes médicales très précises, au jour le jour, sur les maladies qu'il observait.

En août 1679 il fut appelé en consultation auprès du jeune Banks, près de Canterbury, et tint pendant six semaines un journal quotidien et détaillé de ses symptômes et du traitement entrepris. Le malade eut deux accès de fièvre (peut-être de fièvre typhoïde) dont Locke fut atteint lui-même. Il lui donna de la quinine qui ne fut pas d'emblée efficace. Il demanda, une fois de plus, conseil à Sydenham qui l'assura par deux fois que le seul traitement était la quinine. La guérison fut assurée complètement en six semaines. Il ne rentra à Londres qu'à la fin de septembre.

A. Le traitement de Sydenham et de Locke contre la phtisie

Durant l'été suivant, en juillet 1680, la maladie de Locke, qui résidait alors à Londres, empira une nouvelle fois. Sa toux s'aggrava. Il alla se soigner par deux fois à Oxford et dans les environs.

Il s'occupa d'extraire des ouvrages de Sydenham tout ce qui l'intéressait et y adjoignit des notes personnelles. Un manuscrit intitulé *Extraits of Sydenham's physic books and some good letters on various subjects* en témoigne. Il approuvait certains remèdes que Sydenham prescrivait contre les maladies dont la phtisie. Nous avons vu le traitement que ce dernier préconisait dans celle-ci et que Coury jugeait plutôt médiocre et ordinaire. Locke disait pourtant se trouver bien des conseils de Sydenham, et vanta la pratique de l'équitation contre la phtisie : *Je ne sache pas que l'exercice prolongé du cheval en bon air, ait jamais manqué d'être un remède efficace. Il raffraîchit les poumons et le sang envahis par une chaleur hectique, et, bien qu'il ait eu souvent de bons effets dans l'hypocondrie et autres affections, cet exercice fait mieux encore dans la phthisie que dans tout autre cas. En excitant la chaleur naturelle des organes glandulaires séparatoires, situés la plupart dans le bas ventre, il active leurs diverses fonctions, et le sang est par là dépuré et pour ainsi dire renouvelé. Dans ses voyages, le malade n'a aucun régime à observer : il peut boire et manger ce qui va le mieux à son appétit. Qu'il prenne seulement garde de ne coucher que dans du linge bien sec ; car le linge humide aurait bientôt ramené tout le mal.*[523] Il avait deux chevaux dans son écurie avec lesquels il se rendait souvent dans la banlieue de Londres. En effet, par précaution, il fuyait, surtout l'hiver, la fumée de la ville, qu'il trouvait abominable.

Le 18 juin 1681, à propos de l'état maladif où il s'était trouvé en janvier, il nota dans son journal les traitements que Sydenham et lui prescrivaient dans la phtisie en les comparant. Sydenham ordonnait des boissons fortes, le repos au lit et un clystère chaque jour. Sa propre méthode pour se guérir consistait à garder en permanence le lit pendant quinze jours, et même un mois s'il l'avait pu, à adopter le régime de boisson et de nourriture qui lui convenait habituellement quand il était malade, et à prendre chaque nuit une drachme environ de *theniac andrem veter* (ancienne thériaque ?)[524]. Cranston croit encore, plutôt qu'à la phtisie, à de l'asthme exacerbé par l'anxiété.

Locke a-t-il fumé ou prisé du tabac ? Nous avons vu que Descartes avait demandé une infusion de tabac avant sa mort et que Spinoza fumait des pipes de tabac.

Certains de ses effets nocifs étaient déjà connus. Selon Tissot, Tulp, le bourgmestre d'Amsterdam, et d'autres médecins, le rendaient responsable d'apoplexies.[525] Tissot énumère les maladies induites par le tabac reconnues par des médecins : très graves maladies de poitrine par de Heyde et Tulp, jaunisse par Borelli, goutte par Werlhof, maladies du foie très fâcheuses par Van Swieten et l'étisie (consomption) par Haller.

---

[523] Ib., p. 51

[524] Cranston, *op. cit.* p. 201

[525] *Van Helmont, Tulp, ce savant Bourgmaître d'Amsterdam, & beaucoup d'autres en ont vu résulter des apoplexies.* (Tissot, De la santé des gens de lettres (1768), Slatkine, Genève-Paris, 1981, p. 215-216)

Nous n'avons pas connaissance si Locke en a consommé. Étant donné sa maladie pulmonaire on en douterait aujourd'hui, mais le tabac n'avait pas alors la même image qu'aujourd'hui. On ne connaissait pas très bien ses méfaits et dans certaines infections le tabac peut avoir des vertus antiseptiques, outre des vertus stimulantes à court terme que d'ailleurs Tissot admet.

Locke évoque le tabac dans son grand livre sur l'entendement : *Quoiqu'on ait ouï dire que le pain ou le tabac sont utiles à la santé, on peut en négliger l'usage à cause de l'indifférence ou du dégoût qu'on a pour ces deux choses : mais la raison & la réflexion venant à nous les rendre recommandables, on commence à en faire l'épreuve, & l'usage ou la coutume nous les fait trouver agréables.*[526] Il semblerait donc qu'il en ait au moins essayé l'usage et qu'il ait cru à ses vertus. Il a reconnu le plaisir que l'on pouvait en tirer. Cependant, sa raison et sa réflexion l'ont trompé puisqu'elles lui ont fait croire qu'il était bénéfique. Nous voyons que, dans ce cas, la coutume et l'habitude induisirent un plaisir à la fois psychique et physique, sauf que la raison et la réflexion seules, qu'il croit ici justes, n'ont garanti aucune vérité puisque le tabac, à coup sûr, est davantage nocif que bénéfique.

B. Locke, accusé de faction contre le roi, réfugié politique en Hollande (août 1683 – février 1689)

Shaftesbury, libéré en juillet 1681 de son second emprisonnement à la Tour de Londres pour haute trahison, car la monarchie de Charles II était devenue despotique et absolue, fomenta une révolution qui échoua. En novembre 1682 il se réfugia en Hollande et y mourut dès janvier 1683 suite à une attaque de « goutte » et des problèmes gastriques. Locke s'occupa de ses funérailles. Puis il retourna dans sa région natale, mais prit conscience qu'il devait fuir et émigrer.

Il arriva à Rotterdam le 7 septembre 1683 et se rendit à Amsterdam. Son état de santé s'y améliora. Il invita une cousine du Somerset à s'y rendre en lui spécifiant qu'elle ne l'entendrait tousser qu'une fois par jour.

Ses relations les plus proches en Hollande, hormis le remontrant Limborch, furent des médecins, surtout Peter Guenellon (vers 1650-1700).[527] Celui-ci, de parents huguenots originaires d'Orléans, né à Amsterdam, avait été reçu médecin à Padoue. Il avait travaillé à la Charité à Paris, où Locke l'avait connu, puis s'installa dans sa ville natale. En 1680, il s'était marié avec la fille d'un autre médecin, Egbertus Veen (1629-1709).

---

[526] Locke, *Essai philosophique concernant l'entendement humain*, tr. de l'anglais par M. Coste, 5e éd. revue et corrigée, Schreuder et P. Mortier le Jeune, Amsterdam et Leipzig, 1755, second tirage, Paris, Vrin, 1983, p. 217

[527] Rosalie Colie cite, dans le groupe auquel appartenait Locke, outre Petrus Guenellon, les médecins Matthaeus Sladus, Egbertus Veen, Abrahamus Quina, Pieter Bernagie de Breda et d'ascendance française, Abrahamus Cyprianus (Colie R.L., « John Locke in the Republic of Letters » (1959), reproduit dans Yolton, *op. cit.* p. 57-60)

Durant deux mois de l'été 1684 Locke visita de nombreuses villes en Frise, notamment les cités universitaires de Franeker, Deventer et Utrecht qu'avait fréquentées Descartes. À Deventer, il passa dix jours avec le médecin Caspar Sibelius qui s'était installé là après avoir pratiqué à Amsterdam. Déçu par son exercice aux Pays-Bas ce médecin partira s'installer en 1692 dans les îles Britanniques où Locke aura l'occasion de l'aider. Locke rédigea de nombreuses notes médicales lors de leur contact à Deventer. Après être revenu à Amsterdam le 10 octobre il partit visiter Leyde où il fit connaissance avec d'autres personnalités médicales. Il rencontra aussi Leeuwenhoek, probablement à Delft. Il passa ensuite l'hiver 1684-1685 à Utrecht où il rédigera son *Essai sur l'entendement*.

Durant son séjour à Amsterdam il collecta des données statistiques sur les conditions météorologiques et la mortalité destinées à mettre en évidence leur possible corrélation. Cependant, il s'occupa davantage de philosophie et de la rédaction de son *Essai sur l'entendement*.

Par une lettre à un cousin de décembre 1684 on apprend qu'il souffrait de constipation, sans doute chronique car il se déclare naturellement constipé. Il enquêta sur cette indisposition et préconisa d'aller à la selle après chaque petit déjeuner. Il voulait que les enfants aient des selles régulières. Il croyait pourtant que les fruits étaient très malsains pour eux et les leur interdisait.

En novembre 1684, il fut accusé par le gouvernement royal anglais, en tant qu'appartenant à l'entourage de Shaftesbury, d'être un factieux déloyal, et Charles II le priva de ses droits comme *student* de *Christ Church*. Locke tenta de se justifier. Entre autres plaidoiries, contre la suspicion d'avoir choisi la Hollande plutôt que la France pour « changer d'air » il argua que la première était plus favorable à sa santé que la seconde, parce que le vin était nuisible à ses poumons, que l'eau depuis sa dernière maladie lui donnait la colique, et que la France possédait peu de bière et pas du tout dans le sud.

À la mort de Charles II en 1685 son frère, le duc d'York, lui succéda sous le nom de Jacques II (1633-1701). Le duc de Monmouth tenta une insurrection qui échoua et il fut décapité. Locke fut inscrit en dernier sur la liste des quatre-vingt-quatre conspirateurs et son extradition fut demandée à la Hollande. On lança contre lui un mandat d'arrêt. Il eut du mal à trouver un hôte pour le cacher. Le Dr Veen, beau-père de Guenellon, offrit de le loger dans sa maison d'Amsterdam.

En août 1685 un ami avertit Locke qu'il avait convaincu de son innocence le nouveau roi qui se montrait prêt à son retour. Pas du tout rassuré Locke quitta Amsterdam pour Clèves, mais il y revint quelques semaines plus tard en prenant le nom hollandais de Dr van der Linden. En mai 1686 il fut quelque peu soulagé d'apprendre qu'il ne figurait pas sur la liste des conjurés dont les néerlandais autorisaient l'extradition. En octobre il déménagea à Utrecht, mais deux mois plus tard les magistrats de la ville le forcèrent à partir, le considérant comme un étranger indésirable.

Au début de l'année 1687 un quaker, riche marchand anglais installé à Rotterdam, Benjamin Furly, proposa à Locke de le loger dans sa magnifique maison. Le mois suivant Locke y résidait et y demeura deux ans.

En septembre il tomba malade et eut du mal à se remettre rapidement. Il fit demander à Veen de lui envoyer quelques bouteilles de laudanum. Il s'agit probablement du célèbre laudanum à base d'opium dont Sydenham avait codifié la formule en 1669. Il confia à un de ses amis qu'à chaque fois qu'il se sentait au mieux il rechutait quinze jours plus tard. Aussi resta-t-il confiné dans sa chambre jusque mi-décembre. En janvier 1690 il écrivit à son cousin que sa maladie avait été gênante, longue et ennuyeuse plus que dangereuse. Il lui en décrit les symptômes. Elle commença par des symptômes de gastro-entérite qu'il eut du mal à calmer. Quand il s'en trouva mieux un catarrhe violent le prit, qui le rendit sévèrement malade assez longtemps, l'empêchant avec le mauvais temps de sortir, et qui ramena une partie de ses maux antérieurs.

En mars 1688 il apprit que le roi lui octroyait son pardon, qu'il n'accepta pas parce qu'il estimait qu'il n'avait rien à se reprocher. En novembre 1688 le gendre ambitieux de Jacques II, Guillaume d'Orange (1650-1702), stathouder des Pays-Bas, qui n'avait pas voulu extrader Locke, fut appelé avec son armée par les parlementaires anglais. Avec sa femme comme reine il accédera au trône d'Angleterre sous le nom de William III (Guillaume III). Il offrit à Locke, en grâce auprès du couple, d'entrer en Angleterre avec le convoi maritime de la future reine Mary. Ils débarquèrent le 22 février 1689.

6. Locke, serviteur de l'état anglais (février 1689 - 1697)

À l'instigation de son ami Lord Charles Mordaunt (1658-1735), élève de *Christ Church* et émigré comme lui, Guillaume III lui proposa le poste d'ambassadeur de Prusse auprès de l'électeur de Brandebourg, futur premier roi de Prusse sous le nom de Frédéric 1er. Il refusa dans le but sage de préserver sa santé. Il invoqua deux raisons : la rigueur du climat prussien, qui conviendrait mal à sa constitution, et sa sobriété, qu'il jugeait la première du royaume et incompatible avec le grand usage des boissons alcoolisés des mœurs allemandes. Il objecta la *constitution faible de sa santé* et ses *faibles poumons* et refusa tout poste diplomatique. Il accepta néanmoins celui de « Commissaire des appels » et se consacra à faire voter des lois de tolérance religieuse et d'accord entre les différentes confessions chrétiennes pour que s'élève l'Église du Christ.

Dès son arrivée à Londres il se hâta de faire imprimer son ouvrage le plus célèbre *An essay concerning human understanding* en gestation depuis vingt ans et qui parut en décembre 1689, bien que daté à l'impression de 1690.

A. Mesures d'hygiène

Peu après son retour à Londres ses problèmes pulmonaires reprirent. Dès mars 1689 il écrivit à Veen qu'il toussait par intermittence. Il savait que le *fog* londonien ne lui convenait pas. Son travail excessif au service de l'état et sa vie londonienne agitée contribuèrent aussi à altérer sa santé. Après un an passé dans le brouillard de la capitale britannique sa toux devint la pire qu'il ait connue.

Au printemps de 1690 il était persuadé d'avoir la phtisie. En juin, il reçut, probablement à sa demande, l'avis sur sa maladie de William Cole (1635-1716), un médecin ami de Sydenham, installé d'abord à Worcester puis à Londres où il devint à la mode. Il se dit très porté à croire que les appréhensions de Locke sur ses troubles actuels sont celles de la plupart des hommes qui pensent, sans en exclure les médecins. Ils réfléchissent de trop près à leurs propres maladies et le grand intérêt qu'ils y portent leur fait former des idées épouvantables sur elles. Ainsi en est-il, pas moins que des autres, de la phtisie, bien qu'aussi récente elle n'apporte jamais de danger. Il ajoute que ce qu'on appelle un léger catarrhe peut devenir rapidement fatal si on le néglige. Il espère donc que la décharge purulente dont lui a parlé Locke dans le récit de ses symptômes n'est qu'une pituite plus mûre que d'ordinaire et le signe que sa toux va cesser. Cranston en conclut que Cole ne croyait pas à la phtisie pulmonaire de Locke et que ce dernier souffrait à nouveau de son asthme sans aucune atteinte tuberculeuse. Or, au contraire, l'asthme est douteux et la tuberculose quasi certaine.

Avec le temps plus clément du printemps sa santé néanmoins s'améliora. À la fin de cette saison il voulut reprendre de nouvelles mesures d'hygiène, c'est-à-dire s'éloigner le plus possible de Londres, en n'y conservant qu'un pied à terre. Il accepta l'offre de son ami Lord Mordaunt, devenu comte de Monmouth, de mettre à sa disposition une petite maison avec jardin peu éloignée de Londres. Mais il estima nécessaire de bénéficier d'un air plus pur en s'éloignant encore davantage de la ville. À Oates dans l'Essex, à vingt-cinq miles[528] de Londres, son amie Damaris Cudworth (1658-1708)[529], fille du philosophe Ralph Cudworth, profitait d'un manoir dans une jolie campagne avec son mari Sir Francis Masham, membre du Parlement et père de huit enfants d'un premier lit. Locke y resta jusqu'en septembre et s'y rétablit à nouveau, promettant d'y revenir dès que possible sans attendre une rechute.

Le couple lui offrit en 1691 de s'installer complètement en leur demeure, car Locke se rendait compte que quinze jours passés à Londres le menaient au bord du tombeau. Ainsi il devint le médecin de la maison des Masham et de leur entourage, et pratiqua la médecine chaque fois qu'il séjournait à Oates.

---

[528] Un mile vaut 1609 mètres.

[529] Critchley prétend que Locke fut son amant avant qu'elle ne se marie et qu'il faillit l'épouser. (*op. cit.* p. 210) Je n'ai trouvé nulle part ailleurs cette indication.

B. Locke et Newton (1642-1727)

Pendant son exil aux Pays-Bas Locke avait fait plusieurs revues d'ouvrages dans la *Bibliothèque universelle*, périodique en français qu'éditait le suisse Jean Le Clerc. En janvier 1688 y parut son résumé, traduit en français par Le Clerc, de son *Essay concerning human understanding*, dont la première édition anglaise ne sortit que deux ans plus tard.

Il engagea en 1689 des relations amicales avec Newton, son cadet de dix ans, qui séjourna une semaine à Oates, en janvier 1691. Ils s'interrogèrent ensemble sur le sens et l'authenticité des Écritures, car Newton, quelque peu mystique, en était très soucieux. Leur amitié commune avec Boyle les rapprochait aussi. Ce dernier mourut en décembre 1691 et avait fait de Locke son légataire universel. Locke correspondit avec Newton à propos des écrits scientifiques de Boyle. Il se rendit à Cambridge en mai 1692 pour le voir.

Newton, rendu nerveux par le surmenage et doué d'une susceptibilité qui pouvait frôler la paranoïa, lui écrivit un jour, précisément le 26 septembre 1693, pour s'excuser de l'avoir accusé de vouloir le brouiller avec les femmes et de lui nuire par d'autres moyens. Il lui confessa qu'il avait même souhaité sa mort quand on lui avait dit qu'il était malade et ne survivrait pas. Il lui demanda pardon de ce manque de charité et de cette injustice, aussi d'avoir déclaré qu'il avait frappé la moralité à sa base par un principe émis dans son livre sur les Idées (son essai sur l'entendement) et qu'il était un hobbiste (disciple de Hobbes). Locke lui répondit en se déclarant fortement disposé à lui pardonner pour espérer conserver un ami qu'il estimait si haut. Il lui proposa de le rencontrer pour dissiper ces malentendus et pour qu'il lui indique les passages de son livre sujets aux critiques, la seconde édition étant sous presse, afin qu'il s'explique mieux et évite tout préjudice à la vérité et à la vertu. On peut juger de l'état d'excitation de Newton par sa réponse. Il lui avoua ne pas se rappeler ce qu'il lui avait écrit au sujet de son livre parce qu'il n'avait dormi alors qu'une heure par nuit pendant quinze jours puis avait passé cinq nuits sans fermer l'œil.[530] Cette insomnie si extraordinaire, et la grande dépression dans laquelle il tomba en 1693, nous font soupçonner chez Newton une bipolarité, non exceptionnelle chez les génies.

Locke gardera ensuite des relations avec Newton, mais davantage en rapport avec leurs charges ministérielles, Newton ayant été nommé directeur de la monnaie peu après l'entrée de Locke à la commission du commerce.

---

530 Marion, *op. cit.* p. 67-70 ; les deux lettres de Newton et celle de Locke sont citées par R. Westfall dans sa belle biographie intitulée *Newton* (1980), trad. en français par M.-A. Lescourret, Flammarion, 1994, p. 571-574. Westfall croit que les troubles mentaux de Newton procèdent d'une intoxication au mercure car il s'exposait dans ses recherches à un grand nombre de substances chimiques. Les phases dépressives et mélancoliques de Newton, qui duraient parfois plusieurs mois, et ses accès d'euphorie, que Westfall décrit, évoquent bien plutôt une bipolarité.

C. Une santé dégradée (janvier 1696 – mai 1700)

Locke prenait à cœur son travail de commissaire des Appels qui arbitrait des conflits publics. Bien que sa santé fût de plus en plus défaillante il agréa, au tout début de l'année 1696, au désir du roi de le nommer membre de la commission du commerce et des colonies. Cependant, des doutes le prirent fin mars à Oates car, très malade durant l'hiver, il craignait pour sa vie. Début juin il se plaignit du printemps non aussi ensoleillé et doux que d'habitude et d'avoir dû différer sa venue à Londres où il resta jusque fin novembre.

Dès le lendemain de son retour chez les Masham à Oates, loin des affaires, il fut débarrassé d'une de ses maladies, raconte-t-il, en l'occurrence sa crampe (*cramp*), probablement de l'estomac ou des intestins. Par contre, sa toux continuait à le secouer cruellement. À Noël, il ne se sentit pas du tout remis et n'eut pas le courage de reprendre ses charges officielles à Londres. Il voulut démissionner en janvier 1697, mais on l'en dissuada et il restera fidèle à sa tâche jusqu'en 1700.

Lors de l'hiver 1697-1698 il ne put passer autant de temps à Oates où il ne retourna, très malade, que mi-décembre. Il y resta souffrant malgré l'amélioration que lui apporta l'air de la campagne. Il ressentait encore la faiblesse de ses poumons. Ainsi, un mois plus tard, il confiait à un ami que s'habiller et se déshabiller le contraignait à se reposer ensuite pour retrouver sa respiration. La simple lecture le fatiguait. À chaque nouveau séjour il sortait de moins en moins, passait plusieurs semaines sans quitter la maison. En février son état empira. Il reçut l'ordre de Guillaume III d'aller le voir à Kensington, à vingt-cinq miles d'Oates. Le froid était là-bas glacial et les routes enneigées. Il se fit un devoir de prendre le carrosse que le roi lui fit parvenir. La seconde nuit de son séjour il étouffait en s'allongeant. Il dut rester assis une bonne partie de la nuit.

Il n'en passa pas une de plus et revint à Oates. Il déclara à son hôtesse, lady Masham, que le roi, asthmatique selon Cranston, voulait avoir son avis sur sa santé parce qu'il croyait que sa maladie ressemblait à la sienne. Il lui conseilla, rapporte-t-il, de s'abstenir de vin et de tout aliment lourd lorsqu'il était gêné par son asthme. En fait, le roi l'appelait surtout pour lui offrir un poste diplomatique, peut-être celui de secrétaire d'ambassade à Paris, poste auquel Hume s'exercera plus tard. Locke ne put que s'excuser de devoir refuser à cause de l'état misérable de sa santé outre son inexpérience pour cette charge. Ces quelques jours qu'il vécut lui firent prendre conscience du délabrement de ses poumons et de la ruine de sa santé. Il ne récupéra que lentement. Il n'avait plus assez de souffle pour marcher. Il crut qu'il lui restait peu de temps à vivre.

Il retourna pourtant l'été à Londres reprendre ses activités habituelles au ministère du commerce. Il revint à Oates en octobre, avec une mauvaise toux, pour y passer l'hiver 1698-1699 qui, malgré son extrême humidité, lui fut bénéfique. Malheureusement, le mauvais temps de l'hiver suivant l'obligea souvent à s'absenter des réunions londoniennes inhérentes à ses charges. Il ne se rendit à Londres qu'en mai 1700 et ce fut pour demander sa démission.

7. L'évolution lente vers la mort (1700-1704)

A. Mal de Pott, insuffisance respiratoire et surdité brusque

À partir de l'été 1700 Locke vécut retiré du monde à Oates chez les Masham. Il commença par une cure de repos et de promenades quotidiennes à cheval. Il dut arrêter celles-ci en septembre car une tuméfaction (*swelling*) lui apparut dans le dos. Cela différait d'un simple furoncle. Il ne savait pas ce que c'était et n'arriva pas à la faire disparaître, mais elle inaugura une nouvelle maladie très désagréable. Il raconta en octobre que l'humeur qu'elle renfermait avait dû lui tomber sur la jambe car elle entraîna des douleurs très aiguës en deux à trois endroits de celle-ci. Il dut passer la plupart de son temps au lit et se mit, pendant quelques jours, à une diète de gruau à l'eau. Se lever augmentait et étendait sa douleur. Il ne put se lever à nouveau qu'à la mi-novembre. Il est quasiment sûr qu'il s'agit d'une cruralgie ou d'une sciatique causée par une tuberculose osseuse rachidienne, ce qui expliquerait sa tuméfaction du dos.

Je ne sais si le rapport entre cette hyperalgie d'un membre inférieur chez Locke et la tuberculose a déjà été établi. Il est sûr que Locke ne pouvait le concevoir puisque, si la phtisie pulmonaire était connue et déjà reliée à la présence aux autopsies de tubercules et à leur ulcération, la tuberculose osseuse était inconnue. Ce ne fut d'abord qu'en 1779 que le chirurgien londonien Sir Percival Pott (1714-1788) reconnut que des lésions vertébrales graves pouvaient provoquer des paralysies des jambes, comme l'indique le titre de son ouvrage *Remarks on that kind of palsy of the lower limbs, which is frequently found to accompagny a curvature of the spine* (Remarques sur cette sorte de paralysie des membres inférieurs qu'accompagne souvent une incurvation de la colonne vertébrale). Cependant, Pott n'a pas relié cette pathologie à la phtisie pulmonaire et à la tuberculose, non encore nommée telle ni identifiée comme entité nosologique unique pouvant toucher plusieurs organes. Il a cependant conçu qu'une altération morbifique des ligaments et des os précédait la déformation rachidienne et releva des cas de paraplégie guérie à la suite de la formation et de l'évacuation d'un abcès proche des parties où se formait la courbure.[531] Dans son ouvrage il propose de tenter de produire une suppuration abondante au début de l'état qu'on appelle « articulations écrouelleuses » et avant qu'une opération, dangereuse et douloureuse, ne devienne nécessaire.[532]

---

[531] Coury, *op. cit.* p. 64

[532] Pott Percivall, *Remarques sur cette espèce de paralysie des extrémités inférieures, que l'on trouve souvent accompagnée de la courbure de l'épine du dos, qui est supposée en être la cause, avec la méthode de la guérir*, Bruxelles, 1779, p. 42

Le mal de Pott est une spondylodiscite infectieuse spécifique due au bacille de Koch, au tableau clinique insidieux. Il touche surtout le rachis dorsal et lombaire, causant des lésions très destructrices des os et des disques. Celles-ci forment de volumineuses cavernes au centre des vertèbres, touchant souvent en miroir deux corps vertébraux adjacents, et susceptibles d'entraîner une cyphose ou une gibbosité. Elles peuvent s'accompagner d'un abcès froid et d'un fuseau para-vertébral, vraisemblablement cette tuméfaction qu'a présentée initialement Locke. Les altérations discales et vertébrales se compliquent souvent d'une compression de la moelle ou des nerfs latéraux, ce qui explique les douleurs très vives des membres inférieurs qu'il a ressenties.

On soulignera sa juste intuition d'un lien entre sa tuméfaction du dos et sa maladie de jambe l'empêchant de marcher, sans doute par compression nerveuse, lien qu'il attribue à une migration d'une humeur, ce qui correspond très bien à l'action diffuse du bacille tuberculeux identifié par Koch seulement en 1882.

Locke remarqua, en novembre 1700, que son mal de jambe fini, sa respiration s'aggrava, alors qu'il n'avait pas souffert de ses poumons durant l'été plus qu'il ne s'y attendait.[533] On peut croire que sa gêne respiratoire augmenta du fait de sa reprise d'une certaine activité physique, ou du fait que le bacille de Koch continuait à altérer ses poumons tandis que l'effet des lésions osseuses s'atténuait.

En juin 1701, il retourna à Londres. Il ne s'y attarda pas car ses poumons réclamaient l'air de la campagne et ses jambes enflaient constamment. Ceci fait suspecter une insuffisance cardiaque résultant de son déficit respiratoire, ce que semble confirmer la très grande faiblesse qu'il ressentit à la fin de novembre au point de ne pouvoir quasiment plus écrire. Il soulageait ses jambes en les protégeant par un écran, sans doute un arceau.

Au début de l'année 1702 il ressentit une violente douleur dans une de ses oreilles. Elle disparut, mais son audition s'effondra. Un médecin, le Dr Geekie, pensa que son mal de jambe et sa surdité provenaient d'une même maladie. Il ne traita pas l'oreille de Locke sinon qu'il lui adressa, quelques mois plus tard, un cornet acoustique. En mai, Locke crut sa santé meilleure et il retourna à Londres, mais n'y put passer qu'une nuit. Il récupéra son audition normale en février 1703, ce qui améliora nettement son humeur, et reçut de plus en plus d'amis à Oates. On sait que de telles surdités peuvent guérir spontanément ou s'améliorent dans deux tiers des cas. Il est difficile d'établir l'origine de cette surdité brusque. La tuberculose peut toucher l'oreille interne, mais on ne voit pas comment une telle cause aurait pu disparaître spontanément.

---

533 Cranston, *op. cit.* p. 449-450

B. Locke et Hans Sloane (1660-1753)

H. Sloane, d'origine écossaise mais né en Irlande, étudia à Cambridge, prit ses grades médicaux d'abord en France, à Orange, et plus tard à Oxford. À son retour en Angleterre il devint le protégé de Sydenham qui l'aida à acquérir sa clientèle. Il intégra la *Royal Society* en 1685 et, deux ans plus tard, le collège royal des médecins. En 1687, un voyage dans les îles jamaïcaines le fit naturaliste. Il devint secrétaire de la *Royal Society* en 1693. C'est à ce titre qu'il communiqua avec Locke. Ils échangèrent une correspondance car Sloane voulait ranimer la Société Royale un peu endormie. Quand Locke fut immobilisé au lit par ses douleurs des jambes Sloane lui fit parvenir pour le distraire des livres et des journaux scientifiques, ce dont Locke lui fut reconnaissant, désolé de ne pas y répondre par un travail scientifique personnel.

Il lui adressa néanmoins un registre de ses observations météorologiques sur les dix dernières années car il était persuadé que la publication régulière de tels registres de relevés dans chaque conté anglais donnerait beaucoup d'informations sur l'air, les vents, la santé et la fertilité, et servirait à établir les règles de progression des vents et des pluies. On sait que Sydenham cherchait chaque année à déterminer la constitution épidémique de l'air favorisant telle ou telle fièvre. Les relevés de Locke furent publiés dans les *Philosophical Transactions* de la *Royal Society* durant l'année 1701. Cette année-là il demanda à Sloane en septembre si des fièvres régnaient dans la capitale et quelle méthode il trouvait la plus efficace contre elles. Sloane répondit que deux fièvres y sévissaient et que le quinquina en était un remède.[534]

C. Le récit de la mort de Locke par son traducteur français Pierre Coste (1668-1747)

En février 1704 Locke était déjà préparé à sa mort. Il rédigea ses dernières volontés en avril. Sa santé empira même après la belle saison du printemps qui habituellement le restaurait. Son souffle court et sa gêne augmentaient chaque jour. Son estomac aussi dépérissait sans cause évidente. Il fit l'acquisition d'un petit fauteuil roulant qu'il conduisait lui-même en profitant de l'air extérieur.

Durant l'année 1697 les Masham avaient pris Pierre Coste comme précepteur de leur fils. Locke le connaissait déjà. Coste était un protestant français qui avait émigré en Hollande à la révocation de l'édit de Nantes. Il

---

[534] Sloane devint en 1712 vice-président de la *Royal Society* puis président en 1727, succédant à Newton. George II le nomma alors son premier médecin. Il fut aussi président du Collège des médecins de Londres de 1719 à 1735. Sa bibliothèque comprenait 50 000 volumes dont nombre de livres rares et précieux. Il légua aussi à l'Angleterre 3516 manuscrits, incluant des manuscrits de Locke, et 69 352 objets de sa collection d'histoire naturelle. Son legs constitua le premier fonds du *British Museum*.

était devenu un ami de Guenellon. En 1695, il avait traduit en français *Some thoughts concerning education* de Locke à qui il demanda de lui trouver un poste de tuteur en Angleterre. Il était donc arrivé à Oates.

Il a donné quelques éléments de la santé de Locke après que celui-ci se soit retiré à Oates car il y a passé avec lui, dit-il, les sept dernières années de sa vie. Il y réalisa la traduction en français d'*An essay concerning human understanding* sous le titre *Essai philosophique concernant l'entendement humain*. Après la mort de Locke il rédigea un *Éloge de Mr. Locke* terminé le 10 décembre 1704 qu'il adressa à P. Bayle, rédacteur des *Nouvelles de la République des Lettres*[535] où il parut en février 1705. Il l'inséra plus tard dans la quatrième édition de sa traduction française de l'*Essay...* publiée en 1742.

Dans son éloge Coste atteste *ce qui a été remarqué par tous ceux qui ont été auprès de Mr. Locke jusqu'à la fin de sa vie, je veux dire que son esprit n'a jamais souffert aucune diminution, quoique son corps s'affaiblît de jour en jour d'une manière assez sensible*[536]. Il décrit ensuite les derniers mois de la vie de Locke, à partir de l'été précédant sa mort :

Ses forces commencérent à défaillir plus visiblement que jamais, dès l'entrée de l'été dernier, saison qui les années précédentes lui avoit toujours redonné quelques degrés de vigueur. Dès-lors il prévit que sa fin étoit fort proche. Il en parloit même assez souvent, mais toujours avec beaucoup de sérénité, quoiqu'il n'oubliât d'ailleurs aucune des précautions que son habileté dans la médecine pouvoit lui fournir pour se prolonger la vie.[537] Il présenta ensuite des œdèmes des membres inférieurs, signe probable du retentissement de sa pathologie pulmonaire sur son cœur droit et d'une insuffisance cardiaque, même si la chaleur estivale et l'immobilité ont peut-être contribué à leur développement : *Enfin ses jambes commencérent à s'enfler, & cette enflure augmentant tous les jours, ses forces diminuérent à vue d'œil. Il s'apperçut alors du peu de tems qui lui restoit à vivre ; & se disposa à quitter ce monde* [...][538] Locke fut donc conscient, grâce à son expérience médicale, que ses œdèmes témoignaient d'une maladie grave, telle une défaillance cardiaque, et annonçaient une mort prochaine.

Coste décrit ensuite les deux derniers jours de sa vie : *Enfin les forces lui manquérent à tel point que le vingt-sixième d'octobre (1704.) deux jours avant sa mort, l'étant allé voir dans son cabinet, je le trouvai à genoux, mais dans l'impuissance de se relever seul. Le lendemain, quoiqu'il ne fût pas plus mal, il voulut rester dans le lit. Il eut tout ce jour-là plus de peine à respirer que jamais, & vers les cinq heures du soir il lui prit une sueur accompagnée d'une extrême foiblesse qui fit craindre pour sa vie. Il crut lui-même qu'il n'étoit pas loin de son dernier moment.* [...] *Il passa toute la nuit sans dormir. Le*

---

535 Premier périodique en français imprimé en Hollande, fondé en 1684.
536 Locke, *op. cit.* p. XXVI
537 Ib.
538 Ib.

lendemain il se fit porter dans son cabinet, car il n'avoit plus la force de se soutenir ; & là sur un fauteuil & dans une espèce d'assoupissement, quoique maître de ses pensées, comme il paroissoit par ce qu'il disoit de tems en tems, il rendit l'esprit vers les trois heures après midi le 28 d'octobre, vieux stile.[539]

De façon étonnante il conclut son éloge de Locke en avouant ignorer l'âge de sa mort. Il l'a entendu dire plusieurs fois avoir oublié l'année de sa naissance et l'avoir écrite quelque part. Il ajoute qu'elle n'a pas été retrouvée parmi ses papiers, mais qu'on croit avoir des preuves de sa mort à soixante-seize ans. Ce décalage de quatre années avec ses soixante-douze ans réels de vie montre sans doute que Locke avait la volonté et l'habitude de tenir secrets son âge et sa date de naissance pour se protéger des persécutions politiques qui le menaçaient.

D. Conclusion

Locke a donc atteint l'âge respectable de 72 ans, ce qui peut paraître étonnant pour un malade phtisique, qui semble avoir été atteint de tuberculose pendant au moins trente-cinq ans. Son voyage dans le sud de la France a sans doute amélioré son état de santé bien que, globalement, avec deux longs séjours à Paris, le voyage en France ne l'ait pas du tout guéri.

Il est probable que les mesures assez sévères auxquelles il s'est astreint tout au long de sa vie ont contribué davantage que son séjour en France à prolonger sa durée de vie. En effet, son régime fut très sobre. Il ne buvait quasiment que de l'eau. Il séjourna le plus possible à la campagne, surtout vers la fin de sa vie quand sa santé commença à se dégrader très sérieusement. Il aimait tous les exercices du corps, le jardinage et l'équitation.

Sa connaissance de la médecine a sans doute aussi contribué à limiter l'évolution de sa maladie et à préserver en partie sa santé. Il a fait des recherches avec Sydenham sur la phtisie. Le diagnostic de tuberculose et de mal de Pott ne fait guère de doute comme nous l'avons montré, sans qu'il ait souffert, cependant, d'une consomption sévère. Son état s'est aggravé graduellement, bien qu'il soit manifeste que chaque période londonienne de sa vie lui fut nocive et entraîna régulièrement une recrudescence de sa pathologie pulmonaire et respiratoire.

539 Ib.

CHAPITRE VII

Le foie de Hume

(1711-1776)

David Hume a écrit le 18 avril 1776, quatre mois avant sa mort, un manuscrit intitulé *My own life* (Ma vie), qu'il destinait à être imprimé en tête de la première édition complète de ses œuvres. Celle-ci ne parut qu'en 1778 et l'éditeur de Hume avait fait paraître cette autobiographie succincte à part en 1777. Elle fut traduite en français l'année suivante par J.-B. Suard (1734-1817), un journaliste critique français, ami des philosophes et de la littérature anglaise, que Hume avait connu en France et auquel il écrivit quelques lettres à partir de 1764.

Hume voulut que le récit de sa vie fut court pour se défendre de toute vanité. Il ne contient guère, dit-il, que l'histoire de ses écrits car sa vie s'est consumée en occupations et en travaux littéraires. Pour un écrivain ses ouvrages peuvent être plus importants que les évènements de sa vie. Celle-ci est éphémère alors qu'il peut espérer que ses œuvres le soient moins. Certains y accorderont donc plus d'importance qu'à leur santé ou à leurs maladies, estimant la valeur de leur vie davantage par la qualité de ce qu'elle a produit que par sa durée, celle-ci étant, de plus, souvent soumise à de nombreux aléas.

Malgré l'intérêt secondaire que peuvent porter Hume ou certains philosophes pour les évènements médicaux de leur vie nous relèverons d'abord ce que Hume, dans cette autobiographie très courte, relate de sa santé et de sa maladie.

1. La santé et la maladie de Hume vues par lui-même

Hume naquit à Édimbourg, en Écosse, le 26 avril 1711. Son père mourut en 1713, âgé de 33 ans. Hume ne dit rien de la cause de sa mort, et les biographes l'ignorent. Il composa en France son premier ouvrage, son *Traité de la nature humaine* (1739-1740), qui fut un échec et qu'à la fin de sa vie il reconnaîtra sien mais répudiera. Il se releva de ce premier coup parce qu'il était, dit-il, naturellement porté à la gaîté et à l'espérance. D'ailleurs le succès en 1742 de son second ouvrage *Essais de morale et de politique*, publié anonymement, lui fit oublier sa première déception. Cependant, ses *Recherches sur l'entendement humain* (1748) fut un nouveau revers, qui ne le marqua pas, déclare-t-il, tant étaient forts son tempérament et son caractère. Les échecs de nouveaux livres, dont son *Histoire d'Angleterre*, le découragèrent pourtant.

En 1763, il se vit offrir par le nouvel ambassadeur d'Angleterre à Paris les fonctions de secrétaire d'ambassade, puis son poste officiel durant l'été 1765. Revenu en Écosse en 1766 il accepta un poste de sous-secrétaire d'état à Londres, grâce auquel il gagna de l'opulence et mille livres de rente à son retour à Édimbourg en 1769. Il revint, dit-il, en bonne santé, espérant jouir dès lors de cette aisance.

Dans son récit Hume passe alors directement à l'année 1775 où fut découverte la maladie dont il succombera : *Au printemps de 1775 je fus attaqué d'un mal d'entrailles* (a disorder in my bowels[540]) *qui d'abord ne me donna aucune inquiétude, mais qui depuis est devenu, à ce que je crois* (as I apprehend it), *mortel et incurable. Je compte maintenant sur une prochaine dissolution* (speedy dissolution). *Cette maladie a été accompagnée de très peu de douleur ; et, ce qui est plus étrange, je n'ai jamais senti, malgré le dépérissement de toute ma personne, un seul instant d'abattement de l'âme* (abatement of my spirits) *; en sorte que s'il me fallait dire quel est le temps de ma vie où j'aimerais le mieux revenir, je serais tenté d'indiquer cette dernière période : je n'ai jamais eu en effet plus d'ardeur pour l'étude ni plus de gaîté en société. Je considère d'ailleurs qu'un homme de soixante-cinq ans ne fait en mourant que se dérober à quelques années d'infirmités ; et, quoique plusieurs circonstances puissent me faire espérer de voir ma réputation littéraire acquérir enfin un peu plus d'éclat, je sais que je n'aurais que peu d'années* (but few years) *à en jouir. Il est difficile d'être plus détaché de la vie que je le suis à présent.*[541]

C'est à vrai dire le seul texte où Hume parle de maladie dans son autobiographie, et il s'agit seulement de sa maladie terminale dont il ne dit rien sinon qu'elle toucha ses boyaux donc, probablement, les intestins. Bien qu'il se sache condamné dans un délai plutôt bref il imagine pouvoir vivre encore quelques années, ce qui était très optimiste car il mourut le 25 août 1776, soit un peu plus de quatre mois plus tard.

2. De la naissance physique à la naissance de l'écrivain (1711-1740)

Le nom de famille de Hume était en réalité Home. David Hume eut un frère et une sœur aînés John (1709-1785) et Katherine (1710 ?-1790). Il avait deux ans quand son père (1681-1713) mourut. Sa mère (1683-1745) se retira dans le domaine familial, à Ninewells, près de Berwick. En 1721, elle s'installa à Édimbourg pour que ses deux fils commencent leurs études au collège de la ville, qui deviendra université. David s'orienta vers le Droit, mais décida de devenir écrivain et d'acquérir une vaste culture.

A. Le surmenage intellectuel (1729-1733) ; la lettre à Arbuthnot ? (mars ou avril 1734)[542]

Au printemps de 1729 il se jeta dans l'étude dont l'excès altéra sa santé au bout de six mois. Outre de malaises physiques il souffrit de lassitude et devint indifférent au travail. Nous en avons l'écho dans une lettre autobiographique

[540] Les textes anglais cités sont tirés de *My own life*, reproduit en tête de la correspondance de Hume éditée en 1932 et rééditée en 2011 (*The letters of David Hume*, Oxford University Press, 2 volumes, 2011, Vol. I, p. 1-7), ainsi que de la biographie de Mossner (p. 611-615)

[541] Hume David, *Ma vie*, éd. L'Anabase, 2001, p. 28-29

[542] *The letters of David Hume*, publiées par J.Y.T. Greig (1ère éd. 1932), 2 volumes, Oxford University Press, 2011, vol. I, p. 12-18

qu'il rédigea en mars ou avril 1734 pour un médecin. Les premiers biographes ont cru qu'elle était destinée au Dr Cheyne (1671-1743), compatriote de Hume, auteur notamment en 1733 de *The English Malady or a treatise on nervous diseases of all kinds* (La Maladie anglaise ou traité des maladies nerveuses de toutes sortes) qui traite en particulier de l'hypocondrie, maladie dont l'auteur souffrait. En 1944, un nouveau biographe, E.C. Mossner, publia un article pour réfuter cette hypothèse et pensa avoir identifié le destinataire en la personne du médecin John Arbuthnot (1667-1735)[543]. Dans sa biographie il consacre deux chapitres à cette maladie de Hume qu'il intitule *Disease of the learned* (Maladie de l'érudit) et *Recovery through catharsis* (Guérison par catharsis). La lettre de Hume nous apprend qu'il a auparavant vu ce médecin, durant l'été 1731, sans préciser s'il s'agit d'une simple rencontre ou d'une consultation.

Dans sa lettre Hume déclare que vers l'âge de dix-huit ans il se trouva dégoûté du Droit auquel il se destinait et désira fortement devenir un érudit et un philosophe. Pendant quelques mois il vécut infiniment heureux de l'orientation nouvelle de sa vie. Mais en septembre (1729) son ardeur et son plaisir s'éteignirent. Il ne crut pas à une maladie corporelle, mais à une paresse de son tempérament qui devait être surmontée par une application redoublée. Il resta dans cet état difficile pendant neuf mois et ce fut un miracle, selon lui, qu'il n'empira pas. Il croit que l'altération de ses esprits fut surtout causée par la lecture des auteurs moraux, tels que Cicéron, Sénèque et Plutarque, qui l'avait fait beaucoup réfléchir sur les calamités de la vie : la mort, la pauvreté, la honte et la douleur. Il découvrit par l'expérience, dit-il, mais une fois sa santé ruinée, qu'il fallait mêler une vie active à la solitude de l'étude pour rendre celle-ci utile.

Il tomba donc malade cet hiver-là. Quelques boutons de scorbut (*scurvy spots*) apparurent sur ses doigts. Il consulta alors un médecin très connu qui lui donna quelques remèdes qui firent disparaître ses symptômes, et qui le mit en garde contre ses vapeurs (*vapors*). Mais il était si loin d'imaginer souffrir d'une quelconque maladie qu'il méprisa cet avertissement, ne se croyant atteint que d'un léger scorbut.

En avril 1730, à dix-neuf ans, un symptôme qu'il avait un peu remarqué au début de sa maladie s'accrut considérablement. Il demanda conseil à son médecin sur ce ptyalisme (hypersécrétion salivaire) de la bouche. Le médecin se moqua de lui et lui dit qu'il était maintenant un frère parce qu'il avait simplement attrapé la maladie des savants. Il eut beaucoup de mal à le convaincre parce qu'il ne ressentait pas cet abattement (*lowness of spirit*) dont se plaignent ceux qui en sont affectés. Il suivit néanmoins pendant sept mois

543 Selon Boswell, Samuel Johnson jugeait que, du temps de la reine Anne, le docteur Arbuthnot, à la fois excellent médecin, érudit accompli et homme d'esprit, l'emportait sur tous les autres par l'universalité de son génie. (*Les papiers de Boswell ; Amours à Londres* (1762-1763), trad. en français par Blanchet, Paris, Hachette, 1952, p. 274)

son conseil de suivre un traitement à base d'amers et de pilules antihystériques (*anti-hysteric*), de boire chaque jour une pinte anglaise de vin rouge de Bordeaux et de faire huit à dix miles écossais à cheval. Ensuite, pour éviter les symptômes de cette maladie courante il prit des mesures préventives contre le surmenage littéraire en adoptant une diète et un mode de vie réguliers : faire de l'équitation deux à trois fois par semaine et marcher quotidiennement, espérant guérir complètement et pouvoir étudier plus longuement.

Il se trompait beaucoup car, en mai 1731, son appétit devint vorace, sa digestion rapide, suivie, à sa surprise, d'une palpitation du cœur très rare auparavant. Cependant, cet appétit eut un effet insolite. Il le fortifia considérablement en six semaines si bien que de grand, svelte et sec il devint un gaillard des plus vigoureux, robuste et en pleine santé apparente, avec un teint rougeaud et une mine réjouie, que son correspondant avait pu constater. Chacun le félicitait de sa guérison complète. Il justifia au médecin son régime par sa peur de la phtisie (*Consumption*). Son appétit se calma progressivement, mais il lui resta la même palpitation cardiaque à un degré cependant moindre, et une bonne quantité d'air dans son estomac sans le mauvais goût qu'il avait d'ordinaire. Il dit avoir repris les amers et les pilules antihystériques par deux fois avec, au printemps dernier (donc entre avril et juin 1733), des jus antiscorbutiques, sans effet considérable sinon une diminution très courte de ses symptômes.

Après avoir exposé ainsi sa condition corporelle au médecin il lui fit part de ses études, de ses projets littéraires des trois dernières années, et de la gêne occasionnée par sa maladie. Il se désole à nouveau de sa santé imparfaite. Il croit à une faiblesse des esprits plutôt qu'à leur abattement, et juge sa maladie aussi distincte des vapeurs communes que celles-ci de la folie. Il avoue commencer à désespérer de guérir, et que sa seule assurance de se préserver de la mélancolie induite par cette sombre perspective fut ses réflexions maussades sur la vanité du monde et de toute gloire humaine. Dans un tel état toute sa philosophie sera impuissante à l'apaiser. Il entreprit donc de se secouer. Il fut encouragé par les exemples de guérison de cas plus graves de sa maladie et par les assurances de ses médecins. Il analysa que l'étude et l'inaction constituaient les facteurs favorisant sa maladie et que l'occupation et la distraction lui seraient très bénéfiques. Il résolut donc de rechercher une vie plus active et de mettre de côté ses prétentions aux études. Il trouva deux modes de vie qui lui permettraient de guérir : celui d'un directeur de compagnie de voyages ou celui d'un marchand. Se sentant inapte au premier il décida du second, ayant eu une recommandation pour un grand homme d'affaires de Bristol.

Il sollicita donc le médecin de le consulter lors de son passage à Londres vers Bristol pour lui procurer des conseils, tous les médecins consultés auparavant n'ayant jamais pu, bien que très capables, comprendre sa maladie. Il les juge trop peu savants en dehors de leur profession, et ignorants des mouvements de l'esprit. Il estime donc son correspondant la personne la plus propre à résoudre ses doutes et à lui donner un ensemble de recommandations sur lesquelles il puisse compter, relatives aux craintes et aux espoirs divers inhérents à cette maladie tenace. Il souhaite lui poser plusieurs questions : s'il a connu des hommes de lettres affectés des mêmes symptômes, s'il peut espérer une guérison et dans quel délai, s'il pourra regagner la vigueur de ses esprits et endurer la fatigue d'une pensée profonde et abstruse, et s'il a pris la bonne décision pour se guérir, ayant épuisé tous les autres remèdes convenables à sa maladie.

Durant les quatre ans que dura sa maladie il passa les hivers à Édimbourg et les saisons plus douces à Ninewells. En mars 1732, il avait écrit à son meilleur ami de collège, Michael Ramsay, pour l'inviter à Ninewells, se trouvant alors en assez bonne santé, meilleure que durant les deux années précédentes. Durant l'été 1733 il avait décidé de parcourir huit miles chaque matin et chaque après-midi pour se rendre à une source thermale. Selon Mossner, cette source pourrait correspondre à celle de Duns et les premiers manuscrits de Hume montrent qu'il s'intéressa aux propriétés des eaux minérales. Deux des neuf notes de philosophie naturelle que Hume semble avoir rédigées entre 1729 et 1734 concernent ses recherches sur les eaux thermales. Mossner souligne que la fin de ces notes révèle que Hume commençait à devenir sceptique envers les remèdes des médecins qu'il trouvait pour la plupart défavorables et inutiles dans la vie ordinaire.[544]

En fin de compte on ne sait pas si Hume a réellement rencontré ce médecin londonien et comment il s'est débarrassé de sa maladie, que Mossner juge psychosomatique, guérie par sa simple confiance à en guérir, la lettre à Arbuthnot jouant le rôle de catharsis.

De cette expérience Hume retint le bénéfice de l'exercice physique, et la nocivité de l'étude excessive, contre laquelle il mettra en garde en 1775 son neveu David Home (1757-1838), alors un étudiant de dix-huit ans.

Hume partit de Ninewells courant février 1734 pour se rendre à Bristol, en Angleterre, où il arriva mi-mars en passant par Londres. À Bristol il changea son nom de Home en Hume car les anglais n'arrivaient pas à le prononcer à l'écossaise « Hume ». Une querelle avec son patron mit fin à sa tentative d'entrer dans le monde des affaires qui dura environ quatre mois. Il s'embarqua alors pour la France et arriva à Paris au milieu de l'été 1734.

B. Trois années en France (septembre 1734 – septembre 1737)

À Paris il se présenta au chevalier A.M. Ramsay (1678-1743), un compatriote qui était le cousin de son ami d'enfance et de collège Michael Ramsay.

Admirateur des œuvres de Fénelon A.M. Ramsay avait débarqué en France en 1709, et s'était converti au quiétisme de Fénelon dont il écrivit une

---

[544] Mossner Ernest Campbell, *The life of David Hume*, (1954) 2e édition, Oxford University press, 1980, p. 69

biographie. Il fut précepteur des princes Stuarts exilés, Charles Edward Stuart (1720-1788) et son frère Henry. Les Stuarts, chassés d'Écosse et d'Angleterre par les protestants, s'étaient réfugiés en France sous le règne de Louis XIV, à Saint-Germain en Laye, puis à Rome où Ramsay les accompagna en 1724. Celui-ci reçut un brevet de chevalier du roi anglais. Lors de son voyage à Londres en 1729 il fut initié à la franc-maçonnerie. Cependant, pour ne pas abjurer le catholicisme il revint en France, où il devint le précepteur du duc de Château-Thierry et du prince de Turenne. Plus tard il jouera un rôle dans la franc-maçonnerie par le célèbre discours qu'il prononça en France en décembre 1736, qui sera à l'origine, dans notre pays puis dans toute l'Europe, des grades supérieurs dits Écossais, plus ésotériques que les grades « bleus » d'Apprenti, de Compagnon et de Maître, de la franc-maçonnerie anglaise. Dans ce *Discours prononcé à la réception des francs-maçons* il défendait une philosophie des Lumières fondée notamment sur l'amour et la paix entre les hommes.

Bien que Ramsay perçût la divergence de Hume envers ses idées philosophiques et religieuses il lui fit bon accueil. Il l'incita probablement à se rendre à Reims, cité des sacres des rois catholiques de France, et lui donna des lettres de recommandation pour deux des meilleures familles de la capitale champenoise.

a/ Le séjour à Reims (septembre 1734 – septembre ? 1735)

Dans l'une de ces deux familles figurait, selon Mossner, Jean Godinot (1661-1749), docteur en théologie et janséniste, chanoine et philanthrope rémois, dont le nom fut donné en 1970 au nouveau centre anticancéreux de Reims. Créé en 1925, renommé « Institut Jean Godinot », il demeure un hôpital très important pour toute la région. Par ce nom on rendait hommage au don de 25 000 livres que Godinot avait fait en 1738 dans le but d'entretenir deux cancéreux pauvres, chrétiens et d'origine rémoise, porteurs d'ulcères incurables et accusés dans un premier temps d'être contagieux par leur puanteur, autrement dit, par l'air vicié qu'ils dégageaient. Le premier « hôpital pour cancérés » au monde fut ainsi créé en 1742. Il compta jusqu'à douze malades et disparut au bout d'un siècle.[545]

À Reims Hume fut recommandé à l'abbé N.-A. Pluche (1688-1761), professeur à l'université de Reims, janséniste anticartésien, auteur connu du *Spectacle de la nature* (1732), qui était alors absent. Il dut l'attendre, se réjouissant d'avance de jouir de sa conversation et de sa magnifique bibliothèque. Il en profita pour relire, en français cette fois, les *Essais sur l'entendement* de Locke et les *Principes de la connaissance humaine* de Berkeley. Il séjourna environ un an au *Perroquet vert* chez Mr Mesier et commença à rédiger son *Traité de la nature humaine*.

[545] Pinell Patrice, *Naissance d'un fléau. Histoire de la lutte contre le cancer en France (1890-1940)*, Métailié, Paris, 1992, p. 22-26

Trouvant la ville de Reims trop onéreuse il se rendit à La Flèche, peut-être attiré par le souvenir de Descartes.

b) Deux années d'étude et d'écriture à La Flèche (1735 - août 1737)

Hume ne résida pas exactement à La Flèche, mais dans le manoir d'Yvandeau qui, sur les hauteurs, dominait la ville. Il y écrivit la majeure partie de son premier traité. À la ville il côtoya amicalement les Jésuites dans le célèbre collège qui éduqua Descartes. Il y descendait pour discuter avec quelques-uns des Jésuites et se servir de leur formidable bibliothèque, riche de 40 000 volumes à la dissolution de l'ordre par Louis XV en 1772. Son premier ouvrage terminé, avide de gloire, il décida de retourner à Londres pour le publier.

Sur le chemin du retour vers Paris, il écrivit de Tours, le 26 août 1737, une lettre à son ami M. Ramsay où il lui conseille de lire le traité sur les *Principes de la connaissance humaine* de Berkeley, *La Recherche de la vérité* de Malebranche et certains des articles les plus métaphysiques du dictionnaire de Bayle, ceux sur Zénon et Spinoza, outre les *Méditations métaphysiques* de Descartes. Il confia à son ami que ces ouvrages lui feront comprendre facilement les parties métaphysiques de son raisonnement, et il compte sur son bon sens naturel pour juger de la force et de la solidité du reste, qui dépend très peu, selon lui, des systèmes philosophiques précédents.

C. Retour et séjour à Londres (septembre 1737 – février 1739)

De retour à Londres à la mi-septembre 1737 Hume fréquenta plusieurs personnes qu'il avait connues auparavant à Édimbourg. Mossner présume que, parmi celles-ci, figure John Armstrong (1709-1779), qui avait ouvert un cabinet médical à Londres en 1735. Ce médecin était aussi poète. En 1736, alors que sa pratique avait du succès, il fit éditer un poème intitulé *Oeconomy of Love*, audacieux parce qu'il proposait des conseils aux jeunes gens sur l'art amoureux. Hume le jugera plus tard très poétique, mais il en résulta, pour le médecin, une chute de sa clientèle. Pour se racheter il publia l'année suivante un ouvrage purement médical sur l'histoire et le traitement des maladies vénériennes (*Synopsis of the history and cure of the venereal diseases*). Il publiera aussi en 1744 son *Art of preserving health*, le poème anglais le plus classique selon Hume.[546]

Hume, malgré la grande liberté de publication en Angleterre, fut inquiet de l'accueil qu'aurait son traité à propos des questions religieuses, et il retira son analyse critique des miracles, née du temps de son séjour à La Flèche et de son attention aux arguties des Jésuites. Il fut fiévreux de le publier. Les deux

---

[546] Par la suite Armstrong devint médecin d'hôpital militaire sur l'île de Minorque jusqu'en 1756 et en Allemagne de 1760 à 1763. Il revint alors à Londres où il reverra Hume.

premiers livres du traité, qui portent sur l'entendement et les passions, parurent de façon anonyme à Londres en janvier 1739, et le troisième, sur la morale, en novembre 1740. Son titre complet à sa parution *A treatise of human nature : being an attempt to introduce the experimental method of reasoning into moral subjects* (Traité de la nature humaine : étant une tentative d'introduire la méthode expérimentale de raisonnement dans les sujets moraux) montre sa volonté d'user de la méthode expérimentale en philosophie éthique. Qu'est-ce à dire ? Car l'auteur n'a fait aucune expérience ! Sans doute veut-il dire qu'il a raisonné sur des observations, en l'occurrence, sur les mécanismes observables du fonctionnement de l'entendement humain !

Il s'est aperçu, à la suite de P. Bayle, de la faiblesse des facultés rationnelles humaines, ce qui l'entraîna vers le scepticisme. Il n'est lui-même pas sûr que son propre système philosophique soit juste, récusant ainsi tout dogmatisme. Il est conscient que cette incertitude proclamée le porte au désespoir et à la mélancolie, qu'il exprime dans sa conclusion du premier livre : *Le souvenir de mes erreurs passées et de mes perplexités me donne de la défiance pour l'avenir. La condition misérable, la faiblesse et le désordre des facultés, que je dois employer dans mes recherches, accroissent mes appréhensions. L'impossibilité d'améliorer ou de corriger ces facultés me réduit presque au désespoir* (despair) *et fait que je me résous à périr sur le rocher stérile ou je suis à présent, plutôt que de m'aventurer sur cet océan sans bornes qui s'étend immensément. Cette vue soudaine du danger où je me trouve me frappe de mélancolie* (melancholy) *: et, puisque cette passion, plus que toute autre, a pour habitude de se complaire en elle-même, je ne peux m'empêcher de nourrir mon désespoir de toutes les réflexions déprimantes que le sujet actuel me fournit en si grande abondance.*[547]

D'où l'intense sentiment de solitude qu'il ressent face à ses découvertes philosophiques originales : *Je suis d'abord effrayé et confondu de cette solitude désespérée où je me trouve placé dans ma philosophie et j'imagine que je suis un monstre étrange et extraordinaire qui, pour son incapacité à se mêler et à s'unir à la société, a été exclu de tout commerce humain et laissé complètement abandonné et sans consolation.*[548] C'est exagérément dépité qu'il juge que son œuvre l'a mis au ban de la société, tout en admettant sa responsabilité et sa misanthropie actuelle.[549] Très habilement et soucieux de

---

547 Hume David, *Traité de la nature humaine*, Aubier-Montaigne, Paris, 1973, trad. en français par A. Leroy, T. I, p. 356 ; pour le texte anglais je me réfère à l'édition anglaise éditée à Oxford en 1896 par L.A. Selby-Bigge.

548 Id.

549 *C'est volontiers que je rentrerais dans la masse pour y trouver sécurité et chaleur, mais je ne peux me persuader de me mêler à une telle laideur ; j'exhorte d'autres hommes à me rejoindre pour former un groupe distinct, aucun ne veut m'écouter. Chacun se tient à distance et craint la tempête qui me bat de tous les côtés. Je me suis exposé à l'inimitié de tous les métaphysiciens, des logiciens, des mathématiciens et même des théologiens ; puis-je m'étonner des affronts qu'il me faut souffrir ? J'ai déclaré que je désapprouvais leurs systèmes ; puis-je être surpris qu'ils expriment leur haine de mon système et de ma personne ? Quand je regarde*

reconnaissance il se met, seul avec son système, face au monde, dans une attitude à la fois d'humilité et d'orgueil. Car son système est à la fois puissant, irréfutable dans sa démonstration de l'incertitude de la connaissance de la vérité, et ouvert, par les interprétations différentes et antidogmatiques qu'on peut donner des faits, actuels ou nouveaux, en mettant l'accent sur le rôle du sujet. Influencé par Bacon et Newton il prolonge leur positivisme en annonçant, par l'importance donnée à l'habitude subjective, la révolution philosophique idéaliste de Kant.[550]

La certitude rationnelle de ne pouvoir jamais saisir une vérité scientifique ou philosophique définitive et aucune certitude fut source de sa mélancolie. Il recommande, pour s'en guérir, de suivre ses penchants naturels et ses impressions sensibles : *Très heureusement il se produit que, puisque la raison est incapable de chasser ces nuages, la Nature elle-même suffit à y parvenir ; elle me guérit de cette mélancolie philosophique et de ce délire soit par relâchement de la tendance de l'esprit, soit par quelque divertissement et par une vive impression sensible qui effacent toutes ces chimères. Je dîne, je joue au tric-trac, je parle et me réjouis avec mes amis* [...] *Alors donc je me trouve absolument et nécessairement déterminé à vivre, à parler et à agir comme les autres hommes dans les affaires courantes de la vie.* (Ib., T.I, p. 362) N'aurait-il pas une tendance épicurienne ?

Il est inutile, pour soi et pour les autres, de se torturer l'esprit à rechercher une certitude et une vérité impossibles à trouver, de *renoncer aux plaisirs de la vie pour l'amour du raisonnement et de la philosophie*. Les philosophes qui

à l'entour, de tout côté, je prévois discussion, contradiction, colère, calomnie et dépréciation. Quand je tourne mes regards en moi-même, je ne trouve rien que doute et ignorance. Le monde entier s'unit pour s'opposer à moi et me contredire ; et pourtant telle est ma faiblesse que je sens toutes mes opinions se relâcher et tomber d'elles-mêmes quand l'approbation d'autrui ne les soutient pas. Chaque pas que je fais, je le fais en hésitant ; chaque nouvelle réflexion me fait craindre une erreur et une absurdité dans mon raisonnement. (Ib., T.I, p. 357)

[550] *Quand nous poursuivons l'entendement humain jusque dans ses premiers principes, nous nous trouvons conduits à des sentiments qui, semble-t-il, tournent en ridicule toutes nos peines passées et toute notre industrie et nous détournent de toute recherche future. L'esprit humain ne recherche rien avec plus de curiosité que les causes de chaque phénomène : nous ne nous contentons pas de connaître les causes immédiates, nous poussons nos recherches jusqu'à parvenir au principe initial et dernier.* [...] *C'est le dessein de toutes nos études et de toutes nos réflexions : quelle déconvenue éprouvons-nous nécessairement quand nous apprenons que cette connexion, ce lien, cette énergie se trouve seulement en nous, que ce n'est rien qu'une détermination de l'esprit acquise par accoutumance et que celle-ci nous fait passer d'un objet à celui qui l'accompagne habituellement et de l'impression de l'un à l'idée vive de l'autre ? Une telle découverte non seulement coupe court à tout espoir d'obtenir jamais satisfaction, mais même elle devance nos désirs eux-mêmes ; car il apparaît que lorsque nous disons que nous désirons connaître l'ultime principe opérant comme un quelque chose qui réside dans l'objet extérieur, ou bien nous nous contredisons nous-mêmes, ou bien nos paroles sont dépourvues de signification.* (Ib., p. 359)

recherchent la vérité sont des sots et la seule attitude philosophique possible est le scepticisme.[551]

Il semble donc que la conclusion de son analyse de l'entendement ne fait qu'exposer sa solution personnelle pour se libérer de sa névrose d'angoisse à expression psychosomatique : refouler tout instinct métaphysique rationnel et se conforter dans son scepticisme pour satisfaire en société ses besoins naturels de plaisirs sensibles.

En février 1739 il retourna en Écosse dans la maison familiale de Ninewells où vivaient sa mère, son frère et sa sœur.

3. Hume moraliste, politologue et historien (janvier 1741 - 1762)

A. En quête d'une reconnaissance d'homme de lettres et d'une chaire ; une expérience de précepteur (mars 1745 - avril 1746)

Le troisième volume de son traité, sur la morale, paru anonymement à Londres en novembre 1740, n'eut pas davantage de succès que les deux premiers. Il s'y voulait pourtant un anatomiste moins abstrait de l'esprit.

Face à cet échec Hume chercha une manière plus populaire d'écrire et les deux volumes édités successivement en 1742 de ses vingt-sept *Essais de morale et de politique* comblèrent ses espoirs de réussite et son désir juvénile de gloire. Plus tard, il les amputa de sept d'entre eux, les jugeant trop frivoles.

En 1744, il échoua, pour des raisons religieuses et politiques, dans ses tentatives pour succéder à Pringle dans la chaire d'éthique et de pneumatique (métaphysique et théologie naturelle) d'Édimbourg.

John Pringle (1707-1782), fils d'un professeur de médecine d'Édimbourg, avait été reçu docteur en médecine à Leyde en 1730. Il se rendit alors à Édimbourg pour pratiquer la médecine. Il y fut nommé professeur d'éthique et de pneumatique. Il devint en 1742 médecin ordinaire de l'armée puis médecin en chef des hôpitaux. En 1744 il démissionna de son poste professoral, étant promu médecin-général des forces armées britanniques qu'il

---

[551] *Car tels sont mes sentiments dans l'humeur chagrine qui me gouverne à présent. Je puis céder, mieux, il faut que je cède au courant de la nature en me soumettant à mes sens et à mon entendement ; et, par cet aveugle soumission, je montre très parfaitement ma disposition sceptique et mes principes. Mais s'ensuit-il que je doive lutter contre le courant de la nature qui me porte à l'indolence et au plaisir ; que je doive me retirer en quelque mesure du commerce et de la société des hommes, qui est si agréable ; et que je doive me torturer la pensée avec des subtilités et des sophismes au moment même où je ne peux me prouver le caractère raisonnable d'une application aussi pénible, ni avoir une suffisante perspective d'arriver par son moyen à la vérité et à la certitude ? Quelle est l'obligation où je suis de gaspiller ainsi mon temps ?* [...] *Tels sont mes sentiments de mélancolie et d'indolence : et certes je dois avouer que la philosophie n'a rien à leur opposer : elle attend la victoire plus du retour d'une disposition sérieuse et bien inspirée que de la force de la raison et de la conviction. Dans tous les évènements de la vie, nous devons toujours conserver notre scepticisme.* (Ib., T.I, p. 362-363)

suivit dans les Flandres, les États germaniques, puis en Angleterre et en Écosse.

Hume fut sur les rangs pour succéder à son professorat, sans y réussir. Son *Traité de la nature humaine* n'apportait pas assez de garantie d'orthodoxie religieuse et morale.

À défaut, il finit par accepter un poste de précepteur du marquis d'Annandale, auprès duquel il demeura un an, à vingt miles de Londres, dans le manoir seigneurial où il arriva à la fin février 1745.

Le marquis d'Annandale, âgé de vingt-cinq ans, était sujet à des bizarreries et à des accès de dépression. Tout se passa bien au début, mais en septembre le marquis devint plus violent et indocile. Il vomissait volontairement après les repas et nécessitait une surveillance constante. Le préceptorat se transforma en gardiennage. Hume fut surtout en butte à un cousin du marquis, un capitaine de la *Navy*, qui lui chicana à partir de novembre son salaire. Il tenta de faire face, mais ces difficultés le replongèrent dans un nouvel état mélancolique, pire pour lui par la soumission et l'irrespect qu'il ressentait de la part d'un être humain. Finalement, il donna sa démission le 16 avril 1746, car le marquis lui ordonnait de plus en plus souvent, dans ses accès de colère, de quitter la maison.

Pour toucher les émoluments ratifiés dans son contrat il dut faire un procès à la famille. Il y fut déclaré que le marquis avait sombré dans la folie à partir de décembre 1744, mais Hume dut attendre des années avant de rentrer dans ses droits.

B. Hume au service de l'armée britannique (mai 1746 – décembre 1748)

En février 1744 la France était prête à envahir l'Angleterre pour restaurer la dynastie des Stuarts. Le plan échoua, mais le prétendant, le prince Charles Edward Stuart, ne désarma pas et accosta le 25 juillet 1745 sur la côte ouest des *Highlands* d'Écosse. Avec seulement cinq mille hommes il réussit en septembre à conquérir Édimbourg où il établit sa cour. Il envahit ensuite l'Angleterre jusqu'à Derby. L'indiscipline de ses troupes le força à se replier en Écosse. Ses hommes prirent Inverness, mais furent défaits complètement à Culloden le 16 avril 1746 par l'armée royale anglaise bien plus importante. Il échappa à la traque et revint à la fin de septembre en France d'où il fut expulsé deux ans plus tard sous la pression de l'Angleterre. Selon Mossner, Hume était politiquement whig, mais opposé au zèle religieux, aussi bien whig que tory, et au jacobinisme, dont on l'accusa pourtant.

Le jour-même de la bataille de Culloden Hume quittait sa fonction de précepteur et se rendit à Londres. Le mois suivant, un parent éloigné écossais, le lieutenant-général de l'armée britannique James St Clair, le choisit comme secrétaire, puis le nomma juge-avocat de la cour martiale de toutes les forces armées qu'il commandait. Hume le suivit dans la guerre de succession d'Autriche pendant huit mois. Pour faire diversion des troupes françaises engagées dans la guerre des Flandres autrichiennes St Clair tenta de faire le siège de Lorient, mais un concours de circonstances le fit échouer. Voltaire se moqua de cette expédition ratée. Hume fit une mise au point, critiquant la manière singulière et crédule, plus d'un poète que d'un vrai historien, dont Voltaire avait rapporté les faits.

Au cours de cette aventure militaire Hume assista au suicide mortel d'un officier major devenu son ami qui, par scrupule de n'avoir pas rempli son devoir, se trancha les artères.[552] Il y contracta aussi des amitiés pérennes, dont celles du médecin John Clephane (1702-1758) et du capitaine James Edmonstoune qui deviendra plus tard lieutenant-colonel. Il mit encore plusieurs années à se faire payer la demi-solde due par le gouvernement.

Du fait d'une table généreuse et de sa faible activité physique il acquit un énorme embonpoint. Sa grande taille ne masqua pas son obésité et son gros ventre lui attira des dizaines de plaisanteries. Il s'en amusait lui-même.

Privé d'emploi après cette expédition il retourna en Écosse en juillet 1747 et se remit, sans garder l'anonymat, à ses publications, surtout ses *Philosophical Essays concerning Human Understanding* (Essai philosophique concernant l'entendement humain) qui parut en février 1748. Il y inséra cette fois son texte sur les miracles qu'il avait banni de son premier ouvrage dix ans auparavant.

En janvier 1748 le général St Clair lui procura le même poste qu'en 1746, cette fois pour l'accompagner à son ambassade militaire des cours de Vienne et de Turin. Il l'accepta à contrecœur, car il désirait surtout être un homme de lettres, mais il espéra y trouver une expérience pour le livre d'histoire qu'il projetait d'écrire.

Arrivé à Vienne en avril 1748 on le présenta avec l'état-major de St Clair à l'empereur germanique et à l'impératrice Marie-Thérèse. Il remarqua la pruderie de celle-ci, mais aussi son amabilité pour avoir suspendu une cérémonie protocolaire pendant laquelle les membres de l'état-major risquaient de tomber les uns sur les autres et Hume d'écraser ses voisins. Il regretta l'absence durant son séjour de distractions, quand bien même il put entendre Monticelli, la plus belle voix du monde après Farinelli.

En route vers Turin il observa l'air absolument idiot et dégénéré des habitants de Styrie, et leurs gorges énormément enflées. Il ne pouvait qu'ignorer la cause de ces goitres, dus au manque d'iode des vallées de ces contrées reculées.

À Turin, après une entrevue avec le roi de Sardaigne, l'état-major apprit la signature de la paix d'Aix-la-Chapelle entre les belligérants, ce qui ôta toute

[552] Je me souviens, pour ma part, d'un de mes malades ayant réussi son suicide de cette manière, et ai constaté plusieurs tentatives d'autres patients s'étant lacérés trop superficiellement pour en mourir.

utilité à ce voyage. Hume y attrapa une fièvre violente qui le fit délirer et commettre des extravagances.

Au retour vers l'Angleterre il s'arrêta avec ses collègues à Lyon. En route vers Paris ils virent à un relais de poste de Fontainebleau le jeune prétendant Stuart, prisonnier des français et sur le chemin de son exil forcé à Rome. Hume arriva à Londres au début de l'année 1749.

Par ce voyage diplomatique il acquit une petite fortune de presque un millier de livres, lui fournissant l'indépendance qu'il recherchait pour se consacrer à la vie littéraire.

C. Activité littéraire ; secrétaire de la société philosophique d'Édimbourg et bibliothécaire (1749 - 1762)

a/ Petites satires médicales

Au début de l'été 1749 Hume repartit de Londres à Ninewells où il demeura pendant deux ans. Il y travailla notamment à la première esquisse de ses *Dialogues concerning natural religion* (Dialogues concernant la religion naturelle), qui ne furent publiés par prudence qu'après sa mort, et à son *History of England* (Histoire de l'Angleterre).

Durant les années 1750 et 1751 il rédigea deux petites satires contre un de ses amis médecins fervent jacobite, James Fraser, qu'il avait connu lors de l'expédition marine contre la Bretagne. Il imagina la première lors d'une nuit où il était torturé par des rhumatismes. Il présenta la seconde sous forme d'un appel adressé aux vertus morales compétentes pour juger d'une pétition de patients de Westminster contre l'apothicaire James Fraser. Elle faisait valoir ironiquement que celui-ci, par sa bonne humeur, avait guéri beaucoup de malades et, par sa pratique médicale, n'en avait pas tué davantage qu'il ne le pouvait. Car, plaide Hume, dans tous les cas d'hypocondrie il était souverain. Sa présence seule dissipait la maladie, en réjouissant la vue et en excitant une agitation douce des poumons et du thorax qui facilitait l'expectoration, la respiration, la circulation et la digestion. Il engageait ironiquement les pétitionnaires à se persuader qu'il n'était pas mort plus de malades traités par James Fraser que naturellement, là où la pratique médicale était absente ou inconnue ; même si cette époque sceptique et incrédule l'admettrait difficilement !

Il justifiait l'extrême négligence du médicastre envers les pétitionnaires par le fait, qu'influencé par des politiciens jacobites, il avait accordé toute son attention à Dame publique. Il lui avait fait ingurgiter un remède, ou plutôt un poison, consistant en une préparation composée d'acier du Nord et d'eau bénite du Sud, poison qui lui aurait été fatal si elle ne l'avait pas vomi. Hume terminait sa satire en proposant de décharger Fraser du soin de Dame publique et de lui ordonner de s'occuper à nouveau des pétitionnaires et de leurs familles.

b/ Hume secrétaire d'une société médico-chirurgicale et philosophique (janvier 1752 - 1763) ; les Monro père et fils

En mars 1751, son frère se maria et Hume décida à regret, avec sa sœur, de quitter Ninewells où tous vivaient heureux jusque-là, pour ne pas gêner le nouveau couple. Clephane lui offrit un logement dans sa maison de Londres, mais Hume choisit de s'installer à Édimbourg, forte alors d'environ 50 000 habitants. Il y demeurera la majeure partie des vingt-cinq ans qui lui resteront à vivre. Il se déclare alors en bonne santé.

En décembre 1751, il fut élu cosecrétaire de la *Philosophical Society of Edinburgh.* Celle-ci avait été créée en 1731, avec comme premier secrétaire le médecin et chirurgien Alexandre Monro l'aîné, dans le but de collecter et de publier des essais sur la médecine et la chirurgie. Hume partagea le secrétariat avec un des fils Monro, le médecin Alexandre Monro le jeune. Disons quelques mots de cette famille médicale illustre.

Alexandre Monro l'aîné (1697-1767) naquit à Londres et suivit l'enseignement de W. Cheselden (1688-1752). Il voyagea en France, entendit Boerhaave en Hollande, puis s'installa à Édimbourg. En 1719, il devint démonstrateur puis professeur d'anatomie aux écoles de chirurgie où ses cours devinrent réputés. Il les poursuivit pendant quarante ans, jusqu'en 1759, année où il céda sa chaire à son fils Alexandre Monro le jeune et se consacra à la clinique. Il publia une *Anatomy of human bones and nerves* (Anatomie des os et des nerfs de l'homme) qui connut six éditions de 1726 à 1763. À partir de 1732, en tant que secrétaire de la Société royale, il dirigea et fit paraître cinq volumes des *Edinburgh medical essays and observations*, qui contiennent beaucoup d'articles à son nom. Ces recueils furent bien accueillis en Grande Bretagne et sur le continent. En 1758, il polémiqua avec William Hunter sur des questions de priorité de découvertes anatomiques et physiologiques. En 1765, il répondit aux questions posées par la faculté de Paris sur l'inoculation dans *An account of the inoculation of small-pox in Scotland* (Une histoire de l'inoculation de la variole en Écosse) et la défendit ardemment. Il eut deux fils médecins, Alexandre et Donald.

Alexandre Monro le jeune (1733-1817) fut reçu docteur en 1755. En 1759 il succéda à son père comme professeur d'anatomie et de chirurgie jusqu'en 1801. Il publia plusieurs ouvrages. Remarquons ceux sur l'hydropisie, sur les veines lymphatiques, sur l'examen microscopique du cerveau et des nerfs, et celui traitant d'expériences faites sur le système nerveux avec l'opium et les substances métalliques.

Donald Monro (1729-1802), de son côté, deviendra médecin militaire. Il publia un essai sur l'hydropisie, une histoire des maladies les plus fréquemment observées dans les hôpitaux militaires britanniques d'Allemagne, puis des observations sur les moyens de préserver la santé des soldats, un traité sur les eaux minérales et un autre sur la matière médicale.

En 1737, la société philosophique s'était élargie à la philosophie et aux lettres, ce qui avait augmenté le nombre de ses membres. Sous le mandat de Hume, qui débuta en 1752, parurent deux volumes d'essais et d'observations physiques et littéraires, en 1754 et 1756. En 1762, Benjamin Franklin (1706-1790), qu'il rencontra à Londres puis à Édimbourg durant l'automne 1759, lui adressa, à sa demande, un mémoire sur l'usage du paratonnerre, qui parut dans le troisième volume des Actes de la société, en 1771, bien après le départ de Hume en France en 1763. Par charte royale la société deviendra en 1783 la *Royal Society of Edinburgh.*

c/ Hume bibliothécaire (février 1752 – janvier 1757)

Durant la première année de sa fonction de secrétaire, Hume subit un nouvel échec, en l'occurrence dans sa tentative de conquérir la chaire de logique de l'université de Glasgow. Elle s'était libérée par le transfert d'Adam Smith, qui la détenait, vers celle de philosophie morale dont le titulaire était décédé en novembre 1751.[553] La réputation d'athée de Hume lui en barra l'accès malgré le soutien de plusieurs personnalités. Un de ses plus actifs partisans fut le médecin William Cullen (1712-1790), qui devint plus tard son ami intime et son médecin. En janvier 1752, il le remerciera pour le zèle qu'il avait déployé en sa faveur. Adam Smith (1723-1790), déjà célèbre et dont Hume avait probablement fait connaissance durant les années précédentes, le soutint aussi, mais craignit la réaction du public.

Une victoire compensa un peu cette défaite car, le 28 janvier, il fut élu conservateur et clerc de la faculté des avocats. Il l'annonça la semaine suivante à Clephane en le priant de devenir son médecin car il commençait à trouver sa santé altérée par un accès de vanité et de fatuité. Il sentait qu'il fallait lui ouvrir une veine pour amollir ce penchant, et il réclama à son ami une petite flatterie pour aider la nature à le décharger de cette matière peccante en augmentant son flux. Il se réjouissait que la philosophie, les lettres, la science et la vertu triomphent maintenant avec lui, en éloignant le peuple même de la bigoterie et de la superstition.

Ce succès lui permit de profiter aisément des 30 000 volumes de la bibliothèque pour écrire sa grande *Histoire de l'Angleterre* qui parut en six volumes de 1754 à 1762. Il n'eut néanmoins pas toute liberté d'acquérir n'importe quel ouvrage. En juin 1754 on lui fit retirer, pour indécence, trois livres d'auteurs français parmi les soixante-quatorze qu'il avait commandés. Il s'agit des *Contes* de La Fontaine, de *l'Écumoire* de Crébillon fils et de l'*Histoire amoureuse des Gaules* de Bussy-Rabutin, cousin de Mme de Sévigné, qui en raison de cet ouvrage publié à son insu fut banni de la cour et exilé dans son château de Bourgogne pendant dix-sept ans.

---

[553] C'est Thomas Reid (1710-1796) qui succédera à Adam Smith en 1764.

Hume démissionna de son poste en janvier 1757. Mossner conjecture qu'il voulut le laisser à un de ses amis qui n'avait pas les moyens de vivre.

En septembre 1757, Hume, ayant de nombreux ennemis en Écosse et songeant à déménager à Londres, sollicita à nouveau son ami Clephane, de lui louer une chambre, comme celui-ci le lui avait proposé six ans auparavant. Malheureusement, le médecin prit du service dans la marine, tomba malade et mourut lors de l'expédition de St Malo en 1758. Aussi Hume emménagea-t-il en septembre 1758 dans une pension de famille pour Écossais tenue par deux sœurs, afin de surveiller l'impression des volumes de son histoire des Tudors. Dès lors il résida chez elles à chacun de ses séjours londoniens. À Londres il retrouva d'anciens amis, s'en fit de nouveaux, et rencontra des personnalités comme Samuel Johnson (1709-1784), qui le détesta[554], Edmund Burke (1729-1797), dont il admira l'ouvrage sur le Sublime et le Beau, et Thomas Birch, le secrétaire de la *Royal Society*. Il put profiter de la bibliothèque du *British Museum* qui ouvrit en janvier 1759.

Il retourna à Édimbourg en octobre 1759 pour forger la nouvelle partie historique qu'il devait traiter après un nouveau contrat avec son éditeur Millar. Par le travail pénible de défricher une masse de livres volumineux il se rappela le besoin du lettré de s'octroyer du repos et de la détente, et de ne pas résister au désir de dormir. Londres ne l'attira plus et il se sentit détesté des Anglais en tant qu'Écossais, jugé whig par certains, tory par d'autres, ou non-chrétien, et considéré à tort comme un historien jacobite.

Après avoir achevé en 1762 la partie de son histoire de l'Angleterre allant de l'invasion de Jules César à la révolution de 1688 il se sentit délivré de l'obligation d'écrire, voulut résister à la pression de son éditeur et prétendit entrer dans une phase d'indolence. Il prenait conscience des risques pour sa santé. Il avait honte d'être aussi corpulent et voulait s'empêcher par tous les moyens de grossir. Il savait que la meilleure recette pour éviter les maladies du corps et de l'esprit consistait à bouger le premier et à mettre au repos le

[554] Johnson n'aimait pas beaucoup les Écossais même s'il fut un grand ami de Boswell. Celui-ci raconte que, selon Johnson, Hume n'aurait jamais écrit d'ouvrages historiques s'il n'avait lu Voltaire ; il n'est qu'un écho de Voltaire. (*Vie de Samuel Johnson*, p. 123) Quant à l'antichristianisme de Hume, Johnson argue que Hume aurait avoué lui-même qu'il n'avait jamais lu avec attention le Nouveau Testament. (Ib., p. 113) Au récit de Boswell, que Hume lui avait dit ne pas être plus préoccupé de savoir s'il existerait encore après sa vie terrestre que de son existence avant de vivre, Johnson répondit : *S'il le pense vraiment, c'est que ses facultés ne lui obéissent plus et qu'il est fou. S'il ne le pense pas c'est un menteur.* (Ib., p. 138) À propos des miracles Boswell, trouvant que Johnson, qui ne croyait pas aux choses trop extraordinaires, était proche des arguments de Hume contre les miracles, et rapportant que Hume *dit qu'il est plus probable que les témoins aient menti ou se soient trompés, que de croire au miracle*, Johnson lui répondit : *Hume, si on prend les choses sans les étudier à fond, a raison. Mais la révélation chrétienne n'est pas prouvée par les seuls miracles ; elle est comme rattachée à des prophéties et à des doctrines en confirmation desquelles les miracles ont eu lieu.* (Ib., p. 269) Il approuva sans réserve Boswell qui remarqua que *la grande vérité commune à toute la chrétienté est la révélation de l'immortalité.* (Id.) Il n'aimait pas le scepticisme de Hume qu'il jugeait novateur par vanité. (*Papiers de Boswell*, p. 267 et p. 299)

second. Selon Mossner, il entrait dans un état réel de frustration, d'inquiétude et de tristesse. Il commençait à perdre toute ambition, tout goût pour le plaisir et à développer une indifférence totale envers toute chose de la vie humaine. Autrement dit il devenait dépressif. En butte aux vexations de la part des Anglais et même de ses compatriotes il saisit l'opportunité qu'on lui offrit de partir en France.

4. La dévotion française (1763 – 1766)

Montesquieu fut le premier en France à reconnaître le génie de Hume. Il s'ensuivit une correspondance qui dura jusqu'à la mort du premier en 1755. Des œuvres de Hume furent traduites en français ce qui les fit connaître. L'abbé Prévost traduisit l'*History of the Stuarts.* Dès 1759 le nom de Hume était prestigieux à Paris et, en 1762, Hume y était le plus réputé des écrivains. En mars 1761, Marie-Charlotte Hippolyte de Campet de Saujon, comtesse de Boufflers (1725-1800), lui adressa à Édimbourg une lettre pour lui offrir sa protection et son amitié. Elle trouvait son *Histoire des Stuarts* d'une impartialité divine, qui révélait un philosophe parfait, un homme d'état, un historien de génie, un savant éclairé en politique et un vrai patriote. Elle l'invitait à venir en France où elle désirait lui procurer un séjour agréable. Un échange épistolaire s'amorça. Protectrice de Rousseau elle sollicita en juin 1762 l'aide de Hume pour faciliter son émigration en Angleterre après la condamnation de l'*Émile* par le parlement de Paris.

Par le traité de paix, signé à Paris en février 1763, entre l'Angleterre et la France en guerre depuis sept ans, il devint plus facile de traverser la Manche et une anglomanie s'instaura en France. La comtesse de Boufflers se décida à se rendre à Londres pour rencontrer Hume. Elle quitta Paris le 17 avril et, le 21, Pringle informa son ami de son arrivée et de son désir de le voir. Bien qu'ayant attendu Hume pendant trois mois, la comtesse, après une vie londonienne très mondaine, rentra bredouille en France, le philosophe ne se décidant pas à quitter l'Écosse et projetant de la rencontrer à Paris.

C'est alors que le comte d'Hertford, nommé en avril ambassadeur de France par George III (1738-1820) et inconnu de Hume, lui proposa de l'accompagner à son ambassade parisienne avec la perspective de devenir son secrétaire. Il refusa d'abord l'offre puis, sur l'insistance du lord, l'accepta. Il partit d'Édimbourg le 10 août. Le 13 octobre, Lord Hertford et sa suite, avec Hume, quittèrent Londres.

Ils arrivèrent à Paris le 18 octobre et la comtesse de Boufflers ne put accueillir immédiatement Hume car elle avait contracté la rougeole. Il fut reçu à Fontainebleau et à Versailles par la cour comme un grand génie, et chacun voulut le voir et y aller de sa flatterie. Il était accaparé par les jolies femmes. Cela lui pesa et il commença à regretter sa vie simple à Édimbourg et la rudesse de son club écossais. Cependant, l'adulation pour lui n'excluait pas les marques d'affection et il apprécia qu'on l'admire surtout pour son propre caractère. Cette vogue dura, étonnamment, les vingt-six mois qu'il passa en France.

Hume fréquenta avec bonheur les salons, ceux de Mme Geoffrin, de Mme du Deffand, de Mlle de Lespinasse, la compagne de d'Alembert, et surtout celui de Mme de Boufflers, maîtresse un certain temps du prince de Conti. Il commença à se rendre au salon du prince au Temple en novembre ou décembre 1763. Il en devint très assidu car il tomba sous le charme de la comtesse. Il devint son amant durant l'été 1764, mais eut scrupule de sa passion car elle n'était pas libre. Il voulut rompre leur liaison amoureuse tout en lui gardant une estime inaltérable, la plus grande dévotion et l'affection la plus sincère. Il lui doit, lui déclare-t-il, de l'avoir sauvé d'une totale indifférence envers chaque chose de la vie humaine, un état peut-être pire que les tourments de la passion la plus malheureuse. La comtesse, qui l'aimait, ne voulut pas se contenter d'une relation tronquée, et son maître en philosophie et en morale s'avoua son esclave, tel un chevalier servant. En septembre et octobre il lui rendit visite une ou deux fois, plusieurs jours, au château de L'Isle Adam, près de Compiègne dans l'Oise, qui appartenait au prince de Conti.

Vers la fin d'octobre la mort du comte de Boufflers, peu présent auprès de sa femme, interrompit l'idylle car la comtesse visait le mariage avec le prince de Conti, troisième dans la hiérarchie du sang royal. Celui-ci ne satisfit pas son ambition et la comtesse devint mélancolique confiant ses idées de suicide à Hume qui avait pris le second rôle et celui d'intermédiaire. Pour combattre son état nerveux elle partit en juin 1765 voir des amis à Londres pendant un mois, mais revint dans le même esprit de frustration. Avec Hume elle accueillit Rousseau au Temple quand celui-ci arriva à Paris le 16 décembre. Ils projetèrent de passer Noël à L'Isle Adam, mais une tempête de neige arrêta Hume en route. Ils se dirent finalement affectueusement adieu le 4 janvier 1766, Hume quittant la France et la comtesse qu'il ne devait jamais revoir. Ils eurent plusieurs fois des velléités de se retrouver sans que ces perspectives pussent se concrétiser.

Hume avait été nommé officiellement en juillet 1765 secrétaire de Lord Hertford, qui en profita pour rejoindre Londres où on lui offrit un nouveau poste en Irlande. Un chapelain de l'ambassade parisienne, nommé évêque en Irlande par Hertford, en avertit Hume et chargea un ami de celui-ci, le médecin William Hunter, frère de John Hunter, de le dissuader de se rendre en Irlande car il y était détesté. Hume déclina donc toute fonction là-bas. Hertford obtint de George III une pension à vie pour Hume, qui fut largement augmentée ensuite.

5. Le retour à Londres et la retraite en Écosse (janvier 1766 – mars 1775)

A. L'affaire Rousseau (janvier – novembre 1766)

Le 4 janvier 1766, Hume, devenu le protecteur de Rousseau, qui avait été chassé de France et avait émigré en Suisse, l'emmena à Londres où ils arrivèrent le 13. Il se trouva que le fils du célèbre médecin genevois Tronchin (1709-1781) logeait dans la pension de Hume. Or, Tronchin était un ennemi déclaré de Rousseau, qui se crut espionné. Celui-ci ne supportant pas la vie citadine, Hume lui trouva provisoirement une pension à Chiswick à six miles de Londres, où Thérèse Le Vasseur, venant de Suisse, vint rejoindre Rousseau. James Boswell (1740-1793), qui avait rendu visite à Rousseau dans sa retraite de Neuchâtel en 1764, s'était proposé d'escorter de Paris sa gouvernante et compagne jusqu'à Londres puis à Chiswick qu'ils atteignirent le 13 février 1766.[555] Jean-Jacques et Thérèse revinrent ensuite à la pension londonienne de Hume, car un riche propriétaire terrien avait mis à la disposition de Rousseau une maison confortable à Wootton dans le comté de Stafford. Rousseau commença à douter des vrais sentiments de Hume et à le soupçonner. Il en résulta une scène mémorable, le 18 mars, la veille du départ de Rousseau. Ils se quittèrent faussement réconciliés et ne devaient jamais se revoir.

Rousseau, une fois installé à Wootton où la nature lui plut et où il resta quelques mois, se convainquit de la perfidie de Hume en mèche, selon lui, avec les philosophes parisiens. Il refusa la pension que Hume lui avait obtenue du roi. Hume, estimant son honneur et sa personne diffamés, rédigea un historique de ses relations avec Rousseau, qui contenait les documents le disculpant des accusations délirantes de celui-ci, et l'adressa à ses amis d'Alembert et Hertford. Ainsi parut à Paris en octobre 1766, supervisé par d'Alembert et Suard, l'*Exposé succinct de la contestation qui s'est élevée entre M. Hume et M. Rousseau, avec les pièces justificatives*[556]. Une traduction anglaise au contenu très semblable sortit le mois suivant à Londres.

[555] Hume considérait Boswell comme un ami : *J'apprends que Mademoiselle* [Levasseur] *est partie en malle-poste en compagnie d'un de mes amis ; un jeune gentleman très gai, très aimable, et très fou.* (Mossner, *op. cit.* p. 519) Dès 1762 Boswell jugeait Hume comme le plus grand écrivain britannique. (Ib., p. 223). Il le rencontra à Édimbourg juste avant son séjour à Londres de novembre 1762 à août 1763. En janvier 1763, il commença à lire l'*Histoire de l'Angleterre* de Hume qu'il trouva instructive et délicieuse (*Les papiers de Boswell*, p. 183), et entama une correspondance avec lui en février.

[556] Voir la réédition *Exposé succint de la contestation qui s'est élevée entre M. Hume & M. Rousseau, avec les pièces justificatives*, annoté par J-P Jackson, Coda, Tanger, 2009

B. Vie diplomatique à Londres (février 1767 – janvier 1768) et installation à Édimbourg (août 1769 – août 1776)

En septembre 1766 Hume regagna Ninewells puis, quelques semaines plus tard, son appartement d'Édimbourg. En février 1767, il retourna à Londres, à la sollicitation de Lord Hertford devenu chambellan de la cour, et succéda pendant onze mois, au poste de sous-secrétaire d'état des pays du Nord, à William Burke, parent d'E. Burke. En janvier 1768 Hume n'eut plus d'office, mais il resta à Londres jusqu'en août 1769. Il décida alors de vivre définitivement en Écosse sans poursuivre ses travaux littéraires, invoquant auprès de son éditeur le fait d'être trop vieux, trop gras, trop paresseux et trop riche.

Il fit édifier une maison d'après ses plans, et y emménagea le dimanche de la Pentecôte 1771 avec sa sœur, louant son ancien logement à James Boswell, le célèbre biographe de Samuel Johnson, qui y demeura deux ans. Il trouvait son appartement trop petit pour montrer son grand talent pour la cuisine, la science à laquelle il désirait s'adonner (*addict*) durant les années qui lui restaient à vivre. Il se vanta auprès de ses amis de ses prouesses culinaires et des plats qu'il réalisait, par exemple la *Soupe a la Reine*, recette qu'il avait copiée lui-même. Sans doute est-elle un souvenir de la cuisine française, qu'il a dû apprécier lors de son dernier séjour en France, son écritoire étant remplie des recettes françaises les plus sophistiquées ! Et son cellier renfermait les meilleurs vins français. Il apprenait la cuisine à ses amis et à sa vieille gouvernante. Il organisait pour ses invités, comme on le faisait en France, des « petits soupers fins ». On le surnomma « l'épicurien du Nord » ou « le plus gras des pourceaux d'Épicure », mais en ce domaine il dépassa de loin les épicuriens. D'ailleurs, il assurait n'être aucunement un épicurien mais seulement un glouton. En effet, durant ses soupers, il ne limitait pas plus la quantité que la qualité des mets.

On en déduit que la gourmandise était son plus gros défaut et qu'il n'y pouvait résister malgré ses vœux de ne pas prendre de poids et sa conscience des risques pour sa santé. On sait qu'Haendel eut la même addiction.[557]

En avril 1770 le bruit courut que Hume allait se marier avec une jeune femme anglaise qui l'appréciait beaucoup et dont il fréquentait la famille. Il semble qu'il ait envisagé sérieusement cette union, mais que la différence d'âge l'empêcha de la concrétiser. Cependant, la rumeur atteint Paris, ce qui suscita une enquête de la part de Mme du Deffand et le trouble de la comtesse de Boufflers. Il écrivit à celle-ci en janvier 1772 qu'il ne pouvait faire, à cause de son âge, aucun projet, sinon s'asseoir, penser et mourir en paix. En effet, il commençait à sentir les infirmités de la vieillesse. Il n'avait pourtant que soixante ans, ce qui ne paraît pas un grand âge aujourd'hui.

---

557 Pinet Patrice, *Les musiciens, la maladie et la médecine de Guillaume de Machaut à Béla Bartók*, L'Harmattan, Paris, 2017, p. 31-44

En octobre et novembre 1771, pendant presque un mois, Hume donna l'hospitalité à Benjamin Franklin, le premier philosophe et homme de lettres selon lui. Un autre américain témoigna avoir été reçu à souper le 5 novembre chez Hume et y avoir revu Franklin. On le présenta au président et à tous les membres de l'université d'Édimbourg parmi lesquels les médecins dont il avait suivi les cours le matin même. Le 18 novembre, on donna une soirée chez Hume en l'honneur de Franklin, qui partit trois jours plus tard. Y participait le Pr Black.

6. La maladie terminale (mars 1775 – 25 août 1776)

A. Le pronostic sombre de Joseph Black contesté par John Pringle

Selon Mossner, l'état de santé de Hume déclina lentement et progressivement à partir de 1772. Hume fit de son mieux pour le cacher à ses amis. Les premiers symptômes manifestes semblent avoir été des diarrhées récurrentes, depuis au moins août 1775, puisque Hume rapporte en août 1776 qu'il souffrait de diarrhées depuis plus d'un an. Il est probable qu'ils datent même de 1674 puisque, dans sa dernière lettre à la comtesse de Boufflers du 20 août 1776, il évoque une diarrhée ou une maladie intestinale (*disorder in my bowels*) durant les deux dernières années, et que Smith, dans sa lettre du 22 août 1776, parle à Hume d'un déclin de sa santé ayant duré plus de deux ans en tout.[558] Quoi qu'il en soit de son tout début, la santé de Hume s'altéra assez soudainement en mars 1775, comme il l'a raconté dans son autobiographie.

Le 23 mars 1775, il évoque son état dans une lettre à son vieil ami, le colonel Edmonstoune, qui lui avait fait remarquer qu'il s'était plaint lors de leur dernière rencontre. Il protesta et lui fit savoir qu'il se trouvait en très bonne santé. Ces propos optimistes furent démentis par la forte fièvre nocturne, les diarrhées sévères et les hémorragies digestives qu'il présenta ensuite. Ces symptômes lui rappelèrent ceux qu'avait eus sa mère, dont peut-être elle mourut, en 1745, à 62 ans. Se jugeant de la même constitution il se résigna au pire. En un an il perdit trente-cinq kilos.

Dès le printemps 1775 son ami médecin John Pringle, alors à Londres, eut écho de sa santé médiocre, de son amaigrissement et de ses poussées fébriles (*heats*) nocturnes. Il lui écrivit pour le presser de venir le consulter. Il disait avoir bonne opinion de la pratique médicale à Édimbourg, mais être si soucieux de lui qu'il voulait tout tenter.

Le 8 février 1776 Hume ne cachait plus son état morbide. Il avoua à son ami Adam Smith qu'il fut, est et sera dans un état de santé médiocre. Il lui fit part de sa perte de poids importante. Il doutait de vivre durablement. Le 1er

[558] *The letters of David Hume*, publiées par J.Y.T. Greig (1ère éd. 1932), 2 volumes, Oxford University Press, 2011, vol. II, p. 336

avril il lui confirma qu'il ne survivrait pas longtemps du fait de sa très mauvaise santé. Dès lors il fut suivi médicalement, à Édimbourg, surtout par Joseph Black. William Cullen et Francis Home le consultèrent aussi, mais peut-être seulement à la phase terminale de sa maladie, après sa cure à Bath.

Joseph Black (1728-1799) naquit à Bordeaux de parents écossais. Il fit ses études médicales à Glasgow et y suivit les leçons de chimie de Cullen dont il fut un des élèves favoris. En 1754 il fut reçu docteur en médecine à Édimbourg par une thèse célèbre sur le gaz acide carbonique. En 1756, il développa sa théorie dans ses *Essays physical and literary* et devint professeur à la chaire de médecine de Glasgow en remplacement de Cullen qui prenait celle de chimie à Édimbourg. Il la garda jusqu'en 1766, année où il succéda à nouveau à Cullen, cette fois dans la chaire de chimie d'Édimbourg qu'il conserva jusqu'à sa mort en 1799. Avec Cullen il popularisa la chimie dans les îles Britanniques. Il s'opposa cependant à la chimie nouvelle de Lavoisier. Il ne publia aucun ouvrage médical, uniquement un traité de chimie en 1803.

William Cullen (1712-1790), né en Écosse, étudia d'abord la chirurgie et la pharmacie à Glasgow. Il partit aux Indes occidentales en qualité de chirurgien sur un navire marchand. Il exerça ensuite la médecine et la pharmacie à Hamilton, près de Glasgow, où il devint intime avec William Hunter (1718-1783). Il poursuivit avec lui ses études de médecine à Édimbourg et fut reçu docteur à Glasgow. Il y obtint, en 1746, la chaire de chimie. En 1751, il la quitta pour celle de médecine. Il acquit, par son talent de professeur, une grande réputation et on lui offrit, en 1756, la chaire de chimie, cette fois à Édimbourg, où il enseigna la matière médicale. Il prit ensuite, toujours à Édimbourg, la chaire de médecine théorique et pratique de Whytt (1714-1766) en 1766 et celle de John Gregory (1724-1773) en 1773. À la mort de Hume en 1776 il n'avait publié qu'un ouvrage de nosologie *Synopsis nosologiae methodicae*, en 1773 à Leyde, et un autre sur la guérison des noyés qui semblent morts, à Édimbourg en 1775. Ce n'est qu'en 1777 qu'il fera paraître à Londres un de ses grands livres *First lines of the practice of physic* (premiers éléments de médecine pratique), qui connaîtra cinq éditions jusqu'en 1816, la quatrième de 1783 bénéficiant de deux traductions françaises distinctes en 1785, par Pinel et par Bosquillon.

Francis Home (1719-1813), qui mourut à l'âge remarquable de 94 ans, exerça la médecine à Édimbourg où il obtint la chaire de matière médicale. En 1750, il publia un ouvrage sur la fièvre rémittente et, en 1758, *Principia medicinae*, qui fut traduit en français en 1771, ainsi que *Medical facts and experiments*. Rullière distingue uniquement dans son *Abrégé d'histoire de la médecine* (1981) son ouvrage de 1765 *Inquiry into the nature, cause and cure of croup* (Enquête sur la nature, la cause et le traitement du croup) parce que Home y identifie le croup avec certaines angines, que Pierre Louis appellera plus tard diphtériques.

Dans une lettre du 12 avril 1776 à son cousin dramaturge John Home (1722-1808) Hume déclara ne pas vouloir se rendre à Londres car Black lui avait fortement déconseillé de quitter sa maison, pour subir les secousses des routes, coucher dans des auberges inconfortables et perturber son alimentation. Black le prévint qu'il mourrait à son domicile beaucoup plus tranquillement que partout ailleurs, s'étant sans doute rendu compte d'emblée de la gravité et de l'incurabilité de sa maladie. Hume crut à ces prévisions pessimistes, ajouta le 15 avril un codicille à son testament de janvier et, le 18, rédigea sa courte autobiographie.

Pourtant, le 20 avril, il annonça à son ami Strahan, imprimeur écossais installé à Londres, membre de la Chambre des Communes, qu'il partait pour Londres le lendemain, sachant qu'il n'était point sûr d'arriver et ne voyagerait que par petites étapes. Pringle avait réussi à le convaincre avec l'aide d'autres amis de Londres et d'Édimbourg. Lors d'une étape de son voyage il rencontra Adam Smith et John Home qui faisaient le chemin inverse vers Édimbourg pour le voir. Ce dernier repartit avec lui vers Londres. Il trouva Hume en possession de toutes ses facultés : mémoire, intelligence et esprit.

Ils arrivèrent à Londres le 1er mai. Hume écrivit dès le lendemain à Strahan que son état s'était beaucoup amélioré durant le voyage, qu'il avait seulement vu Pringle, qui lui avait déclaré ne rien voir d'alarmant dans son cas, ce qu'il était prêt à croire. Pringle ne trouva aucune hémorragie mais un rétrécissement du côlon, et présagea que les eaux de Bath le guériraient certainement. Était-il sincère et ignorant de la gravité de sa maladie, ou voulait-il le réconforter ? Hume avertit Strahan qu'il ne savait pas combien de temps il resterait à Londres, ignorant ce que Pringle ferait de lui.

Pringle (1707-1782) s'était établi à Londres en 1748 et devint, à l'accession au trône de George III en 1760, médecin de la maison de la reine et deux ans plus tard médecin extraordinaire puis ordinaire du roi.[559] Il fut élu président de la *Royal Society* en 1772, fonction dont il démissionna en 1778. Il l'était donc encore quand Hume le consulta pour sa dernière maladie. Plus tard, Pringle tomba sérieusement malade et voulut se fixer à Édimbourg. Il y acquit une maison où il ne demeura qu'un an. Il retourna à Londres en septembre 1781 et mourut des suites d'une paralysie en janvier 1782.

---

559 Boswell parle de Pringle, un ami de son père, dans son journal londonien de 1762-1763. Il cherchait une charge dans l'armée. Il dîna avec lui quelques jours après son arrivée à Londres. Pringle tenta de le décourager. Boswell échouera à obtenir un poste. Il le revit trois jours plus tard et le juge ainsi : *C'est un aigri, mais il n'en est pas moins intelligent, cultivé, bon philosophe et excellent médecin. Je l'ai entretenu avec tant de gaieté que je l'ai amené à sourire et il a fini par se montrer fort aimable. Je l'ai consulté sur tous mes projets. Deux cents livres par an me paraissent à présent bien peu de chose. Je l'ai quitté avant minuit.* (*Les papiers de Boswell*, p. 31-32) Pringle lui rendit visite quand il garda la chambre quelques semaines pour se faire soigner d'une maladie vénérienne par son ami chirurgien Douglas. Il fut le premier à qui il annonça sa guérison. Pringle lui dit admirer l'imagination de Hume mais trouver son style incorrect. Le 12 juin 1763, il dîna chez Pringle et y trouva M. de la Condamine. Pringle lui déclara que *même si j'estimais que les déistes ont raison, je ne le dirais pas à ma femme* (Ib., p. 259) Boswell prit congé de lui en novembre quelques jours avant son départ de Londres pour Utrecht où il s'était résolu à étudier le droit sous la pression de son père.

Le 3 mai, Hume confia à Smith son espoir que les eaux de Bath et d'autres voyages le guériraient, tout en n'adhérant pas entièrement aux perspectives optimistes de leur ami John (probablement Home), au vu de son état, de son propre sentiment et des avis de tous ses amis d'Édimbourg. Pringle avait décidé de lui faire prendre les eaux à Bath, en lui faisant entrevoir une guérison. Hume répéta que Pringle n'avait rien détecté qui puisse susciter de l'appréhension dans son cas. Dans une lettre jointe il rappela à Smith l'article de son testament par lequel il lui léguait tous ses manuscrits, et voulut le laisser maître de juger de l'opportunité et de la date d'une publication de ses *Dialogues concernant la religion naturelle*. Il lui fit part aussi du récit de sa vie rédigé quelques jours avant son départ d'Édimbourg, ayant alors estimé son cas, avec tous ses amis, désespéré. Smith fera des objections à la publication de ses *Dialogues*... et, finalement, Hume léguera tous ses manuscrits, en août, à Strahan.

B. La cure d'eau à Bath (9 mai – 26 juin 1776)

Après quelques jours de repos et de détente Hume partit avec John Home à Bath. Le 10 mai, il annonça de Bath à Strahan que le voyage vers la ville thermale l'avait amélioré comme celui vers Londres et que les eaux semblaient lui réussir merveilleusement. Le Dr Gustard, un médecin écossais à succès, le jugea le curiste de Bath qui avait le plus de chance de guérir. Hume déclara à Strahan se sentir déjà si soulagé par la cure, que pour la première fois depuis plusieurs mois, il put concevoir vivre quelques années de plus.

Le 13 mai, il confia au révérend Hugo Blair que Black avait nommé sa maladie une « hémorragie » (*Haemorrhage*) pour satisfaire sa curiosité de connaître le nom grec qui la désignait, « hémorragie » contenant deux racines grecques ; que, par contre, Pringle n'avait decélé aucune hémorragie, mais une « *spincture* »[560] du côlon facilement curable, diagnostic qui avait donc la préférence de Hume. Cependant, Gustard lui déclara ne voir aucun symptôme du premier mal, et ne connaître presque rien du second. Il qualifia son cas comme le plus commun de Bath, à savoir une maladie bilieuse (*a bilious complaint*) que les eaux ne manquaient presque jamais de guérir. Il l'assura n'avoir jamais vu un autre cas avec un espoir plus grand de guérison. Ces avis contradictoires sur les noms des maladies montrent que la médecine, en cette seconde moitié du XVIIIe siècle, ne différait encore guère de celle de Molière.

Dans sa lettre à Blair Hume raconta à nouveau qu'au second jour de la cure il s'était senti très bien et avait entrevu des espoirs de guérison. Cependant, le lendemain, il fut contrarié par l'hôtellerie, à propos de sa literie, caprice qui surprit Gustard. Le médecin, selon lui un type d'homme excellent, très bienveillant et très avisé, lui vanta l'été comme la meilleure saison pour les eaux de Bath. Hume envisagea d'en profiter plus longtemps si elles lui

560 Les éditeurs pensent que Hume voulait dire « stricture » (rétrécissement).

convenaient toujours. Il réaffirma à Blair sa certitude que le bénéfice de son voyage tenait principalement à la compagnie de John Home. Il arguait que sa bonne humeur et son appétit pouvaient tromper n'importe qui, même ses médecins. Il était persuadé qu'ils tâtonnaient encore dans le noir, malgré leur compétence. Il devina que sa maladie étant peut-être cachée ne se manifestait pas encore par des symptômes tout à fait déterminants.

On ne connaît plus de lettre de Hume jusqu'à celle du 8 juin, presque un mois plus tard, écrite de Bath à Strahan. D'emblée il lui annonça qu'il devait rétracter les bonnes nouvelles données sur sa santé. Les eaux de Bath, qui semblaient lui convenir, avaient manifestement un mauvais effet. Il les avait entièrement abandonnées. Il n'attendait que les directives de Pringle avant de quitter la station et pensait partir vers le Nord dans les prochains jours. Pringle lui conseilla de ne pas quitter Bath tant qu'il n'était pas persuadé avec son médecin d'un bénéfice quelconque des eaux.

Le 10 juin, Hume écrivit à son frère, qui lui avait fait promettre de l'informer sincèrement de son véritable état de santé. Il lui apprit donc que Gustard avait suspecté dès le premier jour que sa maladie provenait d'un vice du foie, mais qu'en évitant de s'opposer directement à Sir Pringle il ne lui avait rien dit de son mal. Hume a dû oublier que Gustard lui avait parlé d'une maladie bilieuse que les eaux de Bath devaient certainement guérir, et donc que sa maladie hépatique était bénigne et curable. La sagacité ou la sincérité du médecin furent certainement ici en défaut. Hume raconta à son frère que John Hunter (1728-1793), qui s'était marié avec la fille de leur cousin Roby Hume[561], se trouvant par hasard à Bath, exprima un intérêt très bienveillant à son égard et se proposa de l'examiner.

Hunter perçut très sensiblement avec ses doigts une tumeur (*tumour*) ou une tuméfaction (*swelling*) dans son foie (*liver*). On doit admettre ce fait, conclut Hume, non tiré du raisonnement mais évident aux sens, perçu par le plus grand anatomiste de l'Europe comme certain et qui explique seul sa situation. Il ajoute que cette opinion d'Hunter lui fut, bêtement, tenue secrète jusque la veille (soit le 9 juin) et que, maintenant, on prétend que cette tumeur, étant petite, peut être dissoute par des médecines et des régimes.

Hume voit bien que ces tergiversations des médecins masquent leur pudeur ou leur peur de lui avouer la gravité de sa maladie. Cette espérance (vraie ou fausse) de guérison est pour lui très sotte, sa maladie étant invétérée, très chronique et touchant un organe vital. Que pourraient leurs faibles remèdes chez un homme de son âge ?

Il annonça cependant à son frère que pour éviter un reproche d'entêtement il consentait à retarder son retour bien qu'il se sente décliner de jour en jour et ne soit pas certain de pouvoir le mener à bien. Il avoua que son état de santé

---

[561] Il s'agit d'Anne Home (1742-1821), fille d'un chirurgien de l'armée, Robert Boyne Home, que John Hunter épousa en 1771. Elle était aussi la sœur du médecin Everard Home (1756-1832), qui fut élève et biographe de Hunter.

ne pouvait réellement être pire, mais espérait partir dans huit à dix jours. Il pensait que, voyager ne semblant pas lui être néfaste, le départ pourrait lui donner la force de rentrer chez lui, et qu'il prendrait la ferme résolution de ne jamais risquer d'en repartir.

Dans une lettre du même jour à Nancy Ord, la femme avec laquelle il avait songé se marier, il répéta que les récits favorables sur sa santé sont partis en fumée, que tous les mauvais symptômes sont revenus et proviennent d'un vice du foie pour lequel les médecins prétendent qu'il puisse exister un remède, ce qu'il ne croit pas. Il lui annonce sa mort prochaine. Il espère la revoir dès son retour et embrasser sa main.[562]

Deux jours plus tard, le 12 mai, il écrivit encore à Strahan, lui apprenant que la cause de sa maladie était maintenant pleinement découverte, une tumeur du foie, qu'il peut maintenant percevoir lui-même, et qui semble plate et ronde et de la grosseur d'un œuf. Il relate que Gustard, qui avait conjecturé une autre cause, l'en louait parce qu'il entrevoyait maintenant des espoirs encore meilleurs de sa guérison. Plus lucide que ce médecin qui le trompait encore entièrement, Hume infère, de l'existence de ce mal chronique d'un organe vital, qu'il sera difficile à enlever à son âge et peu désirable qu'il languisse quelques années. Il ajoute que les médecins lui recommandent du mouvement, de l'exercice et même de longs voyages. On voit à quel point ils étaient démunis.

Le 15 juin, il apprit à un autre correspondant que son mal résidait dans son foie et non dans ses intestins, et que les médecins lui disaient qu'il avait beaucoup gagné par ce changement du siège de la guerre, des intestins au foie. Il ajouta que, malgré ce nouveau siège et la capacité des généraux, il attendait peu de cette campagne. Il lui proposa néanmoins de le rencontrer le 15 juillet à Coventry et de parcourir avec lui le royaume et le pays de Galles. Par ce projet il voulait mettre en pratique la prescription des médecins qui jugeaient le mouvement et l'exercice les meilleurs remèdes pour lui.

Avec John Home il partit de Bath vers le 26 juin pour Londres avant de faire route vers Édimbourg. Ils calculèrent leur arrivée le 3 juillet et invitèrent leurs amis pour le 4, jour de la signature par Franklin à Philadelphie de l'indépendance des États-Unis, dont Hume se serait réjoui à la différence de ses amis.

C. Les sept dernières semaines et la mort à Édimbourg (25 août 1776)

a/ les avis de Black, Cullen et Francis Home

Hume revint à Édimbourg à la date prévue, mais brisé, parce qu'il avait beaucoup souffert des mouvements de la voiture, surtout les derniers jours.

---

[562] Mossner, *op. cit.* p. 642

Le 7 juillet, Boswell vint lui rendre visite. Hume était allongé dans son salon, maigre, blême, au teint terreux, avec un visage très différent de sa rondeur habituelle, par ailleurs placide et même gai. Il ne ressentait aucune douleur, mais se sentait dépérir et proche de la fin. Boswell tenta de l'interroger et d'argumenter sur la vie éternelle, mais Hume n'y croyait pas.[563]

Hume avertit le 9 juillet John Home qu'il s'affaiblissait de plus en plus et de plus en plus vite. Il avait eu autour de lui la veille un grand conseil de médecins composé de Cullen, Black et Home (Francis Home). Selon lui, ils déclarèrent tous que l'opinion des médecins anglais était absurde et erronée. Ils reconnaissaient qu'il avait une petite tumeur du foie, mais si petite et banale qu'elle ne pouvait lui faire aucun dommage matériel (*material injury*), et avec laquelle il avait peut-être vécu vingt ans sans inconvénient. Car chacun d'eux avait eu des patients porteurs de tumeurs dix fois plus grosses dans cette partie sans presque se plaindre pendant des années. Les arguments des médecins ont profondément convaincu Hume. - En effet, tout dépend s'il s'agit d'une tumeur hépatique cancéreuse ou bien bénigne. - Hume poursuit sa lettre en rapportant leur avis commun sur sa maladie. Il s'agit d'une « hémorragie (*haemorrhage*) ». Ils retournent au diagnostic initial de Black. Comment le malade peut-il ne pas être désemparé ?

Hume remarqua qu'il n'avait pas plus envie de mourir de cette maladie que d'une autre, pointant l'absurdité pour le patient de vouloir absolument dénommer la maladie si elle aboutissait au même résultat, à savoir la mort. Concernant son traitement il ne voulait en informer John Home qu'en temps opportun.

Le 27 juillet, il écrivit à Strahan, l'informant que ses médecins jugeaient maintenant que tout exercice lui était nuisible, ce qu'il prétend avoir toujours cru. Il s'était pourtant fié auparavant à l'opinion contraire de Pringle et des médecins de Bath. Il écrit que son humeur (*spirits*) est très bonne dans l'intervalle de ses coliques (*colics*) et qu'il a les mêmes occupations que d'habitude, en l'occurrence la correction de ses ouvrages. Le 30 juillet, il lui disait se sentir beaucoup mieux depuis qu'il s'était établi chez lui et qu'il ne sortait que dans une chaise. Selon lui, ses médecins déclamaient partout qu'ils l'avaient guéri, ce qui lui était une information très agréable bien que quelque peu nouvelle pour lui. On sent qu'il n'est pas dupe du pronostic irréaliste des médecins, qui croyaient certainement soutenir le moral du malade, ou ne pas l'aggraver, en lui masquant une vérité quasi inéluctable. Ceci est incompréhensible quand on sait que le pronostic de Black était initialement très pessimiste et que Hume n'avait nulle peur de la mort.

---

[563] *Les papiers de Boswell* et sa *Vie de Johnson* montrent à l'évidence que Boswell, tantôt très mélancolique, tantôt très gai, souffrait de troubles bipolaires. Outre dans son humeur sa bipolarité se révèle dans son comportement moral, d'un côté très dévot et superstitieux, allant avec passion aux offices religieux et croyant à l'au-delà, et très libertin de l'autre, racontant ses aventures et ses maladies vénériennes avec une franchise et un naturel désarmants.

Le 6 août, Edmonstoune vint le voir et en fut très ému. Hume en rendit compte le même jour à John Home en l'informant qu'il déclinait assez sensiblement et alternait bons et mauvais jours. Black démentit qu'il mourrait d'hydropisie comme il l'imaginait, mais seulement d'inanition et de faiblesse. Malgré ce pronostic il voulut imaginer qu'il reverrait son ami au mois d'octobre.

Le lendemain Edmonstoune lui adressa une dernière lettre pour lui exprimer sa douleur d'être séparé de lui pour toujours et son impuissance à le voir ce matin-là. Le même jour Hume ajoutait un codicille à son testament où il léguait à John Home dix douzaines de ses vieux vins de Bordeaux de son choix, et une seule bouteille de porto. Il lui léguerait aussi six douzaines d'autres bouteilles de porto, à la condition qu'il attestât de sa main, en signant John Hume, avoir vidé seul, en deux fois, la dite bouteille, ce qui effacera les deux choses qui les distinguaient. En effet, outre que leurs noms usuels différaient, Hume buvait du porto à la différence de son cousin. Il lui offrait aussi un exemplaire de tous ses écrits actuellement sous presse, comme à ses amis très chers, Blair, Smith et Edmonstoune. Il laissait aussi dix guinées à Anne Ord pour s'acheter une bague en mémoire de leur amitié et de son attachement pour elle.

b/ le récit d'Adam Smith à la suite de l'autobiographie de Hume

Smith a joint à l'autobiographie de Hume, avec son autorisation, quelques éléments biographiques postérieurs au 18 avril 1776, jour où elle se termine. Il la compléta lors de sa publication par son récit de la dernière maladie de Hume dans une lettre à Strahan du 9 novembre 1776.[564] Notons que Boswell, dans une lettre à Johnson de sa *Vie de Johnson* (1791), trouva scandaleuse cette autobiographie et la lettre de Smith, après leur parution à Londres l'année suivante.[565]

Smith rapporte qu'après le retour à Édimbourg de Hume *sa gaîté était si naturelle, sa conversation et sa vie avaient si peu changé que, malgré tous les symptômes fâcheux de son état, plusieurs personnes ne pouvaient pas croire qu'il fût près de sa fin. Le docteur Dundas lui disait un jour : « Je dirai à votre*

---

564 La lettre a aussi été traduite par Suard et publiée comme suite à l'autobiographie. Cependant, les textes originaux des lettres citées par Smith diffèrent légèrement du texte de la traduction française. Je ne puis dire si Smith a remanié les lettres lui-même lors de la publication anglaise ou si Suard a arrangé le texte anglais pour sa traduction.

565 *Vous avez sans doute lu ce qu'on appelle la Vie de David Hume, écrite par lui-même et accompagnée d'une lettre du Dr Adam Smith. Cet ouvrage n'est-il pas d'une effronterie sans pareille ? Mon ami, M. Anderson, professeur de philosophie naturelle à Glasgow, avec qui je dînais l'autre jour, me dit que ce livre était une excellente occasion pour le Dr Johnson de se montrer. Cette époque est vraiment infestée de productions empoisonnées. Je crois que vous pourriez facilement confondre Hume et Smith, et rendre ridicule leur théorie sur l'incroyance. C'est vraiment à vous qu'il appartient d'écraser ces herbes nuisibles dans le jardin de la morale.* (Boswell James, *Vie de Samuel Johnson*, tr. de J.-P. Le Hoc, nrf, Gallimard, 4e éd., 1954, p. 251)

ami le colonel Edmonstoune que je vous ai laissé beaucoup mieux et en bon train de guérison. Docteur, lui répondit M. Hume, comme je crois que vous n'avez envie de dire que la vérité, vous ferez mieux de lui dire que je m'en vais aussi vite que mes ennemis, si j'en ai, peuvent l'attendre, et aussi doucement que mes meilleurs amis peuvent le désirer.[566]

Il raconte aussi que lors de sa visite à Hume le 8 août il lut la lettre d'éternel adieu d'Edmonstoune que Hume venait de recevoir. Il écrit que *malgré son affaiblissement sensible et les apparences fâcheuses de son état, sa gaîté était toujours si grande et le principe de la vie semblait encore si vigoureux en lui que je ne pouvais m'empêcher de conserver quelques espérances.* Piètre consolation pour Hume qui lui aurait répondu : *Vos espérances sont sans fondement. Une diarrhée habituelle pendant plus d'un an serait un mal très dangereux à tout âge ; mais au mien c'est une maladie mortelle. Quand je me couche le soir je me sens plus faible que quand je me suis levé le matin ; et en me levant le matin je me trouve plus faible que je ne m'étais couché la veille. Je sens d'ailleurs que quelques-uns des organes de la vie sont affectés ; ainsi il faut bientôt mourir.*[567] Il parla ensuite des *Dialogues sur la mort* de Lucien qu'il venait de lire. Il ne trouvait aucune raison commune de demander un délai à sa mort, mais imagina celle de voir avec plaisir les hommes délivrés de quelques-uns des systèmes superstitieux dominants, grâce à ses efforts faits pour ouvrir les yeux du genre humain.

Smith ne le revit qu'une seule fois après le 8 août. Il devint très faible et même la société de ses amis le fatiguait car il faisait alors beaucoup d'effort pour converser, rester gai et sociable. Sur ses instances Smith consentit à quitter Édimbourg, en le priant de le faire chercher s'il désirait le voir. Le docteur Black, le plus assidu au chevet de Hume, s'engagea à lui écrire des nouvelles de sa santé.

c/ La mort sereine

Tant qu'il le put Hume continua sa tournée d'adieux, non plus dans un cabriolet mais dans une chaise à porteurs. Le 12 août, il adressa à Strahan sa dernière correction car Black lui avait promis que tout serait fini dans un délai très court. Il lui avoua que cette nouvelle, annoncée grâce au pouvoir de prédiction du médecin, était bonne car, ces dernières semaines, ses infirmités s'étaient tellement multipliées que la vie lui devenait plutôt un fardeau.

Le lendemain, il avertit John Home que Black lui avait annoncé, en homme de bon sens, qu'il allait bientôt mourir, ce qui ne lui était nullement désagréable, d'une mort par faiblesse et par inanition, et peut-être sans prévenir. Mais bien qu'il se sentît plus faible chaque jour la fin ne lui semblait pas approcher. Ce jour du 13 août il avertit aussi Pringle de sa dissolution proche, désolé de devoir laisser de bons amis tels que lui. Car il allait chaque

---

[566] Hume, *Ma vie*, p. 35-36

[567] Ib., p. 37 ; pour le texte anglais voir Mossner, p. 600

jour de pire en pire, perdait totalement l'appétit et sentait sa force décroître. Chaque mauvais symptôme augmentait visiblement. Il lui écrit en français la phrase que Ninon de l'Enclos (1615-1705) prononça à son lit de mort « Mais, hélas ! on ne laisse que des mourans », signifiant certainement qu'il ne croyait pas, comme ce dernier, à l'immortalité de l'âme, malgré les efforts de conversion qu'on lui prodigua les dernières semaines avant sa mort. Ce doute était rare à l'époque, ce qui le fit détester par beaucoup comme non-chrétien et infidèle. Il craignait si peu la mort, confie-t-il à Pringle, qu'il trouvait indigne de citer des héros et des philosophes comme exemples de courage.

Le 20 août, cinq jours avant sa mort, il écrivit à son amante française, la comtesse de Boufflers, ex-maîtresse du prince de Conti qui venait de mourir, pour lui faire ses condoléances et ses adieux. Il l'informe de sa maladie et de sa mort dans les jours ou les semaines à venir : *Je souffre d'une diarrhée* (diarrhoea) *ou d'un désordre intestinal* (disorder in my bowels) *qui m'a miné peu à peu ces deux dernières années ; et qui, ces derniers six mois, a visiblement hâté ma fin. Je vois la mort s'approcher graduellement, sans anxiété ni regret. Je vous salue avec beaucoup d'affection et de respect, pour la dernière fois.*[568] Il la prie de lui donner quelques détails de son nouveau plan de vie, en choisissant des termes qui pourraient tomber dans n'importe quelles mains au cas où il serait déjà décédé.

Dans son récit qui suit l'autobiographie Smith raconte encore que le 22 août, il reçut, comme promis, une lettre de Black sur la santé de Hume, qu'il reproduit : *depuis ma dernière lettre M. Hume a vécu très doucement, mais il est beaucoup plus faible. Il se lève, descend l'escalier une fois par jour, et s'amuse à lire ; mais il ne voit presque personne. Il trouve que même la conversation de ses meilleurs amis le fatigue et l'accable* [...][569] Le lendemain, il en reçut une de Hume, deux jours avant sa mort : *Mon très cher ami, je suis obligé de me servir de la main de mon neveu pour vous écrire, car je ne me lèverai pas aujourd'hui... Je m'en vais déclinant très rapidement. J'ai eu la nuit dernière une petite fièvre, et j'espérais qu'elle avancerait le terme de cette ennuyeuse maladie ; mais malheureusement elle s'est dissipée. Je ne puis consentir à ce que vous veniez à cause de moi, parce qu'il ne me serait possible de vous voir que très peu de moments dans le jour. Le docteur Black peut vous informer plus exactement du degré de force qui me reste encore. Adieu.*[570]

Hume ne put plus parler le soir du 24 et mourut le dimanche 25 août chez lui. Black annonça son décès le lendemain à Smith : *Hier, vers les quatre heures après midi, M. Hume expira. L'approche de sa mort s'annonça clairement dans la nuit du jeudi au vendredi : sa maladie était parvenue au*

[568] Hume, *Traité de la nature humaine*, Aubier-Montaigne, Paris, 1973, trad. en français par A. Leroy, T. I, p. 26-27
[569] Hume, *Ma vie*, p. 42
[570] Ib., p. 42-43

dernier terme, et l'avait affaibli au point qu'il ne pouvait plus se lever. Il a conservé jusqu'au dernier moment toute sa raison, et n'a éprouvé ni douleurs, ni même un grand malaise. [...] *Il s'était affaibli au point qu'il avait besoin de faire un effort pour parler ; et il est mort dans une heureuse sérénité d'âme que rien ne peut égaler.*[571] La lettre originale, citée par Greig, montre que la fin imminente de Hume apparut quand il présenta un relâchement (*looseness*) extrême, suivi de vomissements, et que, cet état persistant, il devint si faible qu'il ne put plus se lever de son lit.[572]

Le jour où il mourut, Cullen, lors d'un dîner privé, lui porta un toast. Le 17 septembre, il écrivit à W. Hunter, qui lui avait demandé une relation des derniers jours du philosophe. Il voit Hume comme un exemple *des grands hommes qui sont morts en plaisantant* et la pensée d'une telle mort lui est vraiment agréable, parce qu'il a souvent été très choqué par les horreurs de la superstition en de telles occasions. Il apprend à Hunter que Hume avait des douleurs et des malaises qui revenaient très fréquemment, tout en étant très sociable et en plaisantant, car il faisait, selon lui, un effort constant pour être agréable. Il raconte que quelques jours avant sa mort il devint réticent à recevoir des visites car parler devenait de plus en plus difficile et, douze heures avant sa mort, il ne le pouvait plus, bien qu'il conservât jusqu'à la fin ses sens et sa raison. Il manifesta constamment une grande sensibilité et attention envers ses amis et, malgré sa grande infirmité et langueur, ne montra jamais de mauvaise humeur. On peut rapprocher cette mort sereine de celle d'Épicure.

D. Conclusion

Plusieurs lettres nous ont appris que son état se dégrada deux ans avant sa mort, soit au plus tard durant l'été 1774, et surtout en mars 1775. Le symptôme inaugural et le plus manifeste de sa maladie fut apparemment une diarrhée, qui devint chronique et dura jusqu'à sa mort. La maladie semble donc avoir été d'abord intestinale.

En février 1776, Hume déclara avoir perdu plus de trente kilos, ce qui fait suspecter une tumeur, car cet amaigrissement important ne fut pas volontaire. Cependant, on note que son appétit, selon lui, demeura convenable. En avril, il se fit consulter à Édimbourg par le Pr J. Black qui diagnostiqua une hémorragie. Le médecin a donc certainement examiné ses selles diarrhéiques et remarqué la présence de sang. Cette hémorragie devait être intermittente car ni Pringle ni Gustard ne la constatèrent, mais ceux-ci ne consultèrent Hume que ponctuellement.

Le diagnostic de Black peut correspondre à l'émission rectale évidente de sang rouge, ou bien à celle de sang noir, qu'on appelle « méléna » et qui signe une hémorragie moins manifeste de sang digéré, située en amont du rectum,

[571] Ib., p. 43-44

[572] *The letters of David Hume*, T. II, p. 449

le tube digestif de la bouche à l'anus s'étendant sur sept mètres de long. Cette couleur est due à l'oxydation de l'hémoglobine du sang ayant séjourné plus de huit heures dans le tractus digestif. Elle révèle en général un saignement intervenu au-delà de l'angle colique droit, donc du côlon ascendant, plus rarement de l'intestin grêle, ou bien de l'estomac. L'hémorragie, même minime, pourrait expliquer par sa chronicité l'affaiblissement progressif de Hume par l'anémie qu'elle induit, la diarrhée ayant pu aussi contribuer à l'altération de son état général.

Black semble avoir pronostiqué d'emblée la gravité de la maladie de Hume et son décès à court terme qu'il ne lui a pas masqué. Pringle et Gustard furent beaucoup moins pertinents en la méconnaissant ou en lui donnant de faux espoirs de guérison. On peut douter cependant qu'ils lui aient délibérément menti pour ne lui procurer qu'un soutien moral, qui aurait peu modifié l'évolution de sa maladie, d'allure surtout organique.

Personne ne diagnostiqua une masse anormale du foie avant John Hunter (1728-1793), grand anatomiste et chirurgien écossais pratiquant à Londres, qui la perçut immédiatement quand il examina Hume à Bath environ deux mois et demi avant sa mort. Il nous paraît donc probable qu'il s'agit d'un processus secondaire devenu perceptible, une métastase hépatique d'une tumeur digestive hémorragique, plus probablement colique. On sait que les premières métastases des cancers colorectaux sont hépatiques. Les controverses entre médecins sur le diagnostic et la cause de la maladie de Hume, qui dénotent la concurrence entre la faculté médicale d'Édimbourg et celle de Londres, étaient fondées car les deux diagnostics d'hémorragie et de masse ou tumeur hépatique étaient parfaitement compatibles et représenter deux signes cliniques d'une cause plus fondamentale comme un cancer colique ou hépatique. Il est étonnant que Mossner juge probable que la mort de Hume soit due à une colite chronique ulcérative ayant suivi une dysenterie bacillaire aiguë, sans exclure néanmoins la possibilité d'un cancer intestinal.

On sait que les cancers digestifs sont très fréquents. Par exemple, en France, en 1995, ils représentaient 30% des décès par cancer et celui du côlon la première cause de tous les cancers, responsable de 16000 décès.[573] 95% des cancers du côlon sont des adénocarcinomes. Les principaux symptômes révélateurs sont outre les douleurs abdominales, symptôme assez banal, les troubles du transit, sous forme de diarrhée ou de constipation, et les hémorragies digestives. D'autres signes cliniques possibles sont une fièvre prolongée, une altération de l'état général, une masse abdominale, ou la palpation d'un ganglion de Troisier (adénopathie sus-claviculaire).[574]

---

573 Pariente A., « Fréquence des cancers digestifs en France », Encycl. Méd. Chir. (Elsevier, Paris), AKOS Encyclopédie pratique de médecine, dirigée par A. Grimaldi et C. de Gennes, 4-0615, 1998

574 Tournigand C. et Carbonnel F., « Cancer du côlon », Ib., 4-0523, 2003

Hume a présenté plusieurs de ces symptômes ou de ces signes : une diarrhée chronique pendant deux ans, des hémorragies digestives, que Black a certainement observées puisqu'il en a fait le diagnostic, et un amaigrissement important. Selon Hunter, la masse abdominale était hépatique.

Cette masse aurait pu être une tumeur bénigne du foie. Les kystes biliaires et les angiomes sont des tumeurs très fréquentes, mais rarement symptomatiques et palpables sauf quand ils atteignent plus de dix centimètres. L'hyperplasie nodulaire focale est beaucoup moins fréquente, ainsi que l'adénome hépatocellulaire, encore dix fois plus rare que celle-ci. La plupart de ces tumeurs bénignes touchent beaucoup plus la femme que l'homme.[575]

On s'oriente donc plus probablement pour Hume vers une tumeur maligne du foie. En 1995, en France, les carcinomes hépatocellulaires primitifs furent sept à huit fois moins nombreux que les cancers coliques, tout en provoquant plus de 5000 décès contre 16000 pour ceux-ci.[576] Cependant, les cancers secondaires, métastatiques, du foie sont vingt fois plus nombreux que les cancers hépatiques primitifs. Le foie est le site le plus fréquent des métastases (localisations secondaires de la tumeur primitive), et l'on trouve des métastases du foie dans 40% des autopsies de patients décédés de cancers. Les cancers digestifs sont à l'origine de 50% des métastases hépatiques, parmi lesquels les adénocarcinomes colorectaux en représentent 40%. Les métastases du foie se révèlent cliniquement par la palpation d'une hépatomégalie dure et nodulaire.[577]

Tout ceci nous incite à penser que Hume décéda d'un cancer probablement colorectal avec métastase hépatique. Aujourd'hui, on estime la survie spontanée, après découverte d'une métastase hépatique, que celle-ci soit synchrone ou métachrone (postérieure) à celle de la tumeur primitive, à 20% à un an.[578] Il n'est donc pas étonnant que Hume soit mort seulement deux mois et demi après la palpation clinique de sa masse hépatique, compte-tenu du fait qu'aujourd'hui on peut détecter une telle tumeur par les moyens échographiques et radiologiques beaucoup plus tôt que cliniquement. La tumeur hépatique de Hume était donc certainement beaucoup plus avancée qu'au stade auquel on l'aurait découverte aujourd'hui.

Un facteur favorisant de ce cancer gastro-intestinal puis hépatique est sans aucun doute son obésité chronique. Si l'on n'a pas de mesures précises de son poids on sait qu'il acquit une forte corpulence dès l'âge de vingt ans par peur, nous dit-il, de la phtisie. Il devint franchement obèse à partir de trente-cinq ou trente-six ans, quand il entra au service de l'armée britannique, et le demeurera jusqu'à sa maladie terminale où il perdit en un an près de trente-cinq kilos. Il fut certainement à la fois vorace et gourmet. Il se vantait d'être un fin cuisinier

---

575 Pariente A., « Tumeurs bénignes du foie », Ib., 4-0385, 1998
576 Pariente A., « Fréquence des cancers digestifs en France », Ib., 4-0615, 1998
577 Pariente A., « Métastases hépatiques », Ib., 4-0388,1988
578 Id.

et, apparemment, sa cave était bien remplie. On sait qu'il existe une corrélation linéaire entre l'obésité et plusieurs cancers dont le cancer colorectal, notamment chez l'homme. La sédentarité, que Hume a certainement connue lors de ses périodes d'étude et de production littéraire, est également un facteur favorisant.

Hume s'est cru de constitution identique à sa mère et, d'après lui, elle aurait présenté avant sa mort des symptômes similaires à ceux de sa dernière maladie. Nous savons que l'hérédité joue un rôle dans les cancers colorectaux puisque les enfants au premier degré de parents atteints de ces cancers sont soumis à un dépistage régulier par coloscopie. Notons cependant que son frère et sa sœur, bien que plus âgés, décédèrent bien après lui et à un âge avancé, respectivement à 76 ans et à 80 ans. L'hérédité ne fut donc sans doute pas le facteur majeur.

INDEX NOMINAL

Table des matières

CHAPITRE III
Gassendi et les saignées

CHAPITRE VII
Le foie de Hume

Structures éditoriales du groupe L'Harmattan

L'Harmattan Italie
Via degli Artisti, 15
10124 Torino
harmattan.italia@gmail.com

L'Harmattan Hongrie
Kossuth l. u. 14-16.
1053 Budapest
harmattan@harmattan.hu

L'Harmattan Sénégal
10 VDN en face Mermoz
BP 45034 Dakar-Fann
senharmattan@gmail.com

L'Harmattan Cameroun
TSINGA/FECAFOOT
BP 11486 Yaoundé
inkoukam@gmail.com

L'Harmattan Burkina Faso
Achille Somé – tengnule@hotmail.fr

L'Harmattan Guinée
Almamya, rue KA 028 OKB Agency
BP 3470 Conakry
harmattanguinee@yahoo.fr

L'Harmattan RDC
185, avenue Nyangwe
Commune de Lingwala – Kinshasa
matangilamusadila@yahoo.fr

L'Harmattan Congo
67, boulevard Denis-Sassou-N'Guesso
BP 2874 Brazzaville
harmattan.congo@yahoo.fr

L'Harmattan Mali
ACI 2000 - Immeuble Mgr Jean Marie Cisse
Bureau 10
BP 145 Bamako-Mali
mali@harmattan.fr

L'Harmattan Togo
Djidjole – Lomé
Maison Amela
face EPP BATOME
ddamela@aol.com

L'Harmattan Côte d'Ivoire
Résidence Karl – Cité des Arts
Abidjan-Cocody
03 BP 1588 Abidjan
espace_harmattan.ci@hotmail.fr

Nos librairies en France

Librairie internationale
16, rue des Écoles
75005 Paris
librairie.internationale@harmattan.fr
01 40 46 79 11
www.librairieharmattan.com

Librairie des savoirs
21, rue des Écoles
75005 Paris
librairie.sh@harmattan.fr
01 46 34 13 71
www.librairieharmattansh.com

Librairie Le Lucernaire
53, rue Notre-Dame-des-Champs
75006 Paris
librairie@lucernaire.fr
01 42 22 67 13

www.ingramcontent.com/pod-product-compliance
Lightning Source LLC
LaVergne TN
LVHW011445061026
849535LV00004BA/956